Dialog statt Trauma

Jürgen Müller-Hohagen, Ingeborg Müller-Hohagen

Dialog statt Trauma

»Substanz«

Marta press

Die Deutsche Bibliothek verzeichnet diese Publikation
in der Deutschen Nationalbibliografie.
Detaillierte bibliografische Daten sind im Internet abrufbar unter
http://dnb.d-nb.de

1. Auflage November 2021

www.marta-press.de

Printed in Germany.
ISBN 978-3-968370-03-3

Inhalt

Vorwort 7

I. Trauma 9

Trauma und verstörende Lebenserfahrungen 9

Gewalt, Lügen, verschwundene Täterschaft und falsche „Opfer“ 28

Transgenerationales Weiterwirken – aber nicht nur bei Trauma 37

Trauma und gestörte Beziehungen 60

Erkennen, dass Trauma vorliegt 68

Parentifizierung, falsche Schuld- und Schamgefühle 80

Psychotherapie und Trauma 93

Schule und Trauma 110

Kritik am Traumakonzept 123

II. Dialog statt Trauma 129

Umgehen mit Widersprüchen 129

Extremen Schmerz zu überwinden helfen 132

Dialog und Selbstreflexion 135

Andere als anders anerkennen 146

Verbunden sein und doch verschieden 163

Was also heißt Dialog? 179

Psychotherapie: Dialog statt Trauma 200

Befreiungen – aus dem Schatten treten 221

Schule: Dialog statt Trauma 229

Räume für Dialog 263

Ausblick: Zukunft Dialog 284

Literatur 287

Vorwort

In diesem Buch behandeln wir Themen von großer Brisanz. Von Trauma ist mittlerweile mehr als früher die Rede. Das ist gut. Aber es gibt auch eine Inflationierung. Dabei kommt es vor, dass sich Menschen fälschlicherweise als traumatisiert ausgeben. Erst recht wird dies problematisch, wenn sie dahinter eigene Gewalttendenzen verbergen. Das hat Tradition, besonders in Deutschland. Nach 1945 haben sich ehemalige Täter:innen massenhaft als vermeintliche „Opfer" deklariert. So etwas kann auch über Generationen hinweg weiterwirken.

Aber: Mit Bedacht legen wir hier kein Buch über Gewalt und ihre Tradierung vor. Vielmehr geht es um Folgen von Gewalt bei denen, die sie erleiden mussten. Das betrifft Menschen in einem weiten Radius von Verfolgten im NS-Reich bis zu heutigen Migrant:innen, Geflüchteten, wegen sexueller Orientierungen Ausgegrenzten. Wieweit jeweils von Traumatisierungen zu sprechen ist, werden wir erörtern.

Bei alledem ist Dialog von zentraler Bedeutung. Einerseits wurde er zerschnitten durch die Gewalt. Zum anderen liegen hier Wege, um die Gewalt nicht das ganze Leben dominieren zu lassen, sondern aus den traumatischen Verengungen herauszukommen. Aber das Erlittene war so schlimm, dass es erst einmal nur beiseitegeschoben werden konnte. Das Dialogische unseres Lebens wurde massiv beschädigt. Dessen Ausmaß genauer wahrzunehmen, braucht Mut, braucht Gemeinsamkeit, Wiederentdecken von Vertrauen.

Psychotherapie kann hierfür ein Ort sein, ebenso Schule. Für beide Bereiche stellen wir Beispiele vor. Das machen wir auch vor dem Hintergrund unserer langjährigen Befassung mit seelischen Nachwirkungen aus der NS-Zeit und dem Zweiten Weltkrieg.

Unsere Gesellschaft ist voll von Spaltungen. Eine besonders schwerwiegende liegt in der Aufteilung in „Betroffene" und „Unbetroffene". Das geschieht tagtäglich, geradezu automatisiert. Aber dadurch werden die „Betroffenen“ alleingelassen. Sie spüren es schmerzlich, und das verstärkt ihr stummes Leiden noch. Der Dialog ist dann auch in der Gegenwart beschädigt.

Demgegenüber lautet das Motto dieses Buches: „Dialog statt Trauma“: Es geht um Wiedergewinnung von Dialog bei „Betroffenen“ und zugleich um mehr Dialog von Seiten der vermeintlich „Unbetroffenen“. Dialog kann Trauma nicht „auslöschen“, wohl aber das Leben erträglicher machen und dem Miteinander neue Chancen eröffnen. Wir sind mehr auf Dialog angewiesen, als wir gegenwärtig leben.

Vielfältige Umbrüche erschüttern unser Zusammenleben. In dieser Situation gilt erst recht: „Spaltungen sind auch keine Lösung“. So lautete das Thema einer Fachtagung im Jahr 2018.[1] Vielmehr braucht es eine umfassende Aufwertung von Dialog, von dialogischem Miteinander, bei dem aber die dunklen Seiten nicht ausgeklammert werden. Dialog statt immer noch weiterem Zufügen und Erleiden-Müssen von Trauma.

Im Folgenden bemühen wir uns um eine Balance zwischen fachlichen und persönlichen Bezügen zu Trauma und Dialog. So sind die einzelnen Kapitel durchaus unterschiedlich. Und wir bringen zahlreiche Erfahrungen mit und von Menschen, die uns durch Begegnungen oder über ihre Bücher zu Landmarken wurden.

Diese, das Subjektive nicht ausklammernde Vorgehensweise, so hoffen wir, kann Ihnen, den Leserinnen und Lesern, gute Möglichkeiten eröffnen, mit ihren eigenen Erfahrungen zu vergleichen. Das gehört doch zu einem Buch über Dialog. Wichtige Ergänzungen, die den Rahmen des Buches überschreiten, stellen wir auf unsere Webseite[2]. Dorthin können Sie uns gerne Rückmeldungen, Fragen und Hinweise schicken. Wir freuen uns darauf.

Jürgen Müller-Hohagen, Ingeborg Müller-Hohagen

---

[1] Jahrestagung der *Deutschen Vereinigung für Gestalttherapie*, Schwerin, 11.-13.05.2018.

[2] www.dachau-institut.de

I. Trauma

Trauma und verstörende Lebenserfahrungen

Zum näheren Verständnis von Trauma

Wir beginnen mit einer „Definition“, in der viele wichtige Punkte enthalten sind:

> „Ein Trauma ist überwältigend, lebensgefährlich, über alle Maßen erschreckend, etwas, das man eigentlich nicht verkraften kann, ein Ereignis außerhalb dessen, was der Mensch sonst kennt, verbunden mit der Überzeugung, dass man es nie verwindet, so schlimm, dass man nachher denkt, es könnte nicht passiert sein, mit enormen seelischen und/oder körperlichen Schmerzen verbunden, etwas, das von unserem Gehirn aufgesplittert oder ganz verdrängt wird.“[3]

So hat es die bekannte Traumaforscherin Michaela Huber in ihrem Buch *Trauma und die Folgen* umrissen. Wir beide befassen uns seit vielen Jahren mit Traumatisierungen, beruflich und auch persönlich, haben darüber veröffentlicht und können jedes Wort in dieser Formulierung unterschreiben.

Das Überwältigende, Existenzbedrohliche ist die Basis. Es geht um Erlebnisse, durch die uns der bisherige Boden der Gewissheiten, unseres Grundvertrauens radikal erschüttert wird. „Über alle Maßen erschreckend“ nennt das Michaela Huber. Die existenzielle Zeitperspektive ist radikal verschoben: In aller Zukunft könne diese Erfahrung nicht behoben werden. So fühle es sich an. Und umgekehrt, das Ereignis könne doch überhaupt nicht stattgefunden haben. Dieses

---

[3] Michaela Huber (2003), S. 38.

traumatische Erleben ist mit „enormen seelischen und/oder körperlichen Schmerzen verbunden".

Existenziellen Bedrohungen ausgeliefert zu sein, führt unter Umständen zu radikalen Veränderungen des seelischen Funktionierens. Notfallmechanismen setzen ein, die das bloße Überleben sichern sollen. Dabei wird das bewusste Erleben mehr oder weniger ausgeschaltet. Dies drückt sich in der Definition von Michaela Huber auch in der Art der Formulierung aus. Zunächst werden seelische Vorgänge beschrieben, doch dann erfolgt plötzlich ein Sprung in die „objektive" Betrachtungsweise der Hirnforschung: „etwas, das von unserem Gehirn aufgesplittert oder ganz verdrängt wird." Ist das nun ein Darstellungsfehler? Wir meinen eher, genau darin drückt sich aus, dass hier der direkte Zugang nicht mehr möglich ist.

Hören wir dazu, was Michaela Huber, stellvertretend für viele andere Autorinnen und Autoren, über die quasi-automatischen Reaktionsweisen angesichts massiver Bedrohungen schreibt. Sie unterscheidet als Grundlage zwischen Kampf, Flucht und Einfrieren.[4] Welches dieser Mittel eingesetzt wird, hängt nicht von einer bewussten Wahl ab. Diese würde voraussetzen, die aktuellen Verhältnisse genauer zu analysieren und eigene Erfahrungen und Ressourcen heranzuziehen. Es leuchtet ein: Das würde viel zu lange dauern. Um das Überleben zu sichern, braucht es stattdessen eine blitzschnelle Reaktion. Bei dem einen Menschen ist das – vielleicht zu seiner oder ihrer Überraschung – die Attacke, beim anderen die reflexhafte Flucht. Man kann sagen: Nicht sie haben gehandelt im üblichen Sinne, sondern eher: Es geschah aus ihnen heraus.

Sind weder Flucht noch Kampf möglich, kommt es zu einem radikalen Einfrieren, zu einer Art Totstellreflex. Michaela Huber schreibt:

---

[4] Unseres Wissens wurde diese Unterscheidung von Peter Levine als Erstem in die Traumaforschung eingebracht.

> „Das Wissen darum ist noch recht neu. Wir verdanken es den neuen bildgebenden Verfahren (…), die es den Forschern ermöglicht haben, dem Gehirn direkt bei der Arbeit zuzusehen. Das heißt, natürlich nicht während der Mensch traumatisiert wird (…), aber doch danach, wenn der Mensch sich an Ereignisse, auch traumatische Ereignisse, erinnert."[5]

Das Gedächtnis wird massiv beeinträchtigt. Sinneseindrücke, die eigentlich zusammengehören, werden getrennt abgelegt. Ebenso können die damit verknüpften Emotionen abgespalten werden. Es erfolgen also tiefreichende Dissoziationen und Fragmentierungen.

Judith Herman, eine Pionierin der Traumaforschung, hat bereits in der Einleitung zu ihrem 1992 erstmals erschienenen klassischen Buch *Die Narben der Gewalt* in aller Deutlichkeit herausgestellt, welch zentrale Rolle die Erfahrung von Ohnmacht bei der Entstehung von Traumata einnimmt. Das lässt sich so zusammenfassen:

Psychisches Trauma ist das Leid der Ohnmächtigen. Das Trauma entsteht in dem Augenblick, wenn das Opfer von einer überwältigenden Macht hilflos gemacht wird. Ist diese Macht eine Naturgewalt, sprechen wir von einer Katastrophe. Üben andere Menschen diese Macht aus, sprechen wir von Gewalttaten. Traumatische Ereignisse schalten das soziale Netz aus, das dem Menschen gewöhnlich das Gefühl von Kontrolle, Zugehörigkeit zu einem Beziehungssystem und Sinn gibt.[6]

Wir sehen es auch so: Ohnmächtig ausgeliefert zu sein, ist von klein auf für uns Menschen das Schrecklichste. Davon getroffen und beschädigt zu sein, ist ein schweres Schicksal und macht, bei Licht betrachtet, keineswegs einen „Makel" aus. Doch oft wird es so hingedreht – blaming the victims, die Geschädigten seien „schuld". Die Täter dieser Welt wissen um dieses verbreitete gesellschaftliche und individuelle Muster und machen es sich gnadenlos zunutze.

---

[5] Michaela Huber aaO, S. 44.

[6] Siehe Judith Herman (2018), S. 11ff.

Mögliche Quellen von Traumatisierungen

Wir nennen hier insbesondere:

- Naturkatastrophen
- Schicksalsschläge (z.B. Tod eines Kindes durch Krankheit)
- Unpersönlich verursachte Schädigungen (z.B. Börsenkrach)
- Dramatisches Eintreten von wirtschaftlicher Not
- Schwere Unfälle
- Familiendramen (Scheidungen, Misshandlungen, sexualisierte Gewalt…)
- Vergewaltigungen
- Überfälle
- Erzwungene Migration, Flucht, Vertreibung
- Politische Verfolgung
- Folter
- Aberkennung der Zugehörigkeit zur Menschheit

Es zeigt sich, das ist eine riesige Bandbreite. Am wichtigsten ist hier die Unterscheidung, ob es sich um unpersönliche Ursachen handelte wie bei einer Naturkatastrophe oder ob Menschen die Urheber waren. Je mehr Letzteres der Fall war, wird unsere Vertrauensbasis umso radikaler angegriffen.

Formen von Traumatisierung

Das Überwältigende einer traumatischen Erfahrung liegt oft in ihrem plötzlichen, völlig unerwarteten Auftreten. Hier handelt es sich um den „Kerntypus“ von Trauma. Dabei ist anschließend der Zusammenhang von Ereignis und seelisch-körperlichen Folgeerscheinungen am einfachsten herzustellen.

Daneben gibt es aber auch viele traumatisierende Erfahrungen, die zwar ebenfalls auf belastende äußere Einwirkungen zurückgehen, doch diese waren als einzelne nicht von solchem Gewicht. Wohl aber summierten sie sich in ihrer Abfolge zum Trauma. Man spricht hier von kumulativer Traumatisierung. Schwierige Erfahrungen bauen also direkt aufeinander auf.

Oder es ist die Rede von multipler Traumatisierung: Voneinander (z.B. zeitlich) weit getrennte Belastungen können schließlich nur noch im Traumamodus verarbeitet werden.

Unter sekundärer Traumatisierung versteht man eine „Ansteckung“ von Außenpersonen mit der Traumatisierung der Betroffenen. Das können Familienmitglieder sein oder auch intensiv beteiligte Fachkräfte. Mögliche Folgen sind Angstzustände, psychosomatische Störungen, Burnout, Depressionen, Schlafstörungen.

Unter Retraumatisierung wird das Wiederaufleben einer Traumatisierung der Vergangenheit im aktuellen Alltag verstanden (z.B. durch Unfälle, Krankheiten, Altwerden, erneute entsprechende Ereignisse, Medienberichte) oder auch im Zusammenhang mit professionellen Personen (Polizei, Ärzte, Therapeuten, Pflegepersonal...), etwa durch Unsensibilität, unter Umständen aber auch nur durch die bloße Wiederbefassung.

Hans Keilson und das Konzept der sequenziellen Traumatisierung

Der aus Deutschland vertriebene jüdische Arzt Hans Keilson hat diesen Begriff geprägt, nachdem er in den Niederlanden unter der deutschen Besatzung im Untergrund aktiv war, um Verfolgten zu helfen.

Aufeinander bezogene, für sich allein nicht unbedingt traumatische Erfahrungen können im Sinne der kumulativen Traumatisierung zu einer Traumatisierung führen, doch liegt hier ein noch engerer Zusammenhang vor. Keilson hat das, besonders bezogen auf Kinder aus verfolgten Familien, so beschrieben:

> „Hierbei erwies sich die Einführung des Begriffes *Traumatische Sequenz* für die globale Einteilung und Abgrenzung der verschiedenen Phasen der Traumatisierung, die

> zusammen die extreme Belastungssituation bilden, als fruchtbar (...). Wir unterschieden folgende drei traumatische Sequenzen:
> Erste traumatische Sequenz: die feindliche Besetzung der Niederlande mit beginnendem Terror gegen die jüdische Minderheit.
> Zweite traumatische Sequenz: direkte Verfolgung. Versteck in improvisierten Kriegspflegefamilien; Aufenthalt in Konzentrationslagern.
> Dritte traumatische Sequenz: Nachkriegsperiode."[7]

Man stellte damals fest,

> „dass viele der bisher in der Arbeit mit Kindern und Jugendlichen gewonnenen Einsichten und viele der bisher gültigen Maßstäbe nicht mehr ausreichten, um das breite Spektrum der sich hier manifestierenden Verhaltens- und Entwicklungsstörungen in seinem kumulativ-traumatischen Zusammenhang zu erfassen."[8]

So viel an zumeist still zu ertragenden Extremerfahrungen war zusammengekommen: etwa die hastige, ohne Erklärung erfolgende Trennung von den Eltern, dann die Unterbringung in fremder Umgebung mit unter Umständen mehrmaligem und plötzlich stattfindendem Wechsel, schließlich nach dem Krieg im Kinderheim das Auftauchen einer völlig fremden Person, die sich als Tante vorstellte und mitteilte, die Eltern, an die sich die Kinder je nach Alter kaum noch erinnern konnten, seien umgekommen, und nun werde sie, die Tante, das Kind mit sich nehmen in ein anderes Land.

---

[7] Keilson, S. 44.
[8] Ebda., S. 40.

> „Erst in diesem Augenblick brach alles in dem Jugendlichen zusammen, und auch in der Folgezeit konnte er sich davon nicht erholen.“[9]

So hat es Hans Keilson sinngemäß auf der Tagung verdeutlicht, die dem zitierten Artikel zugrunde lag.

Ein Beispiel von Retraumatisierung

Während Jürgens Zeit an der Erziehungsberatungsstelle hatte sich ein intensiver Kontakt zwischen ihm und einer ambulanten Einrichtung der Berufsbezogenen Jugendhilfe aufgebaut. Jugendliche und junge Erwachsene mit großen Belastungen aus ihrem bisherigen Leben (zerbrochene Familien, schwierige Schullaufbahnen, migrationsbedingte Entwurzlungen) bekamen hier die Möglichkeit, doch noch einen Weg in die Berufswelt zu finden. Dabei wurden sie von geschulten Fachkräften aus Handwerk und Sozialpädagogik begleitet. Es stellte sich mit der Zeit auch ein Bedarf in psychologischer Richtung heraus. Therapie im engeren Sinne wäre zu viel gewesen, doch ein sogenanntes Clearing erwies sich als sehr hilfreich. Es handelte sich um einige wenige Gespräche, die unter vier Augen erfolgten oder auch unter Einbeziehung der Fachkräfte.

So war es ein Ersttermin gewesen, der in keiner Weise aus diesem Rahmen fiel. Doch dann, beim zweiten Treffen, überreichte der junge Mann ganz überraschend ein mit dem Computer geschriebenes zehnseitiges Manuskript und bat Jürgen, es sofort zu lesen. Es war ein knapper Bericht über die Dramen seines Lebens. Zugleich stellten die Lebendigkeit und Klarheit der Darstellung ebenfalls eine große Überraschung dar. Im anschließenden Gespräch wirkte der

---

[9] Politische Akademie Tutzing, wiedergegeben in Ute und Wolfgang Benz (1992). Zum fortdauernden Leid und Trauma der Kinder, die, ohne es lange Zeit zu begreifen, zu ihrem Wohl von den Eltern getrennt wurden, siehe auch Claudine Veghs bewegendes Buch: *Ich habe ihnen nicht auf Wiedersehen gesagt* (1983).

junge Mann ruhig. Er zeigte sich zufrieden, dass er mit dem Geschriebenen ankam.
Dann trat die Weihnachtspause ein. Danach hörte Jürgen auf dem Anrufbeantworter die dringende Bitte des beteiligten Sozialpädagogen, ihn anzurufen. „Herr F. ist in der Psychiatrie!" An einem der Feiertage war er angetrunken von Passanten an einer gefährlichen Stelle entdeckt worden, sie riefen die Polizei, er konnte sich nicht genügend verständlich machen, sein Zustand wirkte bedenklich, und so erfolgte die Zwangseinweisung. Alle Beteiligten waren zutiefst erschrocken. Niemand hätte so etwas erwartet.

Jürgen kam die Vermutung, dass die zwei Gespräche und die Arbeit an jenem Lebensbericht für Herrn F. eine zu hohe „Dosis" an Begegnung mit seiner Vergangenheit gewesen sein konnten. Natürlich mochten auch andere Gründe mitgespielt haben, insbesondere die Weihnachtszeit, das Alleinsein ohne die Einrichtung und ohne Familie vor Ort. Doch auffällig in Richtung jener Annahme war die Tatsache, dass der junge Mann nach seiner Rückkehr keine weiteren psychologischen Gespräche wünschte. Es war aber nicht so, dass er Kritik daran geübt hätte.

Gerade von daher liegt der Schluss nahe, dass vor allem die Erfahrung, einem tiefer gehenden Interesse begegnet zu sein, für ihn zu viel gewesen war. Vielleicht weckte es bis dahin mühsam beiseite gehaltene Gefühle von Verletztheit wie auch andererseits von Sehnsucht nach Kontakt und Verstanden-Sein. Und dann kam hinzu, so kurz danach in ein Einsamkeitsloch während der Weihnachtstage zu fallen.

Wir stellen diese Erfahrung hierher, um der Illusion vorzubeugen, es könne nichts „passieren", wenn man mit Fachlichkeit und Feingefühl Menschen mit Traumahintergrund weiterhelfen will. Nein, unvermittelt bewegen wir uns auf dünnem Eis. Dabei liegt die größte Sicherheit wohl, wie es hier der Fall war, in einem Netzwerk von zugewandten Personen.

Am Ende jedenfalls stand ein großer Erfolg: Der junge Mann schaffte die Lehre!

Häufige Erscheinungsformen und Langzeitfolgen von Traumatisierungen

Wir folgen der Darstellung bei Michaela Huber und beschränken uns auf einen knappen Überblick.[10]

Zunächst einmal kann direkt im Zusammenhang mit dem Erlebnis bzw. kurzfristig danach eine Psychotraumatische Belastungsreaktion auftreten. Dazu gehören etwa Ängste und Schreckhaftigkeit, Schlafstörungen, Vermeidungsverhalten, Rückzugstendenzen, Leistungsstörungen.[11] Dies mildert sich oft in der Folgezeit allmählich ab. Ist das jedoch nicht der Fall oder steigert es sich sogar noch, so ist ab einem Zeitraum von etwa vier Wochen an das Vorliegen einer Posttraumatischen Belastungsstörung zu denken. Dazu gehören plötzlich auftretende Wiedererinnerungen (Flashbacks), halluzinationsartige Erlebnisse, Derealisations- und Depersonalisationszustände, Erinnerungsausfall bezüglich des traumatischen Ereignisses (Amnesie), Übererregbarkeit.[12]

Bekannt ist dabei auch Folgendes:

> „Ein Mensch kann lange Zeit nach dem Trauma erst einmal gut funktionieren, so als hätte er das Trauma gut integriert, doch dann – etwa an einem Jahrestag des Traumas oder durch eine erneute Traumatisierung – bricht erst die PTSD aus.“[13]

Mitursachen können dabei frühe Gewalterfahrungen sein. Sie wirken sich erheblich auf die Bindungsfähigkeit und die sozialen Beziehungen aus.[14] Das verringert die Kompensationsmöglichkeiten unter Umständen massiv.

---

[10] Weiteres bei Michaela Huber aaO oder auch bei Bessem van der Kolk (2015), Reddemann (2026), Fischer und Riedesser (2021).

[11] Michaela Huber aaO, S. 68.

[12] Ebda., S. 69f, 112f.

[13] Ebda.

[14] Ebda., S. 87ff.

Zusätzlich sei hier benannt, dass Judith Herman im Zusammenhang mit besonders extremen Bedrohungen (KZ, Genozide, Folter, Geiselhaft) als weitere Kategorie ein Komplexes psychotraumatisches Belastungssyndrom eingeführt hat.[15] Das ist heute weithin anerkannt, also auch in anderen Zusammenhängen.

Um auf Michaela Huber zurückzukommen: Die während der traumatischen Situation oft überlebenswichtigen Dissoziationsvorgänge führen aufgrund der genannten Verfestigungen unter Umständen zu massiven Identitäts- und Persönlichkeitsstörungen. Das sind einerseits die früher so genannten Multiplen Persönlichkeiten (heute wird dagegen zwischen verschiedenen Formen von Dissoziativen Störungen unterschieden[16]) und zum anderen tiefgreifende Veränderungen der Persönlichkeit (insbesondere Borderline-Syndrom).

Ein großer Vorzug von Michaela Hubers Buch wird an dieser Stelle besonders sichtbar. Bei aller Qualität der Darstellung beschränkt sie sich nicht auf die bloße Wiedergabe „objektiver Fakten", sondern sie erlaubt sich auch notwendige kritische Anmerkungen. Im Zusammenhang mit Persönlichkeitsstörungen ist das besonders wichtig. Gerade hier gilt es zu berücksichtigen:

> „Persönlichkeitsstörungen sind im Wesentlichen Störungen der Beziehungsfähigkeit."[17]

Das hat Michaela Huber fett drucken lassen. Sie fährt fort:

> Die Diagnosen „werden von Außenstehenden nach Beziehungsversuchen mit den Betroffenen (z.B. nach einem diagnostischen Aufnahmegespräch) gestellt – und vielleicht ist die ÄrztIn nur irritiert oder verärgert gewesen, hat etwas nicht verstanden; hinzu kam eine Selbstverletzung der PatientIn – und schon hat sie die Diagnose ‚weg'."[18]

---

[15] Judith Herman (2018), S. 132ff. Siehe auch Fischer und Riedesser (2021), S. 53ff.

[16] Ebda., S. 118ff.

[17] Ebda., S. 117.

[18] Ebda.

Gemeint ist insbesondere die Diagnose „Borderline“.

> „Im Grunde will der Diagnostiker nur sagen: Diese Person ist so durch und durch instabil (...), dass es ein Teil ihrer Persönlichkeit geworden ist.“[19]

Damit aber kann die Betrachtungsweise später tätig werdender Fachleute sehr negativ geprägt werden. Am Ende sieht es dann so aus, wie Michaela Huber es hier beschreibt:

> „Wer eine Persönlichkeitsstörungs-Diagnose bekommen hat, wird rasch bemerken, wie stigmatisierend das sein kann. Man gilt als ‚Borderliner‘, als ‚Narziss‘, als ‚Hysterikerin‘ (...), als ‚abhängige (dependente) Persönlichkeit‘ oder sogar als ‚antisoziale Persönlichkeit‘ (Krimineller) etc. Und jede Persönlichkeitsstörungs-Diagnose macht sozusagen durch die Hintertür die Betroffenen selbst für ihre Störung verantwortlich. Dabei haben unzählige Studien in den letzten Jahrzehnten eindeutige Ursache-Wirkungs-Zusammenhänge gezeigt: Traumatisierungen wie frühe Vernachlässigung, Verwahrlosung, körperliche, seelische und/oder sexuelle Gewalt erklären mehr als 80 Prozent aller Persönlichkeitsstörungsdiagnosen.“[20]

Wir sind Michaela Huber sehr dankbar für diese klaren Worte. Was hier kritisiert wird, ist entgleister Dialog zwischen Hilfesuchenden und Fachleuten.

---

[19] Ebda.

[20] Ebda., S. 118.

Ein weiteres Beispiel

Dazu passt folgende Erfahrung von Jürgen aus seiner Tätigkeit an der Erziehungsberatungsstelle. Innerhalb der intensiven Zusammenarbeit zwischen Jugendamt und verschiedenen Fachdiensten übernahm er es, mit einer Mutter zu arbeiten, deren vier Kinder im Heim untergebracht waren. Ließ sich die von ihr gewünschte Rückführung verantworten? Was sprach denn dagegen? Weder Aussagen der Kinder, des Heimpersonals noch der Zustand der Wohnung. Das Vorhandensein eines kleinen Kampfhundes? Der verwies wie in vielen Familien des „Problemviertels“ Hasenbergl eher auf tiefliegende Ängste der Besitzer:innen als auf echte Gefährlichkeit.

Drei „relevante“ Punkte stellten sich während der längerdauernden, vertrauensvollen Zusammenarbeit heraus: 1. Frau E. hatte sich von ihrem bigotten Elternhaus dadurch abzulösen versucht, dass sie für einige Zeit als Prostituierte arbeitete. 2. Vor ein paar Jahren war ihr die Diagnose „Borderline“ zuerteilt worden – in einer Kurklinik! 3. In der Sprechstunde eines prominenten ärztlichen Fachmanns „schaffte“ sie es, dass er sie hinauswarf. Hier scheint es zu Verwicklungen, wie von Michaela Huber beschrieben, gekommen zu sein. Die Klientin hatte den Arzt als abwertend erlebt, hielt das nicht aus, und folglich verschonte sie ihn nicht mit ihrem Eindruck. „Bestätigung“ der „Diagnose“ Borderline? Das war ein kippliger Punkt im Rückführungsprozess für die Kinder.

Schließlich kam die Familie wieder zusammen. Ohne die offene Zusammenarbeit mit der Mutter und zwischen den beteiligten Einrichtungen und Diensten wäre das nicht möglich geworden. Zugespitzt auf die hier angesprochene Problematik: Wenn jemand in die Borderline-Schublade „gefallen“ ist, bedarf es unter Umständen größter Anstrengungen, ihm oder (meist) ihr aus den daraus resultierenden „Maßnahmen“ herauszuhelfen.

Wir befinden uns hier in einem Kernbereich gestörten Dialogs – aber auch von dessen Behebung.

Trauma und verstörende Lebenserfahrungen

Unsere bisherige Darstellung beschreibt Grundlinien dessen, wie Traumatisierungen entstehen und welche Folgen möglich sind. Man könnte jetzt meinen, ungefähr zu wissen, was ein Trauma „ist“: im Kern eine existenzbedrohende Erfahrung. Und traumatisiert wären dann alle die Menschen, die einem entsprechenden Ereignis ausgesetzt waren.

Hier liegt nun eine große Schwierigkeit. Der erste Punkt, die existenzbedrohende Erfahrung, stimmt auf jeden Fall. Aber kritisch wird es, sobald das Vorliegen einer Traumatisierung ausschließlich über das äußere Ereignis definiert würde. Nein, es ist die jeweilige Erfahrung, die zählt. Sie aber hat nur zum Teil mit dem Ereignis zu tun, zum anderen mit der inneren Verarbeitung, mit dem Stand der Ressourcen oder umgekehrt den bereits bestehenden Verletzungen. Hier geht es um die subjektiven Faktoren bei der Entstehung einer Traumatisierung.

Von daher hat Michaela Huber eine außerordentlich wichtige Unterscheidung getroffen: nämlich zwischen Trauma und, wie sie es nennt, belastenden Lebensereignissen.[21] Bei Letzteren hat die attackierte Person noch etwas machen können, zum Beispiel sich erfolgreich gewehrt. Dann mag sie geschockt sein, doch sie hat in ausreichendem Maß den Überblick behalten und sich wahrscheinlich auch – sehr wichtig – anschließend Vertrauenspersonen gegenüber mitteilen können. Sie wird das Ereignis wahrscheinlich nie vergessen, aber sie wird sich klar daran erinnern können, und es werden eher keine posttraumatischen Störungen auftreten.

Allerdings finden wir die Bezeichnung „belastendes Lebensereignis“ etwas unlogisch. Wie zuvor dargestellt, verweist Michaela Huber, wie auch andere Traumaforscher, auf die Wichtigkeit der subjektiven Faktoren beim Zustandekommen eines Traumas. Jetzt aber stellt sie an dieser Stelle das Ereignis ins Zentrum. Das leuchtet uns

---

[21] Michaela Huber aaO, S. 37ff.

nicht ein. Deshalb möchten wir lieber von einer Lebens*erfahrung* sprechen.

Sodann finden wir das Wort „belastend“ in diesem Zusammenhang problematisch. Es umfasst ein riesiges Spektrum an möglichen Inhalten. Vieles davon hat mit Trauma nichts zu tun. Belastungen kommen ständig vor im Leben. Also verwenden wir lieber die Bezeichnung *verstörende Lebenserfahrungen.*

Insgesamt geht es bei diesen Differenzierungen darum, eine starre Koppelung von Ereignis und zugeschriebenem Trauma zu lockern. Wie wichtig es ist, unterschiedliche Verarbeitungsweisen mit einzubeziehen, möchten wir mit den folgenden drei Beispielen erläutern.

Erstes Beispiel: Ein Ereignis, aber unterschiedliche Folgen

Wir denken an zwei Geschwister, die im kindlichen Alter ihre Eltern durch einen Verkehrsunfall verloren. Erst Jahrzehnte später stellten sie im Gespräch fest, dass sich dieses furchtbare Ereignis sehr unterschiedlich bei ihnen „eingegraben“ hatte. Die Ältere konnte sich an viele Einzelheiten von damals erinnern, beim Jüngeren dagegen lag alles „wie im Nebel“. Das eine Geschwister war also, wie sich auch an anderen Details zeigte, traumatisiert. Doch auch das andere litt massiv und ebenfalls über viele Jahre, aber ohne den Verlust von Erinnerungen. Das entsprach also eher dem, was Michaela Huber als belastendes Lebensereignis bezeichnen würde.

Wo lagen die Ursachen für diesen großen Unterschied in der Verarbeitung? Der (relativ geringe) Altersunterschied mochte mitgespielt haben oder auch Vorbelastungen auf der einen und größerer sozialer Rückhalt auf der anderen Seite. Doch bei dem nicht traumatisierten Geschwister nur von einer belastenden Lebenserfahrung zu sprechen, empfänden wir als zu schwach. Von daher ziehen wir die Bezeichnung *verstörende Lebenserfahrung* vor.

Zweites Beispiel: Die Entdeckung der Salutogenese

Auf einer Tagung lernte Jürgen Anfang der 1990er Jahre den Psychiatrieprofessor Benjamin Maoz aus Beer Sheva in Israel kennen. Unter Einbeziehung der Ehefrauen entstand eine langjährige Freundschaft. Bei einem seiner Besuche kam Benjamin Maoz auf die folgende Erfahrung zu sprechen. Als junger Arzt war er an einer wissenschaftlichen Untersuchung beteiligt gewesen. Man wollte erforschen, wieweit Wechseljahrsbeschwerden durch seelischen Stress aus länger zurückliegender Zeit mitbedingt wären. Was lag in Israel näher, als dafür zwei Gruppen von Frauen zu vergleichen, von denen die einen Shoah-Überlebende waren und die anderen nicht. Das Ergebnis fiel aus wie erwartet: Die Ersteren wiesen ein höheres Maß an akuten Störungen auf.

Bei diesem eindeutigen Ergebnis hätte man es nun bewenden lassen können. Doch da kam der beteiligte Medizinsoziologe Aaron Antonovsky auf eine geniale Idee. Er schaute nicht nur auf die siebzig Prozent der Frauen, bei denen offensichtlich ein Zusammenhang zwischen der Verfolgungserfahrung und ihren aktuellen Wechseljahrsbeschwerden bestand, sondern er richtete den Blick auf jene dreißig Prozent, für die das nicht galt. Wie hatten sie die Hölle ihrer Vergangenheit so hinter sich lassen können, dass jedenfalls die Forschungsinstrumente keine Beeinträchtigung im Zusammenhang mit dem Klimakterium anzeigten? Das war doch mehr als erstaunlich!

Aus dieser, wie Benjamin Maoz bewundernd hervorhob, genialen Umkehrung der gewohnten Sicht kam Antonovsky zu seinem mittlerweile bekannten Konzept der Salutogenese. Dieses befasst sich nicht mit der Pathogenese, der Entstehung von Störungen, sondern dem Gegenteil, der Aufrechterhaltung von Gesundheit. Zentral für dieses Konzept ist der „Kohärenzsinn“. Damit wird der Zusammenhalt von Selbst oder Persönlichkeit beschrieben. Genau dies aber ist bei Traumatisierungen beschädigt.

Das Gleiche gilt für die von Antonovsky definierten Unterdimensionen: Verstehbarkeit, Handhabbarkeit, Bedeutsamkeit. Erstere beziehe sich

> „auf das Ausmaß, in welchem man interne und externe Stimuli als kognitiv sinnhaft wahrnimmt, als geordnete, konsistente, strukturierte und klare Information."[22]

Handhabbarkeit beschreibt Antonovsky

> „als das Ausmaß, in dem man wahrnimmt, dass man geeignete Ressourcen zur Verfügung hat, um den Anforderungen zu begegnen, die von den Stimuli, mit denen man konfrontiert wird, ausgehen. (…) Wer ein hohes Ausmaß an Handhabbarkeit erlebt, wird sich nicht durch Ereignisse in die Opferrolle gedrängt oder vom Leben ungerecht behandelt fühlen."[23]

Bedeutsamkeit schließlich (oder auch Sinnhaftigkeit) sah Antonovsky als die vor allem motivationale Komponente an. Macht etwas Sinn im Leben? Wird es als Herausforderung erlebt? Liegt es jemandem am Herzen?[24]

Schon diese wenigen Hinweise machen deutlich: Salutogenese beschreibt ganz viel davon, was bei Traumatisierungen beschädigt wird. Besonders deutlich belegt dies die Dimension der Handhabbarkeit (manageability). Denn Trauma beinhaltet ja zentral die Erfahrung völligen Ausgeliefertseins, extremer Ohnmacht.

Solchen zutiefst ohnmachtserzeugenden Situationen waren zweifellos auch jene dreißig Prozent der Frauen ausgesetzt. Nur verfügten sie wohl über innere Ressourcen, die eine Traumatisierung im engeren Sinne verhinderten. Doch gleichwohl war das, was sie zu erleiden hatten, grausig. Deshalb, so meinen wir, passt hier am ehesten eine Bezeichnung wie *verstörende Lebenserfahrungen*.

---

[22] Aaron Antonovsky (1997), S. 34.
[23] Ebd., S. 35.
[24] Siehe ebd.

Ein drittes Beispiel: Familiäre versus äußere Gewalt

Der bedeutende amerikanische Psychoanalytiker und Kindheitsforscher Henri Parens, selber als Zwölfjähriger nur knapp der Shoah entronnen, während der seine beiden Eltern ermordet wurden, schrieb diese erstaunlichen Sätze:

> „Ich bin ein Holocaust-Überlebender. Mein Respekt ist groß für alle, die durch die Hand degenerierter Menschen so gelitten haben. Dennoch halte ich die psychische Schädigung für gravierender, die aus Abstoßung, Vernachlässigung oder Misshandlung durch die eigenen Eltern während der Entwicklungsjahre hervorgeht. Die Gründe für diese Behauptung: Eine Verletzung durch die eigenen Eltern schmerzt mehr als jede andere, und die Familie ist der Ort, an dem aus unseren genetischen Anlagen unsere Persönlichkeit geformt wird. (…) Wer die unermessliche Verletzung verursacht, bestimmt in hohem Maße die Stärke des damit verbundenen Schmerzes."[25]

Parens hat beides intensiv mitbekommen, persönlich den Holocaust und in seiner beruflichen Forschung als zentrales Thema Vernachlässigung in der Familie.

Zunächst floh er 1940 nach dem deutschen Überfall mit seiner Mutter und vielen anderen Juden aus Brüssel nach Frankreich. Dort richteten sie sich notdürftig auf dem Land ein – mussten dann aber in ein erstes und nach einiger Zeit noch schlimmeres Internierungslager in Vichy-Frankreich. Die Mutter bekam Kontakt zu einer jüdischen Hilfsorganisation und brachte den Jungen dazu, allein, also ohne sie, nach Marseille zu fliehen. Das gelang. Schließlich konnte er mit einem der letzten Kindertransporte nach Amerika flüchten, wurde freundlich von einer Pflegefamilie aufgenommen, lernte die neue Sprache, besuchte Schule und Universität, wurde Arzt. Aber:

[25] Henri Parens (2017), S. 269.

Seine Mutter wurde von den Nazis ermordet. Eindeutig erfuhr er das erst viel später, 1953. Seitdem war jedes Jahr das Datum ihres Abtransports aus dem Lager, dem ein vergeblicher Fluchtversuch vorausgegangen war, ein Tag des tiefen Schmerzes und des Rückzugs, auch von seiner Familie.

Seine Mutter und er haben sich so sehr geliebt. Sie hat ihm Sicherheit gegeben für sein ganzes Leben. Und so hängt seine erstaunliche Formulierung wohl auch mit dieser Erfahrung zusammen. Er hat die Shoah in völlig beklemmender Weise erlitten – aber die tragende Bindung zur Mutter und die durch sie vermittelte Grundsicherheit wurden nicht zerstört.

So kann man im Sinne der zuvor getroffenen Unterscheidungen vermuten, dass Henri Parens nicht im engeren Sinne traumatisiert war, wohl aber zutiefst verstörende Lebenserfahrungen mit sich trug.

Die andere Seite, die ihn zu jener Feststellung kommen ließ, waren seine beruflichen Erfahrungen als Psychiater und Psychoanalytiker, beides sowohl für Erwachsene als auch für Kinder. Er initiierte ein intensives Forschungsprojekt zur kindlichen Entwicklung. Es ging, damals ein weitgehend neues Thema, um die Verbindung zwischen Mutter-Kind-Beziehung und dem Gedeihen des Kindes. Darin steckte sein Lebensthema, wie er aber erst viel später realisierte.

„Ich bin nicht der einzige Holocaust-Überlebende, der diese Ansicht vertritt“[26], dass also in der Familie erlittene Traumatisierungen unter Umständen schlimmer sein könnten, als den Horror der Verfolgung erlitten zu haben. Das sagte der selbst so sehr getroffene Forscher.

---

[26] Ebd., S. 126.

Fragen, Widersprüche, Perspektiven

Was Parens in aller Freundlichkeit vor uns hingestellt hat, ist eine radikale, eine aufwühlende Sicht.
Können wir sie so stehen lassen?
Hier wie auch in den vorhergehenden Beispielen zeigt sich ein enormes Spannungsfeld rund um Trauma. Viele Widersprüche und Unsicherheiten tauchen auf, wenn wir nicht mehr Ereignis und Trauma automatisch aneinanderkoppeln, vielmehr die jeweilige innere Verarbeitung mitberücksichtigen.

Wir sind uns bewusst, dass diese Differenzierung einer Verwässerung und Inflationierung des Traumakonzepts Vorschub leisten kann. „Ich bin traumatisiert", lässt sich dann leicht behaupten auch von Menschen, die aus dieser Selbstzuschreibung Vorteile ziehen wollen, bewusst oder unbewusst. Hier liegt ein wichtiger Grund, warum wir zurückhaltend sind in der Verwendung des Traumabegriffs. Deshalb halten wir fest: Im Zentrum von Trauma steht die existenziell bedrohliche Gefährdung, und dies ganz besonders, wenn sie durch andere Menschen erfolgt ist. Dafür ist die Shoah die extreme Zuspitzung. Das aber schließt nicht aus, die chronisch kumulierende Erfahrung von extrem vernachlässigten und misshandelten Kindern danebenzustellen, wie Parens es getan hat – sofern es nicht der Verleugnung dient.

Wir haben es hier mit Widersprüchlichkeiten zu tun, die sich nicht auflösen lassen. Dem werden wir noch öfter begegnen.

Was meinen Sie, die Leserinnen und Leser?

Gewalt, Lügen, verschwundene Täterschaft und falsche „Opfer"

Opfer

In diesem Buch geht es zentral um Trauma, das auf menschlicher Gewalt beruht. Aber nicht dessen Verursacher sind das Thema, sondern die Menschen, die das zu erleiden hatten. Gemeinhin werden diese als Opfer bezeichnet. Aber etwas stimmt nicht mit dieser Bezeichnung.

Die deutsche Sprache ist hier auffällig arm. Da gilt dieses eine Wort für Opfer sexueller Gewalt, ebenso für sogenannte Verkehrsopfer, religiöse Tier- oder Menschenopferungen, es wird von einer Opferwoche gesprochen oder davon, sich für jemanden aufzuopfern, – und dann ohne eine veränderte Begrifflichkeit von Holocaust-Opfern.

Überhaut dieses Wort *Holocaust*. Es stammt aus dem Griechischen, heißt Brand- bzw. Tieropfer und wird heute in weiten Teilen der Welt zur Bezeichnung des NS-Judenmords verwendet. Im deutschen Sprachgebrauch mit dieser großen Begriffsunschärfe und dem extremen Täterhintergrund kann dabei aber anklingen, als seien die Juden auf irgendeinem Altar für höhere Zwecke „geopfert" worden statt in Wirklichkeit brutal umgebracht. Doch wir werden dieses Wort *Holocaust* nicht vermeiden können, auch wenn die Bezeichnung *Shoah* als „Katastrophe", „Untergang" eher passt. Daneben gibt es das auffällig unbekannte *Porajmos*, das „Große Verschlingen", für den industriellen Völkermord an den Sinti und Roma.

Das Englische ist klarer. Hier werden „victim" und das religiöse „sacrifice" unterschieden, und eine Opfergabe heißt „offering". Ebenso ist es im Italienischen mit „vittima", „sacrificio" und „offerta", ganz ähnlich im Französischen und Spanischen.

Erst recht offenkundig wird die deutsche Spracheinengung im Vergleich zum Chinesischen. So gibt es im Mandarin in jedem der folgenden Satzbeispiele ein eigenes Wort für unser „Opfer“:

> „Die Schlange schlingt sich um ihr Opfer.“ „Sie ist ein Opfer der politischen Verhältnisse.“ „Dieses Wort fällt der Schere zum Opfer.“ „Ich bin einem Betrüger zum Opfer gefallen.“ „Die Kunstwerke fielen dem Vandalismus der Eroberer zum Opfer.“ „Der Kaiser versucht, einen Gott durch ein Opfer zu versöhnen.“ „Das Raubtier krallte sich in die Brust seines Opfers.“ „Nur unter großen finanziellen Opfern konnte sie ihre Kinder studieren lassen.“ „Viele Menschen spendeten Kleider und Geld für die Opfer des Unglücks.“

Neun Wörter also sind das im Vergleich zu unserem einzigen Wort „Opfer“! Wir danken unserer Schwiegertochter Ting Ting Zhou-Hohagen für diese aufschlussreiche Information.

Dieses frappierende Beispiel ist ein Zeugnis für die Problematik dessen, wie im Deutschen von Opfern gesprochen wird. Wir werden uns deshalb bemühen, dieses Wort nach Möglichkeit nicht zu verwenden.

Täterschaft

In anderer Weise gibt es beim Täter-Begriff ebenfalls Unklarheiten. Im Falle individueller Täterschaft – Mord, sexualisierte Gewalt, Beleidigung… – ist die Zuordnung noch relativ einfach, jedenfalls sofern es gelingt, die Tat nachzuweisen. Doch bis zu welchem Grad an Tatbeteiligung gilt das bei kollektiv verübten Verbrechen? Die Finanzbeamten, die das Eigentum der zu deportierenden Juden inventarisierten, um es der „Arisierung“ zuzuführen, waren sie Täter, Ermöglicher, Zuarbeiter oder, wie sie sich selbst in der Regel definierten, „bloße Pflichterfüller“? Für die ihrem Tun Unterworfenen war es aber keine Frage, sie hatten es mit Täter:innen zu tun. Diese jedoch leugnen nicht nur hier, Taten der Gewalt ausgeübt zu haben.

Und erst recht neigen sie dazu, sich nicht in ihrer „Identität" als Täter und Täterinnen zu sehen. Das sind immer nur die anderen. Und eine ihrer wichtigsten Strategien besteht darin, sich stattdessen als „Opfer" darzustellen. Diese Täter-„Opfer"-Umkehrung ist eine ganz perfide Strategie.

Jetzt mag eingewendet werden, viele Täter seien zuvor selbst Opfer von Gewalt gewesen. Das stimmt. Also könne man hier nicht so streng unterscheiden, müsse den ganzen Menschen sehen. Doch gerade weil an dieser Stelle so unendlich viel vernebelt wird und die Geschädigten darunter besonders zu leiden haben, ist für uns Klarheit Basis aller weiteren Ausführungen.

Das schließt nicht aus, dass Menschen, die zu Täter:innen geworden sind, in diesem Buch ebenfalls Gelegenheit finden können, sich mit ihren Anteilen auseinanderzusetzen – aber mit Wahrnehmung ihrer Täterschaft als Grundlage.

Und natürlich können auch Täter:innen traumatisiert worden sein, aber dann zum Beispiel bei Bombenangriffen und nicht im Zusammenhang mit ihrer Täterschaft. Das wird man doch wohl getrennt zu sehen in der Lage sein.

Insgesamt fragen wir uns: Wenn es auf diesen heiklen Gebieten so sehr an genauer differenzierenden Worten und an klaren Unterscheidungen fehlt, kann das ein Zufall sein? Was bewirkt das für unser Bewusstsein?

Gewalt

Die hauptsächliche Verursachung menschengemachter Traumatisierung, also Gewalt, was „ist" das eigentlich?

Wir schlagen das 1200-Seiten-Buch *Gewalt* von Steven Pinker auf, suchen nach einer Definition, die doch bereits in der Einleitung oder spätestens im ersten Kapitel stehen müsste, und finden – nichts! Wie kann das sein?

Eine neue Geschichte der Menschheit, so lautet der Untertitel des Buches.[27] Umfangreich waren die Recherchen. Bezug genommen wird auf eine Reihe anderer Forschungen, welche die Hauptthese belegen: Anders als wir es landläufig meinen, habe Gewalt im Laufe der Menschheitsgeschichte nicht zu-, sondern abgenommen.

Aber welche Arten von Gewalt werden zwischen den verschiedenen Zeitperioden verglichen? Wie steht es um subtilere, doch ebenfalls folgenreiche Formen von Gewalt?

Statt uns nun in diesen vielen Seiten und in zahlreichen anderen Büchern zur Gewalt zu verlieren und dabei unausweichlich den Blick auf die Täter zu fixieren, drehen wir die Perspektive um und legen eine Definition für Gewalt vor, die von den ihr Unterworfenen ausgeht: „Gewalt ist, was menschengemachte Traumatisierungen und tiefe Verstörungen verursacht."

Oder noch zugespitzter: „Gewalt ist, was die Attackierten so erleben." Das ist vielleicht zu subjektiv, aber es kehrt die Beweislast um.

Natürlich gibt es Abstufungen. Und selbstverständlich sind die Vorbedingungen auf Seiten der Attackierten nicht ohne Bedeutung, wie im Kapitel *Trauma und belastende Lebenserfahrungen* ausgeführt. Das ändert aber nichts daran, dass Gewalt ausgeübt wurde.

Um was es uns geht, ist die Blickrichtung auf die der Gewalt Ausgesetzten.

Genau dies ist auch die Zielsetzung eines Buches von Friederike K. Moorin und Christian Knieps, in dem Menschen zu Wort kommen, die Gewalt unterworfen waren. Im Vorwort heißt es sehr treffend:

> „Es ist an der Zeit, zu begreifen, dass Menschen, die Gewalt erlebt haben, sich selbst verlieren. Dass Menschen, die Gewalt ausgesetzt sind, eine andere Sprache sprechen. Dass Menschen, die Gewalt erfahren haben, Wege suchen, um Teil der Gesellschaft bleiben zu können.

---

[27] Es ist interessant: Genau denselben Untertitel weist ein Buch auf, das sich dem Gegenteil von Gewalt widmet: *Im Grunde gut* von Rutger Bregman.

> Aus ihrer Perspektive reagieren sie klug auf das, was sie erlebt haben: Sie verschweigen eine Wirklichkeit, die in unserer Gesellschaft keinen Platz haben darf, weil dieser Platz besetzt ist von Idealvorstellungen über Liebe, Familie und (partnerschaftliche) Beziehungen. (…)
> Es ist an der Zeit, die Sprache zu finden, mit der Menschen ihren Schmerz über die für andere zunächst nicht sichtbare Wirklichkeit ausdrücken können und sie damit sichtbar machen dürfen. (…)
> Und es ist an der Zeit, die Sprache zu finden, mit der von Zuhörer/innen auf diesen Schmerz reagiert werden kann."[28]

Genau das alles gehört auch zu unserem Buch.

Strukturelle Lügenhaftigkeit

Es ist schon lange her, dass uns das Buch eines amerikanischen Psychiaters und Psychotherapeuten geschenkt wurde, seinerzeit Bestseller auf dem US-Markt: M. Scott Peck, *People of the Lie*.[29] Es geht darin um Menschen, die tief in Lüge verstrickt sind. Nach einigen Jahren erschien die deutsche Übersetzung: *Die Lügner*.[30] Wir halten diesen Titel, gemessen an dem Inhalt des Buches, für eine nur äußerlich einigermaßen korrekte Übersetzung. Vielmehr müsste es heißen: „Menschen, die in der Lüge leben". Warum wurde das so „vorsichtig" übersetzt?

Was wir durch dieses Buch gelernt haben, war eine ganz andere Dimension als die des Lügens im üblich verstandenen Sinne, wenn punktuell gelogen wird, etwa um sich konkrete Vorteile zu verschaffen oder Bestrafung abzuwenden. Derartiges Lügen soll hier nicht verharmlost werden. Doch unser Augenmerk liegt auf einer Art von

---

[28] Friederike K. Moorin und Christian Knieps (Hg.) (2015), S. 20f.
[29] Peck (1983).
[30] Peck (1990).

Lügen, die mehr grundsätzlicher Art ist. Wir sprechen hier von struktureller Lügenhaftigkeit.

Zahlreiche Erfahrungen haben uns dabei enge Verbindungen zum NS-Reich entdecken lassen.[31] Immer noch wird eher zu wenig gesehen, wie sehr dieses auf Lügenhaftigkeit basierte, die weit über sonstige Unehrlichkeit hinausging. Die zentralste und folgenreichste Lüge bestand darin, andere Menschen zu „Untermenschen" zu erklären.

Solche Lügenhaftigkeit stellt eine verborgene Struktur dar, ein Geflecht, von dem das individuelle wie kollektive Leben durchdrungen werden. Das führt sekundär zur Ausbildung größerer und kleinerer konkreter Lügen. Bestimmend aber bleibt das untergründige Geflecht. Deshalb sprechen wir von struktureller Lügenhaftigkeit.

Uns stehen aus den Bereichen Familie, Arbeitswelt und Gesellschaft zahlreiche Beispiele vor Augen, in denen von der oberen Ebene aus (Eltern, Vorgesetzte, Amtsinhaber) eine Lügenwelt als Wahrheit verkauft wurde. Das kann traumatisierend und verstörend wirken oder bereits vorhandene Traumata noch vertiefen. Es ist in extremer Weise Verhinderung von Dialog.

Versuche, dies offenzulegen, werden dann mit verschiedenen Formen von Gewalt belegt. Die zugleich erzwungene Loyalität fällt immer wieder beklemmend auf. Will etwa ein Kind sich davon wegbewegen und die Umwelt auf solche Lügenhaftigkeit aufmerksam machen, so unternimmt es das oft mit eher untauglichen Mitteln. Das kann in Form von „Verhaltensstörungen" ablaufen oder tragischerweise auch durch Lügen im engeren Sinne. So etwas fällt dann auf das Kind zurück und gibt den Eltern erst recht Gelegenheit, sich vor der Umwelt als überaus intakt hinzustellen, als „Opfer" ihrer Kinder. So wird dann die eigene strukturelle Lügenhaftigkeit verschleiert. Auch als Fachleute können wir auf solche Verdrehungen von Realität und Wahrheit hereinfallen und uns gegen das Kind einstellen.

---

[31] Näheres siehe Jürgen und Ingeborg Müller-Hohagen (2015), S. 191-200.

Strukturelle Lügenhaftigkeit ist ein bedeutsamer Faktor bei der Ausübung sexualisierter Gewalt. Wie in *Geschichte in uns*[32] näher dargestellt, ist dabei auch an Kontinuitäten zur NS-Täterschaft zu denken. Gewalt und Lügenhaftigkeit gehen oft miteinander einher, sogar über Generationen hinweg. Unser menschliches Bedürfnis nach Wahrhaftigkeit wird dann massiv angegriffen.

Wir sind sicher, dass solche Untergründe von Lügenhaftigkeit eine erhebliche Rolle zum Beispiel in der Schule spielen. Dabei denken wir weniger an Abschreiben, Mogeln, Abstreiten von Fehlverhalten – alles Formen punktuellen Lügens. Unsere Vermutungen gehen vielmehr in Richtung von Familiensystemen, in denen die „eigenen" Kinder allzu sehr hochgehalten, andere dagegen beschuldigt, abgewertet, ausgegrenzt werden. Darüber lässt sich allerdings im Feld Schule schwer ins Gespräch kommen.

Ingeborg erinnert sich in diesem Zusammenhang an einige schmerzliche Situationen, die sie an solche Hintergründe denken ließen. Am schwierigsten war damit umzugehen, wenn Eltern ohne nachvollziehbaren Grund ihre Kinder aus der Montessori-Schule nahmen, Kinder, die sich dort ausgesprochen wohl fühlten und auch leistungsmäßig keine Probleme hatten. Durfte es ihnen nicht gut gehen? Oder vielleicht eher so: Durfte in der klaren Atmosphäre eine verborgene Wahrheit nicht herauskommen?

Sind wir im therapeutischen Bereich eher wenig mit dem Thema des Lügens konfrontiert? Menschen, die zu uns kommen, suchen doch gerade nach ihnen bisher verborgen gebliebenen Wahrheitszusammenhängen. Sie mögen immer noch viel verdrängen, verleugnen, abspalten – aber warum sollten sie lügen? Die stärksten Hinweise auf strukturelle Lügenhaftigkeit fand Jürgen in der Arbeit mit Paaren. Insbesondere bei hochstrittigen Konfliktlagen ist daran zu denken, bei einem oder auch bei beiden Kontrahenten.

Ganz massiv liegt strukturelle Lügenhaftigkeit in der schon angesprochenen Verdrehung von Täterschaft in beteuertes „Opfer"-Sein.

---

[32] Jürgen Müller-Hohagen (1994/2002).

Die wirklich von Gewalt Geschädigten werden damit weggeschoben.

Dass systematisches Lügen eine große Rolle spielen kann im Verhältnis der Generationen, wird in der Folge noch verschiedentlich zu sehen sein.

Strukturelle Lügenhaftigkeit im NS-Reich

Wie sehr das NS-Reich ein einziges Feld der Lüge war, wird in der Allgemeinheit immer noch zu wenig gesehen. Die schlimmste und folgenreichste Lüge, auf der es aufbaute, war nicht von Hitler erfunden, aber er hat sie extrem zugespitzt, und viele Millionen sind ihm dabei gefolgt. Hermann Langbein, österreichischer Widerstandskämpfer – und das war er sogar noch an zentraler Stelle in den Konzentrationslagern Dachau und Auschwitz – hat es prägnant so gefasst:

> „Die Ideologie des Nationalsozialismus (…) ist eine Ideologie, die davon ausgeht, es gäbe unter den Menschen so wie unter Tieren verschiedene Rassen, die sich nicht aus historischen Gründen und daher veränderlich, sondern unveränderlich, vom Blut her – wie man sagte – unterscheiden. Menschenrassen, die vom Blut her unabänderlich wertvoller, ‚Herrenmenschen' sind. Und wenn man das akzeptiert, dann akzeptiert man, dass andere Rassen als ‚Untermenschen' eingestuft werden. (…) Die weitaus größte Zahl der Opfer des Nationalsozialismus (…) waren Menschen, deren einzige Schuld darin bestand, dass sie auf die Welt als Kinder von Juden oder Zigeunern gekommen waren. Das ist unvergleichlich."[33]

Das alles basierte völlig auf Lüge. Hier war die Grundlüge, aus der ganz viel weitere Lügenhaftigkeit resultierte.

[33] Hermann Langbein (1996), S. 10f.

Uns steht zu diesem Thema besonders plastisch das leider immer noch unveröffentlichte Manuskript *Rückblick auf Dachau* des 1954 gestorbenen Karl Ludwig Schecher vor Augen. Als Jurist hatte er sich gegen das NS-Reich gewandt und kam deshalb 1935 ins KZ Dachau und musste dort bis zur Befreiung bleiben. Nur knapp entging er mehrfach dem Tod. Schließlich wurde er Schreiber der Sicherheitswerkstätte und bekam in dieser Funktion ungewöhnliche Einblicke in das Lagerleben. Das hat er nachher genau beschrieben. Dabei sind seine Mitteilungen über die abgrundtiefe Verlogenheit ganz vieler SS-Leute, vom Wachmann bis zum Kommandanten, von großer Bedeutung. Wir zitieren:

> „Fast die ganze SS aller Kategorien mit wenig Ausnahmen war oder wurde immer mehr käuflich. (...) Nicht nur in allen Werkstätten wurde schwarz gearbeitet oder wie es in der Lagersprache hieß ‚gepfuscht' (...). Das Stehlen und Organisieren im Lager nahm unglaubliche Ausmaße an."[34]

Die „Währung" dafür bestand hauptsächlich aus den Lebensmitteln, die dem Lager zugeteilt waren, also ergab sich:

> „Daß diese Schieberei letzten Endes zum größten Teil auf Kosten der Ernährung der Häftlinge ging, war die üble Kehrseite dieser Zustände."[35]

Also wieder einmal: Andere, Schwächere hatten zu bezahlen.

Und nochmals verstärkte sich das System des Lügens, als das Ende des NS-Reichs absehbar wurde. Das Schweigen und Leugnen nach dem 8. Mai, hier hatte es schon seine Vorbereitung.

Diese „Zustände" im KZ Dachau sind ein Abbild der strukturellen Lügenhaftigkeit im damaligen Alltag. Das durchdrang alle Bereiche.

Was aber sind die Folgen von alldem? Gerade indem diese völlig abgründige Verlogenheit des NS-Reichs nachher – auch von den

---

[34] Ludwig Schecher (o.J.), S. 219.
[35] Ebd., S. 220.

Kirchen – weitgehend unter den Teppich gekehrt wurde, besteht einiges davon untergründig weiter, gesellschaftlich, aber auch in uns und zwischen uns in unseren Beziehungen. Solche Lügenhaftigkeit trägt zu Traumatisierungen und Verstörungen bei und ist der Feind von Dialog.

Transgenerationales Weiterwirken – aber nicht nur bei Trauma

Eine prägende Erfahrung

Wenn gefragt wird, wie eine „so lange zurückliegende" Vergangenheit noch über Jahrzehnte hinweg seelische Wirkungen haben kann und das unter Umständen sogar bis in die nachfolgenden Generationen, denken wir immer wieder an Jürgens Arbeit mit Markus und seiner Familie.

Das war im Kinderzentrum München Mitte der 1980er Jahre. Angemeldet wurde der Siebenjährige wegen extremer Angstzustände. Ein Jahr zuvor, so hatten die Eltern im Fragebogen angegeben, hätte er sich ernsthaft umbringen wollen. Eigentlich wäre dafür die Kinderpsychiatrie zuständig gewesen, aber die hier ausgedrückte Not rührte Jürgen so an, dass er sich bereit erklärte, einen Versuch zu wagen.

Zugleich versetzte ihn diese Suizidalität bereits eines seinerzeit Sechsjährigen untergründig wohl dermaßen in Schrecken, dass er diesen Hintergrund schleunigst beiseiteschob. Doch dann, in der sechsten Stunde der Familientherapie, wurde Markus „lästig", nahm keinen Bezug auf das Gespräch der Erwachsenen, sagte ganz unvermittelt: „Der Josef hat sich aufgehängt." Das Gespräch ging weiter. Es brauchte noch eine zweite und dritte „lästige" Bemerkung von

Markus, bis Jürgen nachfragte, wer dieser Josef sei? Die Mutter antwortete, das war jemand aus der weiteren Nachbarschaft. Erst jetzt ging Jürgen auf: Sprach Markus damit nicht auch seine eigene Selbstmordthematik an?

Dies in den Raum gestellt, herrschte zunächst große Beklommenheit. Aber dann gab die Mutter sich einen Ruck: „Jetzt werde ich es sagen." Ihre ebenfalls anwesende Mutter rief entsetzt: „Tu das nicht!" „Nein, das muss jetzt gesagt sein!" war die Erwiderung der Mutter. Im Schutz der familientherapeutischen Situation und des hier gewachsenen Vertrauens teilte sie mit: Markus' Großvater, der Vater des Vaters, hatte sich drei Jahre nach dem Krieg ebenso wie jetzt der Nachbar erhängt. Die Gründe waren unklar, aber es musste mit Erlebnissen aus dem Krieg zusammenhängen, die er nicht verkraftet hatte. Sein Sohn, der Vater von Markus, hatte dies erst letztes Jahr von der Mutter erfahren. Anlass dafür war ausgerechnet Markus' Verhalten, nämlich mehrfach sich vor die U-Bahn werfen zu wollen. Kindheit und Jugend des Vaters waren überschattet gewesen von den Seufzern seiner Mutter: „Wenn du wüsstest, was mit deinem Vater war und was ich gelitten habe."

In der außerordentlich offenen und bewegenden Arbeit mit der Familie konnten diese erschütternden Zusammenhänge klar herausgearbeitet werden: Markus' seinerzeitige Suizidalität und seine heutigen Angstzustände hatten ganz wesentlich mit diesem verschwiegenen Drama zu tun. Er hatte, wie es typisch ist für Kinder, ein Gespür für Verborgenes, hatte das Familiengeheimnis dunkel erahnt, konnte es aber nicht fassen, weil niemand ihn aufklärte. So war er den damit verbundenen unheilvollen Kräften hilflos ausgeliefert und dicht daran, das Handeln des ihm völlig unbekannten Großvaters unbewusst zu wiederholen.

Jürgen beschäftigte diese Erfahrung stark, konnte er doch in einer außerordentlich nahegehenden Familientherapie hautnah miterleben, wie das Verdrängte offensichtlich über Generationen hinweg weiterwirkte, wie seine Macht andererseits aber in sich zusammenbrach, als sich gemeinsam der Bann überwinden ließ. Ihm wurde deutlich, wie auch er zunächst in das Verleugnungssystem hineingeraten war und welche Kraft es kostete, dem zu widerstehen. Und er bemerkte, dass sich ungeahnt viel an Verleugnungsbereitschaft in ihm selbst befand angesichts der Themen von Tod, Krieg, Nazizeit, Selbstmord aus überwältigender Schuld oder Leidenserfahrung. Aber indem er sich damit auseinandersetzte, konnte er der Familie einen Raum bieten, die Vergangenheit wahrzunehmen und sich dann aus ihrer Macht zu befreien.

Auch nach Abschluss der sehr erfolgreichen Therapie blieb Jürgen mit dieser Familie in gelegentlichem Kontakt und weiß von daher, dass die Veränderungen angehalten haben. Das hat ihn damals und bis heute ermutigt und zeigte die Notwendigkeit, Verleugnungen und Verdrängungen gerade mit Hintergründen aus der NS-Zeit mehr in den Blick zu nehmen – auch in der ganz „normalen" Arbeit.

Ebenfalls für Ingeborg war diese Erfahrung sehr bewegend und prägte ihre Arbeit in der Schule. Wie oft haben wir darüber gesprochen und immer weitere Schlüsse gezogen. Desaster der Vergangenheit können weiterwirken über Generationen – unter Umständen sogar dann, wenn die Betreffenden wie hier Markus und sein Großvater sich niemals begegnet sind.

Entdeckung transgenerationaler Zusammenhänge

In unserem Nachforschen über seelische Folgen von NS-Zeit und Krieg stießen wir also, wie soeben beschrieben, schon früh auf transgenerationale Weiterwirkungen schwieriger Erfahrungen. Jürgens erstes Buch über seelische Auswirkungen der Nazizeit von 1988 war voll davon. Genau genommen erfolgte der Zugang zu diesen Themen von vornherein über die transgenerationale Schiene. Kinder oder Jugendliche wurden vorgestellt zur psychologischen Untersuchung, und dann zeigten sich in zunächst sehr überraschender Weise Zusammenhänge ihrer Störungen mit problematischen Erfahrungen ihrer Eltern und Großeltern während NS-Zeit und Krieg.

In dieser „normalen“, d.h. nicht von vornherein an „so etwas“ denkenden Arbeit tauchten alle relevanten Hintergründe auf: Vorfahren, die verfolgt wurden aus rassistischen und vielen anderen Gründen oder wegen ihres Widerstands, auf der anderen Seite Täterschaft und sogenannte „Mitläufer“, Bombenkrieg, Flucht und Vertreibung, Vergewaltigungen, Folgen bei ehemaligen Soldaten, allgemeine Desorientierung.

Aus diesen intensiven Erfahrungen innerhalb der „normalen“ Arbeit am Kinderzentrum München und später an der Erziehungsberatungsstelle sowie in der therapeutischen Privatpraxis kam Jürgen zu der Einsicht, das Leben zahlreicher Nachkommen bewege sich offensichtlich in den Schienen ihrer Vorfahren.

Natürlich gilt dies in gewissem Maße allgemein. Doch hier handelt es sich um etwas Anderes, nämlich um Verkettungen, von denen die Entwicklung der nachfolgenden Generationen geradezu stranguliert wird. Es waren und sind immer wieder größte Aha-Erlebnisse, wenn sich dann ein Schleier lüftet.

„Dieses Verhalten passt eigentlich gar nicht zu mir“, solch eine Äußerung kann ein Schlüssel für Derartiges sein. Oder: „Ich weiß nicht, warum mir wieder und wieder dasselbe passiert“, sei es in Beziehungen oder im Berufsleben. Oder, immer wieder gehört: „Wissen Sie, ich bin einfach so komisch drauf. Ich bin halt daneben.“ Oder der Eindruck einer aufmerksamen Lehrkraft: „Wieso muss dieses Kind sich immer wieder selbst im Wege stehen?“

In psychologischer Beratung und Therapie besteht ein größerer Raum als sonst im Alltag oder in der Schule, um solchen Auffälligkeiten nachzugehen und dabei unter anderem den Blick auf mögliches transgenerationales Weiterwirken zu richten. Trauma macht dabei einen wichtigen, aber keineswegs den einzigen Bereich aus. Es kann sich, wie zuvor angesprochen, auch um verdeckte Schuld- oder Gewaltkontinuitäten handeln. Auf jeden Fall lässt sich sagen: Kinder haben außerordentlich feine Antennen für alles Existenzielle um sie herum.

Ein Gedicht

Betrachten wir nun genauer einige Weiterwirkungen bei Nachkommen von Verfolgten. Auch hier können sehr komplexe Verwicklungen zwischen Leiden, Schuld und Gewalt vorliegen, dies sowohl bei den direkt Getroffenen als auch bei den Nachkommen.

Es ist aber unerlässlich, nicht zu vermischen, wenn es um die diametral entgegengesetzten Seiten von Verfolgern und Verfolgten geht, ihre jeweiligen Nachkommen eingeschlossen. Exemplarisch zeigen wir das an diesem Punkt: Immer wieder ist die Rede davon, auf beiden Seiten habe es nachher gleichermaßen Schweigen gegeben. Die Schwierigkeiten für die nachfolgenden Generationen seien also zumindest ähnlich. Oberflächlich gesehen, kann das zutreffen. Doch wird dabei der ethisch wie psychologisch fundamentale Unterschied übersehen, ob es primär darum ging, eigene Schuldverwicklung zu verbergen oder ob geschwiegen wurde, um die Nachkommen und auch sich selbst vor der Konfrontation mit dem Erlittenen zu schützen. Die Wirkungen des jeweiligen Schweigens können dann sehr unterschiedlich sein.

Entsprechendes gilt mit Blick auf Loyalitätsbeziehungen zwischen den Generationen, die Bedeutung von Familiengeheimnissen, das Wirken von Verdrängen oder Verleugnen und vieles mehr.

Hören wir auf den ersten Teil eines langen Gedichts der Tochter einer NS-Verfolgten:

> Der Rock meiner Mutter
> war mein Sternenzelt.
> An ihn klammerte ich mich.
> Er diente nicht nur um
> Hühner zu verstecken,
> mein vertrauter Ort,
> meine Rettung.
> Er war meine Wahl,
> das einzige Zeichen.
> Dieses Zelt über mich ausgebreitet.
> Ein Haus, ein Dach, ein Schutz,
> mein Himmel.

Ich sammelte Stern für Stern.
Die wirklichen Sterne hatten
darunter keinen Platz.
Sie waren verborgen.
Gerne hätte ich welche finden wollen.
Kein Lichtstrahl, eine Nebelwand.
(...)
Schuld, Schuld, Schuld,
empfand ich immerfort.
Eigene Meinung war verboten.
Wenn ich das tat,
war das Verrat.
So musste ich alles schlucken,
bis heute nicht wirklich verdaut,
darüber sprechen ist auch nicht erlaubt!
Meine Gefühle gebunden,
die Seele fixiert.
Verschmolzen mit meiner Mutter.
Die Welt da draußen,
einem Rätsel gleich.
Mamas Augen und Ohren waren aber da,
durch sie sah und hörte ich.
Hatte keine Möglichkeit zu verstehen,
was vor sich geht.
Davon hast du mich abgehalten.
Dein Auftrag war:
Schau immer nur auf mich!
So gut behütet und beschützt,
so dass es mir den Atem nahm.
Gefangen im Zigeunerkollektiv.
Da lebte ich![36]

[36] Lilly Habelsberger (2021), S. 13ff.

Nachkommen von Verfolgten, ein Beispiel von so vielen

Das vorstehende Gedicht stammt von Lilly Habelsberger, geboren 1950, deren Mutter aus rassistischen Gründen sechs Jahre lang in den KZ Ravensbrück und Buchenwald eingekerkert gewesen war. Geschützt sein durch die Mutter wird ebenso eindringlich angesprochen wie eine darin verflochtene Abschottung gegenüber der Außenwelt. Wie sollte die für das Kind unfassbare Vergangenheit der Mutter „verarbeitet" werden? Es kam stattdessen zur Infragestellung der eigenen Person, insbesondere in Form von Schuldgefühlen. Ähnliches gilt auch für viele andere Nachkommen von Verfolgten.

Weggelassen haben wir einige Verse, in denen sich die Autorin mit den für sie bedrängenden Einengungen durch die Sinti-Kultur befasst. Sie zieht es vor, sich weiterhin mit der Fremdzuschreibung „Zigeunerin" zu bezeichnen, dies in Abgrenzung zu einer political correctness, die zwar das Wort vermeidet, nicht aber die Stigmatisierung wirklich aufzuheben hilft. Aus der Fortführung des Gedichts werden wir später im Kapitel *Befreiungen* zitieren.

In einer Mail fasste Lilly Habelsberger Weiteres von ihren Erfahrungen so zusammen:

> „Mir kommt es manchmal vor, dass die 2. Generation viel belasteter ist als die Betroffenen selber. Wir mussten unsere Eltern durchs Leben tragen, und sagen durfte man auch nichts. Die meisten waren echte Herrscher, denen man sich zu unterwerfen hatte! Ich möchte sie aber nicht belasten, ich sag nur, es ist nicht leicht! Natürlich soll das keine Anschuldigung sein, sondern spiegelt meine Last wider. Ich war meiner Mutter immer sehr ergeben. Und man gibt ja wieder an die eigenen Kinder vieles weiter. So ist es! Trotzdem ist das Leben auch schön!"[37]

[37] Email von Lilly Habelsberger an Jürgen Müller-Hohagen vom 03.08.2020.

Aber was für Anstrengungen es kostet, bis hierher zu gelangen und sagen zu können, das Leben sei schön, das ist von außen her nur schwer zu ermessen.

In Kontakt gekommen zu Lilly Habelsberger waren wir durch ihren Bruder Alfred Ullrich, der im Umfeld von Dachau lebt. Er ist Künstler und hat sich vor allem durch Druckgrafik, aber auch in Kunstaktionen über Zusammenhänge mit seiner Sinti-Herkunft geäußert. So sagte er in einem Interview von 2016:

> „Meine Mutter, die in diesem Jahr 100 Jahre alt geworden wäre, hat ihre Eltern, zwölf ihrer 15 Geschwister und ihren ersten Sohn in den deutschen Konzentrationslagern verloren. Sie ist 1916 in Niederösterreich geboren worden. Gleich am Anfang, 1939, hat man sie in Konzentrationslager verschleppt, erst 1945 kam sie frei. Ich war immer stolz darauf, dass meine Mutter als österreichische Staatsbürgerin – darauf habe ich Wert gelegt – eine der wenigen Österreicherinnen war, die Widerstand geleistet hatten. Als sie im ‚Arbeitslager' Ravensbrück war, hat sie Sabotage betrieben und Projektile unbrauchbar gemacht. Sie sprach oft darüber, wie sie gelitten hatte, weil sie hatte zusehen müssen, wie ihre Schwestern im KZ starben, und sie ihnen nicht zur Seite stehen konnte."[38]

An anderer Stelle hat Alfred Ullrich geschrieben:

> „Leider kenne ich den Ort nicht, wo mein Bruder ermordet worden ist. Er ist zusammen mit meinen Großeltern mütterlicherseits in ein Sammellager gepfercht und deportiert worden. Als ein Ort des Gedenkens gilt für mich das 2012 am Simsonweg in Berlin eingeweihte und von Dani Karavan entworfene Denkmal für die im Nationalsozialismus ermordeten Sinti und Roma."[39]

---

[38] Alfred Ullrich (2016), S. 13.

[39] Alfred Ullrich (2015), S. 281.

Wie es nach 1945 für die Mutter und damit auch ihre Kinder aussah, liest sich so:

> „In den 1960er-Nachkriegsjahren hat meine Mutter als Analphabetin meines Wissens mehrere Anträge auf Entschädigung gestellt. Ihre Anträge wurden abschlägig beschieden, zudem wurde sie auch noch als Kriminelle abgestempelt. In den siebziger Jahren habe ich von München aus mit Hilfe eines Anwalts einen weiteren Antrag gestellt, der wiederum mit Ablehnung beantwortet wurde. In der zweiten Hälfte der achtziger Jahre, nach einer Rede im österreichischen Fernsehen des damaligen österreichischen Bundeskanzlers Franz Vranitzky, wandte sich meine Schwester Lilly Habelsberger brieflich an den Kanzler. Diesmal mit ‚Erfolg'. Per Dekret bekam unsere Mutter eine finanzielle Entschädigung und eine sogenannte Wiedergutmachungsrente zugesprochen."[40]

Auf die Frage nach den Belastungen, die das Schicksal der Mutter für ihn, den 1948 Geborenen mit sich brachte, erwiderte Alfred Ullrich in einem Gespräch mit uns:

> „Ich habe da immer so Schuldgefühle gehabt. Das war, weil die Leute irgendwie was gegen uns hatten. Das habe ich nicht verstanden, und die Mutter hat es uns auch nicht erklärt. Ich dachte, das muss an mir liegen oder an uns, konnte es aber nicht fassen. Und dann war es so eigenartig, dass manchmal, etwa an Ostern, Mitschüler mir abgelegte Sachen geschenkt haben. Wir waren zwar arm, aber trotzdem habe ich es damals nicht verstanden. Erst viel später ist mir aufgegangen, dass die Familien damit wohl ihr schlechtes Gewissen zu beruhigen suchten."[41]

---

[40] Ebda.

[41] Gespräch zwischen Alfred Ullrich und Ingeborg und Jürgen Müller-Hohagen am 08.08.2020.

Anschließend berichtete er noch etwas, das auf sein ganzes Leben erheblichen Einfluss haben sollte:

> „Die Mutter hat oft so räsoniert, so rumgeschimpft, immer dasselbe, da habe ich es mir angewöhnt, auf Durchzug zu schalten. Und das habe ich dann in der Schule bei den Lehrern auch so gemacht. Auf die Weise habe ich mir so einige Lücken erworben, insbesondere im Rechnen, da hatte ich später lange zu tun, das wieder auszugleichen. Und irgendwie fühle ich mich von daher auch heute noch manchmal unterlegen, wo es gar nicht nötig wäre. Aber das habe ich einigermaßen zu überwinden gelernt, nicht zuletzt durch meine künstlerische Entwicklung. Ich sehe heute, wie viel auch anderswo morsch ist.“[42]

Ausgrenzungen bis heute

Viele Verfolgtengruppen wurden nach 1945 weiterhin ausgegrenzt, in Deutschland West und Ost in etwas unterschiedlicher Weise, aber in beiden Staaten sehr ausgedehnt. Wir haben zuvor eine Sinti-Familie vorgestellt und wollen diesen Bezug noch etwas verallgemeinern, stellvertretend aber für viele andere Verfolgte und ihre Nachkommen.

In einer 2007 bis 2011 durchgeführten Untersuchung zur Bildungssituation von deutschen Sinti und Roma steht zu lesen:

> „Traumatische Erfahrungen werden in der Familie intergenerationell weitergegeben und sind selbst noch in der dritten Generation der 14- bis 25-Jährigen erkennbar. Evident sind die intergenerationellen Auswirkungen der Verfolgungsgeschichte der Sinti und Roma, auch und vor allem im Zusammenhang mit der Vernichtungspolitik im

[42] Gespräch zwischen Alfred Ullrich und Ingeborg und Jürgen Müller-Hohagen am 08.08.2020.

> Nationalsozialismus. So werden starke Ängste und Misstrauen innerhalb der Familie im Zusammenhang mit dem Schulbesuch der Befragten oder ihrer Eltern und Großeltern thematisiert. Der Umgang mit der Erinnerung an die Verfolgungsgeschichte und die Aufarbeitung des Nationalsozialismus in den Familien und individuell verweisen auf ein kollektives Trauma. Wenn ‚Geschichten aus der (Familien-) Geschichte' erzählt werden, dann sind es Leidensgeschichten aus der NS-Verfolgung. Andere Geschichten oder Lieder, Erzählungen und Märchen, mit denen andere deutsche Kinder zumindest aus bürgerlichen Familien groß werden, scheint es bei Sinti und Roma nicht (mehr) zu geben."[43]

Der Marburger Literaturwissenschaftler Wilhelm Solms, der sich mit der Lebenssituation deutscher Sinti und Roma eingehend befasst hat, schrieb im Jahr 2010:

> „Weil die Angehörigen dieser Minderheit ausgegrenzt werden, deshalb grenzen sie sich selber aus, und nicht umgekehrt."[44]

Mit Blick auf die vielen Fakten der Ausgrenzung von Sinti und Roma auch nach 1945 sei hier nur erwähnt, dass die Bundesrepublik den an ihnen begangenen NS-Völkermord erst 1982 offiziell anerkannte, nämlich in Person des Bundeskanzlers Helmut Schmidt. Wir können hier nicht über transgenerationale Weiterwirkungen sprechen, ohne, stellvertretend für vieles andere, solche politischen Dimensionen wenigstens zu erwähnen.[45]

Was das alles über Generationen hinweg mit sich brachte, erfährt Jürgen in seiner beratenden und therapeutischen Arbeit bis heute.

---

[43] Daniel Strauß 2011, S. 52. Näheres zu dieser Untersuchung, in der nicht von außen über Angehörige der Minderheit geforscht wurde, sondern mit ihnen, finden sich unter http://www.bpb.de/files/WWG9D8.pdf.

[44] Der Vortrag wurde an der Katholischen Akademie in Bayern gehalten und ist in vollständiger Länge nachzulesen unter https://www.kath-akademie-bayern.de/dokumentation/debatten/debatte/gesamtheft-82010.html.

[45] Siehe dazu insbesondere Romani Rose (Hg.) (1999).

Gut und vertrauensvoll hat er über Jahre mit Alexander Diepold und dessen in München gegründeter Einrichtung *Madhouse* zusammengearbeitet. Entstanden aus einem Projekt der Jugendhilfe, ist hier, gefördert von der Landeshauptstadt, ein vielgestaltiges Zentrum entstanden. Es widmet sich der psychosozialen und kulturellen Unterstützung von Sinti und Roma, aber auch von anderen Ausgegrenzten und leistet intensive Öffentlichkeitsarbeit.[46]

Übermittlung von Ausgrenzungen

Ähnliches wie soeben beschrieben, wenn auch jeweils etwas unterschiedlich, gilt für viele andere Verfolgtengruppen, insbesondere für die jüdische Minderheit[47], doch auch, oft übersehen, für den Widerstand der Linken[48] und für zahlreiche andere ehemals Verfolgte und ihre Nachkommen.

Vieles hat sich inzwischen zwar verändert, doch fortdauernder oder wiederauflebender Antisemitismus, Antiziganismus, Antikommunismus, Rassismus verhindern den Glauben an ein allmähliches Versanden solcher Ausgrenzungen, solcher Aufkündigungen von Dialog.

Um die fortdauernden Wirkungen der Verfolgung von damals geht es auch in einer Gruppe, die Jürgen seit mehr als zwanzig Jahren begleitet. Sie hat sich den Namen *Zwischen zwei Welten* gegeben, ist es doch ihre Gemeinsamkeit, einen jüdischen und einen nicht-jüdischen Elternteil zu haben. Sie trifft sich zweimal jährlich für ein Wochenende. Als roter Faden für den sehr intensiven und

---

[46] Näheres unter www.madhouse-munich.com und im Kapitel *Befreiungen*.

[47] Sehr persönlich wurde uns dies nicht nur durch private Kontakte und in unserer Arbeit deutlich, sondern auch durch das von Nea Weisberg und Jürgen 2015 herausgegebene Buch *Beidseits von Auschwitz. Identitäten in Deutschland nach 1945*, in dem jüdische und nicht-jüdische Nachgeborene zu Wort kommen, aber auch die Tochter eines Widerstandskämpfers – und Alfred Ullrich.

[48] Näher haben wir uns damit befasst in Jürgen und Ingeborg Müller-Hohagen: *Wagnis Solidarität. Zeugnisse des Widerstehens angesichts der NS-Gewalt* (2015).

persönlichen Austausch dient ein jeweils zuvor gewähltes Thema. Über viele Jahre hatten die Mitglieder mit sehr belastenden Erfahrungen von Ausgrenzung und Entwertung zu tun, denen der Eltern und eigenen.

Wege der Übermittlung

Während sich in Deutschland bis in die 1990er Jahre hinein weder die Fachwelt noch die Allgemeinheit näher mit Traumathemen befassten, hat sich inzwischen ein enormes Wissen angesammelt. Dazu gehört die Befassung mit transgenerationalen Weiterwirkungen. International geht das vor allem auf Untersuchungen über Shoah-Überlebende und ihre Nachkommen zurück. Auch in Deutschland gab es dazu seit den 1960er Jahren Veröffentlichungen, allerdings zunächst nur wenige.

In breiterem Maße publik wurden transgenerationale Weiterwirkungen hierzulande erst ab Ende der 1990er Jahre durch Forschungen und Veröffentlichungen über Kriegskinder und Kriegsenkel sowie durch entsprechende Selbsthilfegruppen. Am bekanntesten sind hier die Bücher von Sabine Bode.

Vorhergegangen waren verschiedene Begegnungsgruppen von Nachkommen beider Seiten, also Töchter und Söhne von Verfolgten und von Verfolgern.[49]

Wissenschaftliche Tagungen und Publikationen[50] beleuchten inzwischen immer detaillierter die engen Zusammenhänge zwischen den Generationen. Insgesamt lässt sich nicht mehr bezweifeln, dass Traumata und verstörende Lebenserfahrungen erhebliche Wirkungen auf die nachfolgenden Generationen haben können.

---

[49] Siehe insbesondere das umfangreiche Werk von Dan Bar-On und seine zahlreichen Veröffentlichungen.

[50] Siehe etwa Michaela Huber (2012), Reddemann (2016, 2018), Marianne Rauwald (2013), Ilany Kogan (1998).

Was sind die Hauptwege oder die Hauptdimensionen in diesen Übertragungen?

- Als Erstes nennen wir die Tatsache, dass Kinder riesige Antennen fürs Existenzielle haben. Über den Blick ihrer vertrauten Bezugspersonen oder Schwankungen der Stimme oder durch Veränderungen der Körperspannung nehmen sie wahr, dass irgendwie etwas nicht stimmt.
- Sodann ist, psychoanalytisch verstanden, an Introjektionen und Identifikationen zu denken.
- Oder parallel dazu spricht die Lernpsychologie von Lernen am Modell.
- Auch die systemische Sichtweise ist hier von großem Belang. Die Mitglieder einer Familie sind untereinander intensiv verknüpft, und Veränderungen bei einer Person führen unweigerlich zu Konsequenzen im Gesamtsystem oder umgekehrt.
- Das Thema der Loyalitäten ist ebenfalls zentral.[51]
- Ein weiterer sehr wichtiger Blickwinkel ist seit einigen Jahrzehnten durch die Entwicklung des Bindungskonzepts hinzugekommen.
- In den letzten Jahren hat, gerade bezogen auf Weiterwirkungen von Traumata, die Erforschung der Epigenetik einen großen Aufschwung genommen. Demnach können Traumatisierungen und andere schwere Belastungen regelrecht vererbt werden. Das geschieht nicht durch Veränderungen an den Genen direkt, wohl aber hinsichtlich der Art, wie diese ein- und ausgeschaltet werden und wie dabei sehr komplexe Vorgänge zusammenwirken.[52]

---

[51] Näheres siehe Jürgen Müller-Hohagen (2001).
[52] Näheres siehe Natan Kellermann (2016), Fischer und Riedesser (2020), S. 184ff.

Schon jetzt sei gesagt: Dass Traumata über Generationen hinweg weiterwirken können, heißt aber nicht, sie würden sich einfach unverändert fortpflanzen wie eine Art Abziehbilder.

Eine psychoanalytische Erkundung

Gerade in der Psychoanalyse, insbesondere in den USA und Israel, hat es schon früh ausgedehnte Studien über Traumatisierungen und ihre Weiterwirkungen gegeben.[53]

An dieser Stelle führen wir als Beispiel ein Buch der israelischen Psychoanalytikerin Ilany Kogan an. Es trägt den bezeichnenden Titel *Hört ihr die Kinder weinen?* Berichtet wird von ihrer Arbeit mit Nachkommen von Shoah-Überlebenden. Im Mittelpunkt stehen tiefreichende Analysen, in denen sich allmählich und unter großen Schmerzen die verschlungenen Verknüpfungen zwischen den Generationen offenlegten. Als eine gemeinsame Linie zeigte sich, wie die Eltern blockiert gewesen waren in ihrer Zuwendung und wie die Kinder dies unbewusst spürten und auszugleichen versuchten.

> Sie machten das „in ihrem endlosen Bemühen, ihre traumatisierten Eltern zu verstehen und ihnen zu helfen, (…) indem sie die elterlichen Erlebnisse samt den Begleitaffekten im eigenen Leben nachzuvollziehen versuchen.“[54]

Wie das im Einzelnen vor sich geht und wie es das Leben der Nachkommen dominieren kann, liest sich in den Therapieberichten in beklemmender Dichte.

Das dabei hinter allem stehende Nicht-Verarbeitbare, die extreme Bedrohung, ist der Holocaust, der sich in das Kind als ein „Loch“ eingegraben hat,

---

[53] Besonders eindrucksvoll siehe Martin S. Bergmann, Milton E. Jucovy und Judith Kestenberg (1995).
[54] Kogan (1998), S. 246.

> „das einen Teil der verschwundenen Geschichte seiner Eltern repräsentiert, als eine bleibende Wunde in seiner Psyche oder als Kluft in seinem emotionalen Verstehen.“[55]

Daraus entstehen

> „unbewusste Phantasien des Kindes über die traumatische Vergangenheit der Eltern“,

und es entwickelt sich ein

> „drängendes Bedürfnis, diese Phantasien in seinem gegenwärtigen Leben zu agieren.“[56]

Es ist sehr wichtig festzuhalten: Hier handelt es sich um aktive Vorgänge im Kind, nicht um bloßes Geprägt-Werden. Das findet aber nicht in klar erkennbarer Form statt, vielmehr pfropft es sich insgesamt der Entwicklung und dem Handeln der Person auf. Das führt zu großen inneren und äußeren Verwirrungen.

Wenn dann aber in der gemeinsamen therapeutischen Arbeit diese unbewussten Nachvollzüge der elterlichen Traumata aufgeweicht werden können,

> „entsteht ein Augenblick der Stille, des Nachdenkens und der Entdeckung (…). Der verborgen gebliebene Schrei, der Affekt des Holocaust ist durchgebrochen! Vom stummen Schrei zu Beginn entwickelt sich im Verlauf des analytischen Prozesses, im fortwährenden intimen Dialog, eine verständliche Erzählung.“[57]

Ilany Kogan fasst es so zusammen:

---

[55] Ebda., S. 252.
[56] Ebda., S. 253.
[57] Ebda., S. 258.

„Die im vorliegenden Buch dargestellte Arbeit ist also ein Fortschreiten von der Deutung bruchstückhafter und abwehrender Nachvollzüge zu einem Bewusstsein der Realität des Traumas, das nun zu einem Bestandteil des Lebensstromes werden kann, mithin das Leben vollständiger macht."[58]

Kann es bei Kindern von heute tatsächlich noch solche Wirkungen geben?

Dass sich in der Generation der direkten Nachkommen große Belastungen ergeben haben, wie es Lilly Habelsberger und Alfred Ullrich stellvertretend für die Verfolgtenseite ausgedrückt haben, ist inzwischen weithin anerkannt. Ähnliches gilt auch mit Blick auf andere Hintergründe aus NS-Zeit und Krieg wie etwa Bombardierungen, Flucht und Vertreibung. Aber selbst noch die Enkel und Urenkel? Ist das nicht übertrieben? Und wie ließe sich das „beweisen"?

Wir sprachen von den feinen Antennen kleiner Kinder. Hier liegt nach unserer Erfahrung ein entscheidender Schlüssel in der Übertragung traumatischer Verstörungen. Auch wenn das Ereignis schon lange vergangen ist, so werden die Wellen der Beunruhigung zwar schwächer, aber trotzdem pflanzen sie sich fort. Dann aber denkt niemand mehr an mögliche Auswirkungen. Gerade dadurch kann paradoxerweise deren Macht wieder zunehmen.

Es ist völlig klar, dass sich solche Zusammenhänge nicht „hundertprozentig beweisen" lassen. Aber zumindest eine große Evidenz spricht immer wieder neu für solche Übermittlungen.

So hatte Jürgen schon vor Jahren mit einer Familie zu tun, bei der sich ein über Generationen hinweg verlaufendes Muster zeigte: Die männlichen Mitglieder verschwanden „irgendwie". Das fiel aber erst in der Beratungssituation auf. Die Ursache war dann sehr deut-

---

[58] Ebda., S. 259.

lich: Der Urgroßvater, ein prominenter NS-Gegner und im KZ umgebracht, stand als idealisierte Hintergrundfigur über der Familie, und das ließ keinen Raum mehr für die realen Männer. So ging es inzwischen bis in die vierte Generation. Natürlich waren sie deshalb nicht allesamt als traumatisiert anzusehen, aber ein durch das Trauma der Verfolgung erzeugtes Muster hatte sich offensichtlich in die Nachkommenschaft eingraviert.

Da solche Muster oft schwer erkennbar sind, wirken sie sich unter Umständen besonders nachteilig aus – und setzen damit indirekt die ursprünglichen Traumata fort. Damit sie überwunden werden können, müssen sie erst einmal überhaupt für möglich gehalten werden.

Ein integratives Modell der Traumaübertragung

Wo stehen wir heute in der Forschung über Traumata und ihre möglichen Weiterwirkungen? Jemand, der sich damit seit vielen Jahren praktisch und theoretisch befasst hat, ist der israelische Psychologe Natan Kellermann. Lange Zeit war er tätig bei *Amcha* in Jerusalem, der Organisation für die psychosoziale Unterstützung von Holocaust-Überlebenden und ihren Nachkommen. Er ist ein international anerkannter Fachmann für diese Fragen.

In einem Artikel von 2019 gibt er einen Überblick zur weltweit schon siebzig Jahre andauernden Forschung auf diesem Gebiet. Er entwickelte daraus ein integratives Modell der Traumaübertragung. Der vorliegende Überblick zur einschlägigen Literatur lege nahe,

> „dass Traumatisierung in der ersten Generation tatsächlich ein Risikofaktor für unerwünschte Langzeitfolgen in der zweiten Generation sein kann.“[59]

Zugleich aber betont Kellermann, dass die Risikofaktoren multideterminiert seien.

[59] Nathan Kellermann (2019), S. 29.

> „Eine Reihe von Vulnerabilitäts- und Resilienzfaktoren, Umweltbelastungen (und -begünstigungen), die psychologische Ausstattung und die subjektive Einschätzung des traumatischen Ereignisses werden den Prozess der Traumaübertragung beeinflussen.“[60]

Lebens- und Entwicklungsbedingungen vor der Traumatisierung spielen eine große Rolle, sodann die speziellen Traumaerfahrungen, als nächstes die daran anschließenden Verarbeitungsmöglichkeiten. Was davon an die Kinder weitergegeben wird, ist individuell sehr unterschiedlich – und was die Nachkommen davon aufnehmen. Es handelt sich also um ein äußerst komplexes Geflecht. Kellermann schließt mit den Worten:

> „If survival is the name of the game of evolution, the post-war generation of Holocaust survivors and their offspring became masters in it. It has become part of their very nature and, as such, it will probably be passed on also to future generations.“[61]
>
> („Wenn Überleben der Name des Spiels der Evolution ist, dann wurden die Nachkriegsgeneration der Holocaust-Überlebenden und ihre Nachkommen zu Meistern darin. Das ist zu einem Teil ihres Wesens geworden, und als solches wird es wahrscheinlich auch an künftige Generationen weitergegeben werden.“)

Eine notwendige Erweiterung: Übermittlung von Gewalt und Schuld

Im Bericht über Markus zeigte sich eindringlich die mögliche Macht von transgenerationalen Einflüssen. Aber um was handelte es sich dabei im Einzelnen?

---

[60] Ebda.
[61] Ebda., S. 30.

Das konnte damals nicht vollständig aufgeklärt werden. Alle Beteiligten waren außerordentlich erleichtert über die nachhaltigen positiven Wirkungen bei dem Jungen. Von daher hat Jürgen die Familie nicht zu weiteren Nachforschungen über den Großvater angeregt. Die Tabuschranke Mitte der 1980er Jahre war schon reichlich durchbrochen. Aber bereits damals fragte er sich:

Warum genau hat sich der Großvater umgebracht? War es übermäßiges Leiden? Woran? Wurde er mit seinen Erlebnissen als Soldat nicht fertig? Mit seiner Angst und all den tödlichen Bedrohungen? Oder dass er auf Feinde geschossen hatte? Auf Menschen also. Oder war er NS-Täter im engeren Sinne geworden und konnte die damit verbundene Schuld nicht mehr aushalten? Oder hatte er Gräueltaten mit angesehen, davon gehört? Vielleicht den Impuls gehabt, etwas dagegen zu tun, es aber nicht gemacht? Hatte er jemandem Hilfe verweigert und warf sich das vor? Hatte er gegen sein Gewissen verstoßen? Oder merkte er nach seiner Rückkehr, wie sehr er verändert war in sich selbst und nach außen hin, wie entfremdet der Familie, der Umgebung, seiner Herkunft?

Das sind Fragen, die viele NS-Nachgeborene[62] bis heute umtreiben, wenn sie sich mit ihren Vorfahren befassen und nach transgenerationalen Weiterwirkungen fragen. Welches Gewicht hatten Traumatisierungen? Wie weit aber spielten Täterschaft, Schuld, NS-Begeisterung mit hinein? Ist auch davon etwas auf sie übergekommen?

Was Markus betrifft, so gibt es durchaus Hinweise auf einen möglichen transgenerationalen Gewaltzusammenhang. Er selber war nämlich erheblich aggressiv oder sogar gewalttätig, dies nicht nur gegen sich selbst in seinen Selbstmordattacken, sondern direkt auch ausgeübt gegen den jüngeren Bruder. Das überstieg eine „normale“ Geschwisterrivalität erheblich. Doch dann, als der Bann über der Geschichte des Großvaters gelüftet war, löste sich auch dieses große

---

[62] Als NS-Nachgeborene bezeichnen wir die nachfolgenden Generationen der seinerzeitigen „Volksgenossen“, wie die „arischen“ und folgsamen Deutschen im NS-Reich hießen.

Problem weitgehend auf! Also war dieser mögliche Gewaltzusammenhang wohl indirekt mitangesprochen worden. Demnach wäre in dieser Familie eventuell nicht nur Traumatisches über die Generationen hinweg übertragen worden.

Das hier angesprochene Verschweigen, Verleugnen, Verdrängen von Gewalthintergründen ist typisch. Von den vielen Familien von NS-Nachgeborenen jedenfalls, mit denen Jürgen an generationenübergreifenden Wirkungen aus NS-Zeit und Krieg gearbeitet hat, ist ihm kaum eine erinnerlich, bei der nicht solche Fragen zumindest im Raum standen, selten allerdings wirklich besprechbar.

Man kann dafür Verständnis haben: Wer will sich schon sagen lassen oder sich selbst eingestehen, etwas von der NS-Gewalt der Vorfahren in sich zu tragen? Doch mit dieser „Schonhaltung“ ist ein Leben in der Lüge verbunden. Das hat oft auf die Nachkommen übergegriffen. Sie wuchsen im Nebel auf. Eine Stimmung des „Opfer“-Seins breitete sich aus bis hin zu einer regelrechten Täter-„Opfer“-Umkehrung. Hier liegt der entscheidende Grund, warum wir, wie im vorhergehenden Kapitel ausgeführt, das Wort „Opfer“ möglichst nicht verwenden.

Die entscheidenden Gründe für diese Vermeidungshaltung liegen in der Monstrosität der Verbrechen sowie in deren gesellschaftsweiter Leugnung nach 1945, insbesondere wenn das individuell fassbar werden könnte.

So kommt es, dass in der Rede von transgenerationalen Weiterwirkungen praktisch immer nur damals Traumatisierte gemeint sind, etwa bei Flucht und Vertreibung. Kommt trotzdem Täterschaft in den Blick, ist manchmal schon von einem „Trauma der Schuld“ die Rede gewesen. Das lehnen wir strikt ab, sehen es als weitere Verleugnungsstrategie.

Ähnlich fassen wir es auf, wenn Nachkommen von NS-Täter:innen ausschließlich ihre – unbestrittene – Belastung durch dieses Erbe hervorheben und das als Traumatisierung bezeichnen, statt zugleich einen selbstkritischen Blick auch auf mögliche Kontinuitätslinien in Richtung Gewalt zu lenken.

Das ist allerdings nicht nur eine Aufforderung an die davon direkt „Betroffenen". Jürgen hat im Laufe der Jahre verschiedene Nachgeborene von massiven und dabei auch von „prominenten" NS-Gewalttätern kennengelernt. Er hat großen Respekt vor solchen Nachkommen, sofern sie wirklich in die Auseinandersetzung mit diesem monströsen Erbe gehen und dabei den Bereich von möglicherweise weitergetragener Gewalt nicht ausklammern.

In der therapeutischen Arbeit mit entsprechenden Klient:innen zeigte sich wiederholt, wie sehr ihnen aber eine entsprechende selbstkritische Einstellung in der weiteren Öffentlichkeit fehlt. Solange das so wenig ausgeprägt ist wie bisher noch – jedenfalls wenn es konkret werden könnte –, sind in Deutschland transgenerationale Weitergaben oft ein Thema mit Schlagseite.

Im Jahr 2006 hat Jürgen auf einer Tagung ein Konzept vorgestellt, das dort auf sehr polarisierte Aufmerksamkeit traf: Unter NS-Nachgeborenen könne es nicht nur Übermittlungen von Trauma, sondern auch von Täterhaftigkeit geben.[63] Letzteres Wort elektrisierte. Während ein hochrangiger Experte meinte, dieses Wort gebe es doch gar nicht, reagierte der zuvor genannte Natan Kellermann äußerst angetan. In der Folge entwickelte sich ein weiterer Austausch mit ihm. Dabei meinte er, der sich intensiv mit epigenetischen Folgen bei Nachkommen von Shoah-Überlebenden befasst hat, es gebe erste Hinweise aus Untersuchungen, dass so etwas auch in Bezug auf Übermittlungen von Gewalt vorliegen könne.

In diesem Sinne lässt sich sein zuvor zitiertes integratives Modell der Traumaübertragung bei NS-Verfolgten entsprechend auch auf Nachgeborene der Mehrheitsgesellschaft adaptieren. Dafür müssen dann neben Traumamomenten auch Gewalt- und Schuldanteile gesehen werden, und zwar mit Blick auf die Vorfahren wie auf die Nachkommen. Das alles ist nicht zu verstehen als eine blinde Prägung, vielmehr kommt es entscheidend darauf an, wie die Nachge-

---

[63] Jürgen Müller-Hohagen (2008).

borenen mit alldem umgehen, und zwar aktiv in ihrer eigenen inneren und äußeren Welt. Hier liegen unsere Möglichkeiten, unsere Verantwortung.

In dieser Richtung gibt es wichtige Veröffentlichungen, etwa von Niklas Frank[64], Sohn des seinerzeitigen Generalgouverneurs im unterworfenen Polen, oder von Alexandra Senfft[65], Enkelin von Hanns Ludin, der als deutscher Gesandter in der abhängigen Slowakei die Deportation von 60000 Juden mitverantwortete.

Insgesamt möchten wir auf die strukturelle Lügenhaftigkeit hinweisen, die sich beim Reden über transgenerationale Traumaweitergaben dann einschleicht, wenn die Gewalt- und Schulddimensionen ausgeklammert werden.

Solche Ausblendungen finden sich zum Beispiel in Vortrags- oder Tagungsankündigungen und Klappentexten von Büchern, in denen voll Bewegtheit die Rede ist vom „unermesslichen Leid und den Generationen übergreifenden Traumatisierungen unserer Vorfahren“, ohne aber mögliche Verbrechensbezüge auf deren Seite wenigstens anzudeuten.

Hier liegen die Gründe für unseren kritischen Blick auf das immer inflationärer verwendete Konzept von den Traumaübermittlungen in der deutschen Bevölkerung. Es ist die Einseitigkeit, die uns stört.

Deshalb betonen wir abschließend: Den Horizont für all diese Erörterungen bildet das, was die Überlebenden berichtet haben. In Büchern wie Primo Levis *Ist das ein Mensch?* lässt sich davon einiges erfahren. Wie sah auch nur ein einziger Tag in Auschwitz aus? Oder in Dachau? Und was hat das für das Leben ihrer Nachkommen mit sich gebracht? Wieweit könnte das in der breiten Öffentlichkeit noch mehr gesehen werden?

---

[64] Niklas Frank (1986, 2005).

[65] Siehe Alexandra Senfft (2007, 2016) sowie www.youtube.com/watch?v=-Xp9-AUZ8oI.

Trauma und gestörte Beziehungen

Jede Störung im körperlichen oder seelischen Befinden kann sich auf das Beziehungsleben auswirken. Ein Mensch mit Zahnschmerzen ist für seine Umwelt keine Wohltat. Erst recht sind zum Beispiel Zwangsstörungen oder Depressionen nicht ohne Folgen für die zwischenmenschlichen Beziehungen.

Ähnliches gilt allgemein auch bei Traumatisierungen. Sofern diese auf Gewalt zurückgehen, wird die Vertrauensbasis erst recht erschüttert.[66]

Wie wir im Folgenden zeigen, kommt es dabei immer wieder zu Abläufen innerhalb von Beziehungen, als würden Naturgewalten wirken, eine Lawine unerwartet niedergehen, ein Tsunami am friedlichen Strand alles mit sich reißen. So etwas ruht vielleicht – bis dann ein verhängnisvolles Stichwort fällt.

Beziehungsabbrüche

Herr E. kann als attraktiver Mann bezeichnet werden, gutaussehend, intelligent, interessanter Beruf, gewinnende Umgangsformen. Und doch hat sich bei ihm erst in fortgeschrittenem Lebensalter und nach langer und intensiver Therapiearbeit eine festere Beziehung mit einer Frau entwickelt. Ein machtvolles Muster war ihm allmählich deutlich geworden: Nach einer Phase erster Verliebtheit brach regelmäßig sein Gefühlsbezug radikal ab. Am liebsten hätte er alles sofort zusammengeschlagen, beherrschte sich, suchte die Beziehung zu erhalten – vergebens.

Lange Zeit hatte er den Hauptgrund an der jeweiligen Frau festgemacht. Erst allmählich wurde ihm Schritt für Schritt klar: Das Entscheidende lag in ihm.

---

[66] Siehe hierzu u.a. Michaela Huber (2003a), Judith Herman (2018), Luise Reddemann (2016), Andreas Bachhofen (2012).

Diese Einsicht verdankte sich einer langen Reise nach innen und in seine frühe Zeit. In deren Verlauf konnte Herr E. konkret zu verstehen beginnen, dass dieses machtvolle Muster mit massiven Traumatisierungen während seines frühen Lebens zusammenhing, von denen er dunkel etwas geahnt hatte, es aber jetzt erst genauer zu fassen bekam. Ganz offensichtlich hatte es sich um rituelle Gewalt gehandelt, ausgeübt durch Kumpane des Vaters.

In seinen Beziehungen hatte er den Partnerinnen nicht direkt etwas von dem seinerzeit selbst Erlittenen zugefügt. Das Entscheidende lief nicht zwischen ihnen ab, sondern innerlich. In ihm brach die Bezogenheit ab, und zwar so radikal, dass es keine Möglichkeit zur Wiederherstellung mehr gab.

Allmählich wurde ihm dann in der Therapie nachvollziehbar, wie sehr dieses Muster zugleich einen Schutz bedeutete. Lieber einsam und enttäuscht bleiben als in einer hoffnungsvollen Beziehung irgendwann doch noch einen Absturz erleben. Solche untergründigen Befürchtungen finden sich häufig, doch hier war das extrem. Es drohte ein Verlust von Vertrauen überhaupt, nach außen und nach innen. Das wurde jetzt Millimeter für Millimeter deutlich.

Allmählich konnte Herr E. in der therapeutischen Begleitung den Folgen der erlittenen Gewalt begegnen. Er merkte, wie abgetrennt das bisher gewesen war. Das änderte sich allmählich. Am besten ging dabei der therapeutische Kontakt über Mails. Sich von Angesicht zu Angesicht gegenüberzusitzen, triggerte dagegen unbewusst wohl immer noch einiges des traumatisch Erlittenen und ließ seine Kontrolliertheit steigen.

Zugleich entdeckte er verborgene Orte, in die seine Seele sich geflüchtet hatte. Jetzt konnten sie sich allmählich öffnen. Erst das ermöglichte ihm in der Gegenwart einen veränderten Zugang zu sich selbst und in der Partnerschaft. Es war bewegend, dies zu mitzuerleben. Jetzt war er es, der auch aus der Tiefe heraus sein Leben gestaltete, nicht mehr nur in äußerlich unauffälliger Angepasstheit. Mehr und mehr konnte er das Hin und Her und die vielen Facetten von Beziehung entdecken.

Langzeitfolgen des Krieges

Folgendes Beispiel verdeutlicht, wie traumatische Erfahrungen aus früher Zeit in „normalen“ Alltag einbrechen können und wie schwer dieser Zusammenhang oft zu erkennen ist.

Im Anschluss an einen Vortrag von Jürgen über Langzeitnachwirkungen von Kriegserfahrungen bat eine Zuhörerin ihn um eine Einschätzung. Ihr derzeitiges Hauptproblem liege darin, dass sie von den anderen Parteien ihres Mietshauses gemobbt würde durch überlautes Abspielen von Musik. Wie könne es denn sein, dass die alle so gegen sie seien? Sie habe ihnen doch nichts getan, sondern nur wiederholt und höflich gebeten, die Lautstärke herunterzupegeln. Statt darauf einzugehen, sei es immer schlimmer geworden.

Frau B. schickte Jürgen später eine Autobiografie, durch die sich der Eindruck aus dem Gespräch noch verstärkte, dass es sich um eine sehr differenzierte, sicherlich etwas sensible, aber keineswegs mit dem Kopf durch die Wand gehende Frau handelte. Wieso also diese Schwierigkeiten? Was lag an ihr, was an den anderen?

Ein möglicher Schlüssel fand sich in einer Mail: Sie sei in ihren ersten Lebensjahren mehrfach schweren Bombenangriffen ausgesetzt gewesen, könne sich daran nicht erinnern, aber jetzt frage sie, ob da vielleicht ein Zusammenhang bestehe? Es seien ja gerade die tiefen Frequenzen der Musikstücke, von denen sie sich terrorisiert fühlte. Jürgen bejahte dies als eine plausible Annahme und bot an, dass sie bei seinem nächsten Aufenthalt in jener Stadt darüber etwas näher sprechen könnten. Das sollte nicht in einem therapeutischen Kontext stehen, wohl aber waren Jürgens entsprechende Erfahrungen willkommen.

Schon die Suche nach einer passenden Gaststätte in Bahnhofsnähe gestaltete sich schwierig. Frau B., die Ortskundige, wirkte ziemlich durcheinander. Schließlich traf Jürgen die Entscheidung für Lokal und passenden Tisch. Der Kellner brachte die Karte, wartete geduldig auf die Bestellung. Schließlich richtete Frau B. die Frage an ihn: „Was ist ein Carpaccio?“ Von einer Sekunde auf die andere verwandelte sich die Stimmung des Kellners, und pampig rotzte er eine Antwort hin. Erst dadurch registrierte Jürgen: Ja, sie hatte etwas spitz gefragt. Aber das war doch aus Unsicherheit. Wieso reagierte der Mann so heftig?

Jürgens Interesse an dieser Szene war geweckt, und fortan beobachtete er das weitere Verhalten des Kellners. Eine Aushilfe? Übermüdet? Nein, vielmehr ein Profi, der umsichtig seiner Arbeit nachging. Natürlich schloss das einen Anteil auf seiner Seite nicht aus, doch hauptsächlich muss es dieser spitze, in seinem Empfinden irgendwie auf ihn losschießende Ton gewesen sein.

Im Verlauf des einstündigen Gesprächs zeigte sich, wie aufgewühlt Frau B. war. Es ging um ihre offensichtliche Beeinträchtigung durch die wiederholten Bombenangriffe in der Kindheit. Dass diese Thematik zur Sprache kommen sollte, war wohl der Grund für ihre auffällige Unsicherheit am Anfang. Handelte es sich dabei tatsächlich um eine Traumatisierung, wie sie mittlerweile meinte? Für Jürgen wurde jene kleine, aber heftige Szene mit dem Ober zu einem Schlüssel. Offensichtlich hatte sie sich da in ihrer Unsicherheit, ohne das aber bewusst zu registrieren, in einer Art von Kriegssituation befunden. Unbewusst war ein Film in ihr abgelaufen, und etwas in ihr griff zu diesem spitzen Ton. Vielleicht so wie sie als Kleinkind geschrien hat? Dann aber war es für ihr Gegenüber, den Kellner, unmöglich, dies als einen Hilferuf zu registrieren. Im Gegenteil fühlte er sich offensichtlich angegriffen. Was für ein heftiger Schlagabtausch innerhalb von Sekunden!

Es war in der Kürze der Zeit und angesichts des Ortes nicht möglich, diese Szene näher zu besprechen. Doch auch so beruhigte sich die Stimmung. Am Ende konnte Frau B. sagen: „Ich danke Ihnen. Ohne den Austausch mit Ihnen wäre ich nie auf den eigentlich naheliegenden Zusammenhang zwischen dem Bombenkrieg und meiner Empfindlichkeit gegenüber Brummtönen gekommen. Das ist schon seltsam. Schauen wir mal, vielleicht wird es jetzt, nachdem ich umgezogen bin, nicht wieder so schwierig."

Der zentrale Punkt in diesem Bericht ist für uns jene Szene zwischen Frau B. und dem Kellner. Wieder und wieder konnten wir Ähnliches beobachten, nicht nur in Therapien, sondern auch im schulischen Kontext oder im Alltag. Da treten in Kontakten plötzliche Stimmungsumschwünge auf, die aus der Situation nicht ableitbar sind. Es kommt zu aggressiven Ausbrüchen bei Menschen, die kurz zuvor noch völlig friedlich gestimmt waren. Natürlich kann das viele Gründe haben. An dieser Stelle aber möchten wir auf mögliche traumatische Hintergründe hinweisen. Daran zu denken, so etwas also für möglich zu halten, wirkt unter Umständen sehr deeskalierend.

Und es kann auch noch einer schon länger laufenden Therapie eine neue, eine sehr wichtige Wendung geben, wie sich am nächsten Beispiel zeigt.

Die warme Decke als ein Schlüsselthema

Frau G., Mitte vierzig, eine Klientin von Jürgen, befand sich beruflich in einer schwierigen Phase. Die Veränderungsprozesse in ihrer Firma liefen allzu schnell. Das jedenfalls sah sie als Hauptgrund ihrer Probleme und legte voll Ärger über den Chef eine „Nachtschicht" nach der anderen vor dem Computer ein. Auf die wiederholte Frage, ob nicht ihr äußerst skrupulöses Über-Ich aus den real gegebenen Schwierigkeiten etwas Unlösbares machte, nickte sie, dankte für den Hinweis – und setzte die Nachtarbeit fort.

In ihrer emotional sehr kargen Kindheit hatte sie gelernt, die Belange anderer unbedingt über die eigenen zu stellen bzw. die eigenen am besten so weit wie möglich zu eliminieren. Dass sie überhaupt Ärger auf den Chef empfand, war schon ein Fortschritt.

Eines Tages rief sie zwischen den Terminen in voller Aufregung an. Gestern Abend hatte sie sich mit einer guten Freundin zum Essen verabredet, meinte ausspannen zu wollen, überschüttete anscheinend aber ihr Gegenüber mit ihrem ganzen Schreckensszenario. Sie sei da schon wie von Sinnen gewesen, hätte aber irgendwie auch noch neben sich stehen und sich zuschauen können. Die Freundin versuchte, hilfreich zu sein und die vielen Knoten ein wenig zu entwirren. Das aber hätte Frau G. erst recht aus der Fassung gebracht.

War denn die Freundin so viel kompetenter? Sie hätte einen Weinanfall bekommen und sofort im Anschluss die Freundin heftig beschimpft. Dann sei diese unvermittelt aufgestanden, hätte bezahlt und sei ohne ein Wort verschwunden. Frau G. wankte nach Hause, fühlte sich beschämt wie selten zuvor. Zu ihrem beruflichen Desaster war jetzt auch noch gekommen, dass die Freundin es nicht mehr mit ihr aushielt. In ihrer Wohnung angelangt, war zum Glück ihr Partner noch wach, und er schaffte es irgendwie, dass sie sich beruhigen und einschlafen konnte.

Angesichts dieser Schilderung, die sie dank ihres beobachtenden Teils sehr differenziert abgeben konnte, kam Jürgen erstmals die Idee, Frau G. nicht nur als seelisch vernachlässigt, sondern im engeren Sinne als traumatisiert anzusehen.

Wieso dachte Jürgen hier an Trauma? Die Freundin hatte nichts „Falsches" gemacht, hatte sich vielmehr sehr bemüht. Aber Frau G.s Reaktionen zeigten, dass sie etwas ganz Anderes benötigt hätte, ohne es jedoch sagen zu können. Hier kam Jürgen der Einfall, sie hätte etwas gebraucht, das, verglichen mit einem Unfall, in einer warmen Decke bestanden hätte, einem ganz basalen Schutz, einem Gehalten-Sein. Das aber hätte sie niemals von der Freundin direkt erbitten können. Es war ihr ja selbst völlig unzugänglich. Die Freundin hätte es erspüren müssen, aber wie? Doch jetzt, in der anschließenden Therapiestunde, stimmte Frau G. mit großer Erleichterung zu. „Ja, so war es. Wenn sie mir doch einfach nur übers Haar gestrichen hätte. Das hätte ich so, so sehr gebraucht."

Ihre verzweifelte Reaktion als traumabezogen zu begreifen, das wurde im weiteren Verlauf ein entscheidender Schlüssel zu den wirklichen Verhältnissen hinter ihrem überangepassten Äußeren.

Mehr noch: Erst im Anschluss an das so Erarbeitete bekam sie Zugang zu tatsächlich im engeren Sinne traumatischen Erlebnissen, die bis dahin aus dem Bewusstsein ausgeklammert gewesen waren. „Ganz offensichtlich sind Sie traumatisiert worden", dieser Satz eröffnete nun für sie einen Raum für bisher dunkel gebliebene frühe Erfahrungen.

Schlussfolgerungen

An den Stellen, wo traumatische Hintergründe besonders wirksam sind, verengt sich unser Bezug zu unserem jeweiligen Gegenüber dramatisch. Es ist wie ein Tunnelblick. Wir bemerken aber diese radikale Veränderung nicht, sehen die Ursachen vielmehr beim Gegenüber. Natürlich kann das auch bei verstörenden Lebenshintergründen der Fall sein, doch im Fall von Traumatisierungen ist das noch radikaler.

Die andere Seite fühlt sich dann aus der Kommunikation hinausgeworfen, ohne jedoch einen plausiblen Grund zu erkennen. So etwas verwirrt. Die einen reagieren darauf aggressiv wie der Kellner. Andere suchen ihr Heil in der Flucht wie die Freundin von Frau G. Wieder andere halten lange Zeit still aus, was offensichtlich mehrere Partnerinnen von Herrn E. getan hatten.

Das nun sind genau die Grundmuster, wie wir sie als Reaktionen auf traumatisierende Einwirkungen kennen: Kampf, Flucht, Erstarrung. Der Traumamodus ergreift die Beziehungen, zieht sie in seinen Bann. Auch das Gegenüber ist von einem Moment auf den anderen massiv verändert, ist nicht mehr „er oder sie selber".

Zugleich spielt es natürlich eine entscheidende Rolle, in welche inneren Verhältnisse beim anderen sich dieser Modus einklinkt. Hochdramatisch wird es, wenn Schloss und Schlüssel allzu „gut" ineinanderpassen. So hatte vielleicht die Freundin von Frau G. eine Mutter, die sie mit Wehklagen zu überschütten pflegte. Und einige der früheren Mitbewohner:innen von Frau F. mögen zum Beispiel von ihrer Arbeit so genervt gewesen sein, dass sie nun wirklich nicht auch noch in ihrem Haus auf eine Frau Rücksicht nehmen wollten, die sich unangenehm aufzuführen schien wie Chef oder Chefin. Dabei hatte Frau F. nach ihrer Wahrnehmung doch „nur" freundlich gefragt. Aber mit welchen Untertönen?

Im Zusammenhang unseres ganzen Buches ist bei alledem entscheidend: Dialog bricht zusammen, Dialog nach außen und nach innen. Trauma trennt. Das kann noch weit ins Umfeld diffundieren.

Grund sind das Unaushaltbare in den Traumatisierungen und das dahinter befindliche Böse der gewalttätigen Verursachung. Sie können solch eine enorme Aura des Unheimlichen transportieren, dass die Erschütterung auch noch in größerer Entfernung wirkt.

Doch nicht zu vergessen: In allen drei Beispielen wurden Wege sichtbar, die vielleicht aus dem Desaster führten.

Wie aber kommen wir überhaupt auf die Idee, hier könne etwas Traumatisches vorliegen? Nicht ein vordergründig klagendes „Ich bin ja so traumatisiert“, sondern etwas Unsagbares und darum so Wirksames?

Um diese Frage geht es im folgenden Kapitel.

Erkennen, dass Trauma vorliegt

Wie können Menschen überhaupt auf den Gedanken kommen, bei ihnen liege ein Trauma vor? Das ist komplexer und widersprüchlicher, als es auf den ersten Blick erscheint. Beispielhaft stellt Ingeborg dies im Folgenden anhand eigener Lebenserfahrungen dar.

Später Zugang

Als Jürgen und ich uns etwas näher kennenlernten, habe ich ihm unter anderem auch von meinen „Erlebnissen“ im Krieg und während der Zeit danach erzählt. Dann aber spielten diese erst einmal keine Rolle mehr zwischen uns.

Einige Jahre später, wir waren mittlerweile verheiratet und nach Dachau umgezogen, kam das Gespräch „zufällig“ wieder auf diese „Erlebnisse“. Das muss 1983 gewesen sein.

Jürgen rief aus: „Das hab ich ja ganz vergessen. Das ist ja völlig erschreckend. Das ist doch Trauma bei Dir! Wie konnte ich das nur vergessen?“

Dies wiederum war für mich ein Schock. Jürgen nannte mein Erleben „Trauma“. Das war neu und überraschend für mich. Auch ein wenig unheimlich. Bin ich krank? Was bedeutet das für mein Leben? Wieso ist mir das nicht früher klar geworden?

Seitdem habe ich mich mit meinen Erfahrungen näher unter der Überschrift von Trauma befasst. Ich frage mich noch heute, warum sie weder in der Selbsterfahrungs- noch in der Therapiegruppe, an denen ich jahrelang teilgenommen hatte, zur Sprache gekommen sind. Habe ich sie verschwiegen? Vergessen? War dafür kein Raum vorhanden?

I. Sequentielle Traumatisierung

Der deutsche Arzt Hans Keilson hat diesen Begriff geprägt.[67] Er meint damit eine Form der Traumatisierung, die sich aus einer ganzen Abfolge von bedrohlichen Erfahrungen ergibt.

Dresden

Es war die Nacht vom 13. auf den 14. Februar 1945. Dresden wurde von den Alliierten bombardiert. Ich war sechs Jahre alt. Im Keller saßen alle Bewohner unseres Hauses Wilhelm-Busch-Str. 10. Das waren fast ausschließlich Frauen und Kinder, die Männer waren im Krieg. Wir saßen auf Holzbänken, hörten das Getöse von draußen – Flugzeuge, Einschläge. Es wurde kaum gesprochen. Meine Mutter hielt meinen zweijährigen Bruder im Arm. Angst stand im Raum. Alle schauten sich ängstlich an, sprachen hilflos. Da hörten wir Schritte die Kellertreppe herab sich nähern. Es war ein alter Mann aus der Nachbarschaft. „Ihr müsst hier schnell raus! Eine Brandbombe hat euer Haus getroffen. Es brennt von oben runter!"

In den nächsten Jahren hatte ich fast täglich Albträume, bis ins Erwachsenenalter hinein. Ich war wohl traumatisiert, aber das wusste ich damals nicht!

Flucht auf das Schiff

„Wir müssen aus der Stadt. Ich versuche, mit euch nach Lichtenhain zu fliehen. In die Sächsische Schweiz zur Familie von Papa."

Irgendwann kurz nach der Bombardierung von Dresden zogen wir, mein zweijähriger Bruder im Kinderwagen, meine Mutter und ich, bepackt mit dem Nötigsten, quer durch Dresden. Alles war zerstört, Trümmer lagen auf den Straßen. Häuser gab es nicht mehr. Weinende Menschen liefen durch die Stadt, suchten nach Angehörigen. Viele Leichen, viel Schutt. Nach einer Rast auf den Trümmern der Frauenkirche kamen wir zur Elbe. Da war die Hölle los! Viele,

[67] Siehe auch Kapitel *Trauma und verstörende Lebenserfahrungen.*

viele Menschen wollten mit dem Schiff aus Dresden flüchten. In der großen Menschenmasse vor der Anlegestelle wurden wir fast getrennt. Menschen schubsten und traten nach mir. Alle waren in Panik.

Es gelang uns trotz allem, mit dem Schiff nach Bad Schandau zu kommen. Von dort ging es mit der Straßenbahn bis zum Lichtenhainer Wasserfall. Und dann mussten wir einen steilen Weg in Richtung Lichtenhain nehmen, das weit oben auf dem Berg liegt. Wie sollten wir das nur hinbekommen? Mit dem Kinderwagen? Wir schafften es. Meine Großmutter empfing uns mit offenen Armen. „Wir hatten solche Angst, euch niemals wiederzusehen. Verbrannte Geldscheine hat der Wind von Dresden bis zu uns getragen!" Großmutter, zwei Tanten und ein Onkel nahmen uns liebevoll auf. Sie gaben uns Geborgenheit.

In der Scheune

In den so beruhigten Aufenthalt bei den Verwandten schrillte die Botschaft: „Die Russen kommen!" Boten liefen von Haus zu Haus. Sie forderten zur Flucht in die Berge auf. Nach einer Nacht im Freien fanden wir alle, das ganze Dorf, Zuflucht in einer Scheune. Sie war voll mit Heu, sehr geräumig. Wir ruhten uns aus. Da erklang ein Schreien vom Eingang der Scheune: „Frauen, versteckt euch! Die Russen kommen! Sie holen euch!" Die jungen Frauen versteckten sich im Heu. So auch meine beiden Tanten und die Cousine. Mehrere Männer in Uniform stürmten in die Scheune. „Frauen, Frauen!" Mit Mistgabeln stocherten sie im Heu. Ich hatte große Angst. Meine Mutter flüsterte mir ins Ohr: „Schrei so laut du kannst!" Meine Mutter hatte Panik. Ich begann aus vollem Hals zu schreien. Mein Bruder schrie mit. Auch alle Kinder in der Scheune. Die Männer in den Uniformen schrien auch. Sie wollten die Kinder stoppen. Es ging nicht. Sie stürzten zum Scheunenausgang. Schnell, wütend. Ein Aufatmen ging durch die Scheune. Das war knapp! Jahrelang habe ich davon geträumt – Albträume.

An der Grenze

1949 erreichte uns die Nachricht, dass mein Vater aus englischer Kriegsgefangenschaft nach Düsseldorf entlassen worden war. Das geschah nach seinem Wunsch. Er hatte dort nämlich eine Stelle in der Girozentrale angeboten bekommen.

Meine Mutter mit uns Kindern im Osten – mein Vater im Westen. Wir warteten sehnlichst auf die Wiedervereinigung Deutschlands. Bis 1950. Dann war die Geduld zu Ende. Mein Vater drängte. Meine Mutter beantragte bei den DDR-Behörden eine Reiseerlaubnis zu angeblichen Großeltern (in Wahrheit ein Kollege meines Vaters mit seiner Frau). Sie bekam diese für sich und <u>ein</u> Kind. Meine Mutter besorgte sich eine Schreibmaschine mit den Schrifttypen der Reiseerlaubnis und fälschte sie:

1 Kind (weiblich)
1 Kind (männlich)

Ich wusste davon, ich war zwölf Jahre alt. Ich hatte fürchterliche Angst.

Es war an der Grenze in Berlin. Der Grenzpolizist runzelte die Stirn: „So eine Reiseerlaubnis habe ich noch nicht gesehen!“ Misstrauisch guckte er uns an. Mein Herz schlug. Meine Mutter schwieg. Mein Bruder, acht Jahre alt, fragte: „Was ist denn los?“ Der Polizist winkte mit der Hand. Er ging weiter.

Goldener Westen

Das große Glück, mit Vater, Mutter und Bruder wieder zusammen zu sein, wurde doch sehr überdeckt von verschiedenen Begebenheiten, zum Beispiel am Gymnasium. Meine junge, fesche Deutschlehrerin, die ich doch so toll fand, sagte nach ein paar Tagen vor der ganzen Klasse: „Du machst den Mund erst wieder auf, wenn du Deutsch sprechen kannst!“ Ist Sächsisch denn kein Deutsch? Dieser Satz war ein Schock für mich und erzürnt mich bis heute. Mich machte Schule wütend. Ich war empört und schwor mir: „Euch werde ich es zeigen!“

Meine Eltern fingen mich auf. Abendliche Gespräche gaben mir Geborgenheit, Sicherheit, heimatliche Gefühle.

II. Sequentielles Trauma – Verarbeiten und Erkennen

Meine sequentiellen Erlebnisse habe ich auch nur sequentiell bearbeiten können.

Grundlagen

Ich bin dankbar, dass ich jeweils nach traumatischen oder sonstwie schwierigen Begebenheiten aufgefangen wurde. Im Keller in Dresden war es meine Mutter, die mir durch ihre Haltung signalisierte, dass wir das überleben können. Nach der Flucht in die Sächsische Schweiz waren es die Großmutter und meine Tanten, die mir zusätzliche Geborgenheit und Heimat gaben. Dann, während schwieriger Jahre wieder in Dresden, war meine Mutter bis tief in die Nacht tätig, um uns durch Heimarbeit das Überleben zu sichern. An der Grenze der DDR in Berlin war sie es, die den Polizeibeamten durch ihr Schweigen verunsicherte. Und im Westen hat mir mein Vater mit seiner Tatkraft, seiner Klarheit und Zugewandtheit zusätzlich großen Halt gegeben. An sie alle denke ich bis heute voll Liebe. Sie alle halfen mir, meine schlimmen Erlebnisse, die niemand zu der Zeit als traumatisch begriffen hätte, erst einmal zu überstehen, immer wieder von Neuem Fuß zu fassen, mich trotz allem sicher und geborgen zu fühlen. „Verarbeiten“ ist ein großes Wort dafür und sagt sich auch nur im Nachhinein. Damals war es „einfach so“.

Und erst viel später begriff ich, wie sehr ich in meinem Leben den Traumata durch kämpferische Aktivität begegnet bin, durch „fight“, nicht durch „flight“ oder „Erstarrung“.

Albträume und Schlafwandeln

Als wir noch in Dresden wohnten (bis 1950), hatte ich sehr häufig Albträume. An ihren Inhalt kann ich mich nicht mehr erinnern. Ich weiß nur noch, dass ich oft schweißgebadet und angsterfüllt aufwachte. Von Jürgen hörte ich vor Jahren, dass Sigmund Freud in Träumen Wege der Verarbeitung sah. Also waren jene Albträume vielleicht schon frühe Formen davon.

Eine weitere Auffälligkeit gab es in Lichtenhain. Dort verbrachte ich seit unserer Rückkehr nach Dresden immer meine Schulferien. Ich fühlte mich sehr wohl. Doch es erschreckte sie alle, dass ich viele Nächte schlafwandelte, also im Nachthemd barfuß aus dem Haus lief – mich aber morgens nicht daran erinnern konnte. Alle machten sich viele Gedanken, fragten mich, was los sei. Aber ich wusste es nicht. Ich war da eher verwirrt.

Heute fällt mir auf, dass die Albträume und Schlafwandeln in Situationen auftraten, in denen ich mich wieder sicher und geborgen fühlte. Das waren wohl erste Stationen der Verarbeitung.

Nach dem Bombenangriff lebten wir wieder in unserer alten Wohnung, die mühsam restauriert worden war. Meine Mutter sorgte für mich und meinen Bruder, indem sie Sekretärinnenarbeit annahm und nachts mit den Frauen unseres Hauses für ein Theater Kostüme nähte. Das Geld auf dem Konto war eingefroren, sie musste etwas verdienen.

Trotzdem oder gerade dadurch kamen in der Nacht diese Albträume und das Schlafwandeln. Am Tag ging ich in Aktivität: Systematisch räumte ich bei uns in der Wohnung die Schränke aus, säuberte alles und sortierte es neu. Meine Mutter strahlte. Ich ging in den „fight".

Erneute Albträume

Eine weitere Station der Verarbeitung erlebte ich in Langenberg im Rheinland, wo wir ab 1950 als Familie vereint waren. Ich war glücklich. Doch ich hatte schlimme Albträume, an die ich mich auch heute noch genau erinnere. Ich befand mich dabei in sehr dunkler Umgebung, wurde von vielen Seiten bedrängt. Ich drohte einen Abhang hinunter in eine Schlucht zu stürzen. Ein Fall ins Bodenlose. Ohne Halt. Mit großer Angst vor dem Unheimlichen wachte ich auf.

Als ich das meinen Eltern mehrfach am Morgen erzählte, erschraken sie sehr. Sie fragten mich nach Einzelheiten, wussten aber nicht, wie sie mir helfen konnten. Sie wirkten im Moment so hilflos. Also habe ich nachher geschwiegen. Von den Albträumen habe ich nichts mehr gesagt. Aber sie gingen noch viele Jahre weiter.

Dass sie mit den Erlebnissen in Dresden, in der Sächsischen Schweiz und an der deutsch-deutschen Grenze zu tun haben könnten, daran dachte ich nicht.

Stattdessen kam ich mir schuldig vor. Es ging mir doch gut. Der Westen hatte mir meinen Vater „geschenkt". Es gab so viele schöne Dinge: Apfelsinen, Bananen, Rosinen, Schokolade, Torten!

Kämpfen im Beruf

In den vielen Jahren meines Studiums der Pädagogik, meiner Arbeit an Schulen in Essen und Düsseldorf bis 1978 spielten die Traumaerlebnisse keine Rolle. Ich hatte sie nicht vergessen, aber irgendwie waren sie nur im Hintergrund. Doch ich habe gekämpft. „Fight" für die Schülerinnen und Schüler. War das Bearbeitung?

Als mich der Schulrat nach drei Jahren Praxis in Essen-Steele fragte, ob ich interessiert wäre, eine Versuchsklasse für das 9. Schuljahr zu führen und dabei das entsprechende Curriculum mit zu entwickeln, sagte ich erfreut zu. Zusammen mit einem Kollegen, der ebenfalls solch eine Klasse führte, hatten wir die Chance, den Bedürfnissen der Jugendlichen nachzuspüren und für sie sinnvolle Lehrpläne zu erstellen. Das waren dann Vorlagen bei der Einführung der verpflichtenden 9. Klassen in Nordrhein-Westfalen. Dieser Einsatz für eine jugendgerechte Schule hat mir viel Freude gemacht.

Nach der Geburt meines ersten Sohnes Gisbert wechselte ich mit meinem damaligen Ehemann Gerd Hohagen von Essen nach Düsseldorf, wo dann unser zweiter Sohn Fritjof geboren wurde. Fünf Jahre nahm ich mir insgesamt Elternzeit von der Schule, stieg danach aber wieder mit Freude in die Arbeit ein, zunächst in eine Grundschule, dann erneut in die Hauptschule. Hier bemerkte ich, wie sehr der Unterricht von den Schülern und Schülerinnen als Druck erlebt wurde, als Zwang, als Gängelung. Morgens vor dem Unterricht schrieben noch so manche von ihnen die Hausaufgaben ab. Sollte ich das ignorieren?

Ich diskutierte das immer wieder mit meinen Kolleg:innen, dem Schulleiter, den Eltern. Dann kam mir eine Idee. In Absprache mit ihnen wagte ich ein Experiment: ein Vierteljahr ohne verpflichtende

Hausaufgaben. Es sollte zu Hause nur das gearbeitet werden, was den Jugendlichen als sinnvoll zu lernen erschien.

Beim Ehemaligentreffen viele Jahre später erzählte ein früherer Schüler meinem Mann Jürgen Folgendes: „Wissen Sie, das war das Wichtigste für mich in der gesamten Schulzeit! Stellen Sie sich vor, da kam Ihre Frau doch in unsere Klasse und eröffnete uns: ‚Schluss mit den verpflichtenden Hausaufgaben!‘“

Spielregel bei diesem Projekt war es, zu dokumentieren, ob und was am Nachmittag freiwillig gearbeitet wurde. In den ersten drei Wochen fand ich folgende Einträge: „Nichts.“ „Nichts gemacht.“ „Gar nichts.“ Danach aber fingen sie an, von sich aus etwas zu machen, das ihnen wichtig war: gemeinsame Referate, Aufsätze, Mathematikaufgaben.

Heiner, längst erwachsen und beruflich sehr erfolgreich, sagte bei diesem Klassentreffen zu meinem Mann: „Bei diesem Hausaufgabenexperiment hat es in mir geklickt! Da ist mir zum ersten Mal klargeworden, dass in Wirklichkeit ich für mein Lernen verantwortlich bin. Ich konnte wählen, ob und was ich arbeiten wollte. Einfach toll! Mir wurde klar, es geht um mich. Ich trage die Verantwortung für mich. Dann ging die Post ab.“

An der bolivianischen Grenze

Im Jahr 1988 machten Jürgen und ich nach einer Woche Aufenthalt in Buenos Aires bei seiner Schwester eine dreiwöchige Fahrt mit öffentlichen Bussen durch das Land. Besonders eindrucksvoll waren die Anden. An der Grenze zwischen Argentinien und Bolivien erlebten wir ein eigenartiges „Schauspiel“. Hunderte von Menschen schleppten Säcke in Richtung Grenzstation. Soldaten standen an der Seite. Mich erfasste plötzlich und ganz unerwartet eine Riesenangst. „Das ist ja hier wie damals!“ stammelte ich. Jürgen schaute mich erstaunt an. Mit zitternder Stimme konnte ich ihm erklären, alles hier erinnere mich an die Flucht über die deutsch-deutsche Grenze. Und das entsetzliche Gedränge am Schiffsanleger in Dresden nach der Bombardierung spielte wohl auch mit hinein, denke ich heute.

Es war völlig hilfreich für mich, dass Jürgen mich nicht auslachte, mir aber andererseits durch sein Ruhig-Bleiben signalisierte, hier bestehe keine wirkliche Gefahr. Das war enorm wichtig für mich. Das Heute konnte sich vom Damals lösen. Wieder also ein Erinnern und zugleich ein Stück Bearbeitung.

Reise nach Dresden

Es war 1995. Jürgen drängte mich dazu, mit ihm eine Kurzreise nach Dresden zu machen. Er wollte die Orte meiner Vergangenheit kennenlernen. Ich zögerte lange. Dann fuhren wir tatsächlich – aber ohne dort zu übernachten! Mit dem Nachtzug ging es hin und am Abend wieder zurück. Mehr war noch nicht möglich.

Das Haus in der Wilhelm-Busch-Straße 10 war vollständig restauriert. Als wir davor standen, sprach uns ein etwa zehnjähriges Mädchen an: „Was wollt ihr hier?“ Das war eine gute Frage. In dem Kind sah ich mich selbst von damals. Das war sehr berührend.

Hat die Reise mir geholfen, das Trauma zu bearbeiten? Wir suchten nach der Kirche, in der ich getauft wurde und in der ich im Kindergottesdienst als Elf- und Zwölfjährige eine kleine Gruppe von Kindern betreut habe. Das Bild dieser Kirche hängt noch heute in unserem Haus. Der Besuch tat mir gut.

Ein Workshop

Im Jahr 2018 leitete ich beim *Süddeutschen Institut für Logotherapie und Existenzanalyse*, das die Lehre von Viktor Frankl vertritt, ein Seminar auf dem Kongress: *Aus welchem Familienstrom komme ich?* Meinem Workshop gab ich den Titel: *Trauma im Lebensstrom erkennen und bearbeiten*. Es kamen dreißig Teilnehmer:innen.

Als Ausgangsfragen stellte ich in den Raum: „Wie lassen sich Wirkungen von erlittenen Traumatisierungen überhaupt als solche erkennen? Wie kann man im privaten Bereich oder in der Schule oder im sonstigen Berufsfeld auf entsprechende Vermutungen kommen?“

Das ist natürlich komplizierter, als heute oft gedacht wird. Nicht jedes schlimme Ereignis der Vergangenheit musste zu einem bleibenden Trauma führen. Vielmehr waren dafür die damals jeweils vorhandenen Verarbeitungsmöglichkeiten entscheidend. Reichten diese nicht aus, so wurde mit einer Art von Notfallprogramm reagiert. Zu diesen gehörte dann zentral, dass weite Teile des damals Erfahrenen in der Folgezeit ausgeblendet wurden. Umso wirksamer aber können sie gerade dadurch sein. Mir selbst geht bis heute immer wieder Neues auf an solchen Zusammenhängen. Zwar habe ich, anders als mein Bruder, die damaligen Ereignisse im Großen und Ganzen im Gedächtnis behalten, aber viele erschreckende Einzelheiten und vor allem die dadurch ausgelösten Gefühle kamen erst viel später wieder hoch. Und, wie schon gesagt, dann konnte es noch lange dauern, bis darüber ein Mitteilen möglich wurde.

Doch, so war im Seminar zu besprechen, wie lässt sich nach so langer Zeit überhaupt darauf kommen, dass Schwierigkeiten und Auffälligkeiten der Gegenwart mit traumatischen Hintergründen zu tun haben können?

Ausgehend von meinen eigenen Erfahrungen, ergaben sich intensive Dialoge, in denen mehrere Teilnehmer:innen erstmals erkannten, dass sie offensichtlich traumatisiert sind.

In weiteren Schritten haben wir Wege besprochen, wie mit den Folgen von Traumatisierungen, dabei gerade auch mit dem oft verringerten Grundvertrauen in die Welt, besser umzugehen ist.

Für mich persönlich war dieses Seminar eine weitere Sequenz im Bearbeiten meines eigenen Traumas. Ich traute mich, öffentlich darüber zu sprechen und zugleich für andere damit einen Raum zu öffnen. Das wurde ein bewegendes Miteinander. Ganz gelöst und befreit ging ich an diesem Abend nach Hause.

Ein kleines Buch

Der Bezirksheimatpfleger von Oberbayern, Norbert Göttler, fragte uns, ob wir etwas zum Thema „Heimat“ schreiben könnten. Wir hatten ihm erzählt, dass wir in einem kleinen ligurischen Dorf unsere zweite Heimat hätten, uns aber unsicher wären, was unsere jeweilige erste Heimat ist. Das alles interessierte ihn sehr.

Das Ergebnis ist ein Büchlein mit dem Titel: *Heimat und Heimaten – eine biographische Annäherung*, das 2019 veröffentlicht wurde. In diesem Buch habe ich zum ersten Mal schriftlich über meine Traumatisierungen berichtet. Auf die Frage nach meiner ersten Heimat habe ich Stationen – auch Stationen des Traumas – geschildert. Es fiel mir leicht. Ich habe es als Befreiung erlebt. Es gab beim Schreiben viele Gespräche mit Jürgen. Durch den Fokus auf „Heimat" habe ich meine traumatischen Erlebnisse nochmals anders spüren können. Das sehe ich als einen weiteren Schritt der Bearbeitung.

The Long Shadows of War

Im Februar 2020 fand zu diesem Thema in unserem Seminarraum ein Symposion statt. Dazu waren Fachwissenschaftler aus den USA, Kanada und Großbritannien angereist. Wir waren sieben Personen. Die Verständigungssprache war Englisch. Ich wurde gebeten, von meinen traumatischen Erlebnissen im Krieg und danach zu berichten. Meine Frage war: Auf Deutsch? Es gab eine Übersetzungsmöglichkeit. Der Wunsch aller lautete: Sprich doch Englisch. Das hatte ich noch nie bei einem Vortrag gemacht. Meine traumatischen Erfahrungen auf Englisch? Zu meiner Überraschung flossen die Sätze aus mir heraus. Es war nicht anstrengend. Es war sehr emotional: der Keller in Dresden, die Zeit in der Scheune, die Szene an der Grenze. In der Fremdsprache erlebte ich das Trauma noch einmal sehr tief, sehr eindrucksvoll. Am Ende der Erzählung war ich erleichtert, fast glücklich. Die Zuhörer zeigten sich ergriffen. Hier ist wechselseitig etwas zwischen uns gelaufen. Es war ein ganz besonderer Raum, der sich gebildet hatte. Das tat mir sehr gut.

Abschließende Reflexionen

Meine sequentiellen Traumaerlebnisse habe ich also sequentiell bearbeiten können. Immer wieder stoße ich auf neue Zusammenhänge zwischen damals und heute.
Psychotherapie und Gruppendynamik aber haben mir nicht dabei geholfen. Es war seinerzeit kein Thema.

In den vielen Jahren meines Studiums, meiner Arbeit an Schulen in Essen und Düsseldorf, in meiner ersten Ehe, nach der Geburt meiner zwei Söhne, überall hier spielten die Erlebnisse von damals keine Rolle. Ich hatte sie nicht vergessen, aber irgendwie waren sie nur im Hintergrund. Erst in meiner zweiten Ehe tauchten sie wieder auf. Sie machten mir zu schaffen. Durch das Gespräch mit Jürgen wurde mir dann klar, dass es sich um Traumata handelt. Warum war mir das nicht früher bewusst? Warum waren alle schlimmen Erfahrungen so lange „verschwommen"?

Wir sprachen immer wieder darüber. Das hat mir geholfen. Gespräch, Dialog mit einem Menschen, der wirklich zuhört, der sich einfühlt – auf Augenhöhe. Wir haben wechselseitig so viel gelernt. Seit diesen Gesprächen war ich sehr aufmerksam für das Thema Trauma, auch in der Schule, als Lehrerin in München, Rektorin in Wertingen bei Augsburg sowie in den vielen Fortbildungen, die ich seit Jahrzehnten gebe.

Parentifizierung, falsche Schuld- und Schamgefühle

Das weite Spektrum der Parentifizierungen

Parentifizierung heißt, dass Kinder gegenüber ihren Eltern die Elternrolle übernehmen. Dies kann in sehr unterschiedlicher Intensität erfolgen.

Die Grundlage ist: Kinder möchten „groß" sein und wollen dann zum Beispiel mit vier Jahren der Mutter in der Küche nicht nur zuschauen, sondern selber backen oder kochen. Das gehört zur kindlichen Entwicklung. Dabei sind ganz „normale" Größenphantasien im Spiel. Zugleich handelt es sich um lebenspraktische Einübungen in die Welt von Mama und Papa, in die Welt der Erwachsenen, die spätere eigene Welt.

Worauf es dabei ankommt, ist, dass die Erwachsenen einigermaßen sensibel mit diesen Entwicklungsschritten des Kindes umgehen, es also nicht auslachen und beschämen, andererseits es aber auch nicht idealisierend in den Himmel heben. Für das Kind ist es wichtig, dass es in kleinen Portionen und immer wieder neu seine eigenen Möglichkeiten auszuloten lernt. Das ist im günstigen Fall ein dialogisch begleiteter Prozess, der unser ganzes Leben durchzieht.

Anders verhält es sich bei dem, was in der psychologischen Fachliteratur mit Parentifizierung bezeichnet wird. Hier schlüpfen die Kinder sozusagen in die Schuhe ihrer Eltern, dies aber nicht als ein nur zeitweiliges und lustiges Spiel, sondern in einem Notmodus, der oft zum Dauerzustand wird. Sie fühlen sich verantwortlich auf existenziell wichtigen Gebieten, wo sie bewusst oder meist unbewusst Defizite ihrer Eltern wahrnehmen oder wo sie in diese Rolle geradezu hineingezwungen werden. Verzweifelt versuchen sie das eigentlich Unmögliche zu schaffen, um vermeintlich für die ganze Familie das Weiterleben und damit für sich selbst eine einigermaßen verlässliche Grundlage zu sichern.

Es gibt eine große Bandbreite von zeitlich begrenzten Überforderungen (zum Beispiel bei akuten Erkrankungen eines Elternteils) bis schließlich zu gewalttätigem Hineingepresst-Sein des Kindes in Rollen, die nicht ihm, sondern nur den Erwachsenen dienen.

Zu beachten ist dabei: Parentifizierung und Parentifizierung müssen nicht dasselbe sein, auch wenn sie für den oberflächlichen Blick sehr ähnlich wirken. So ist bekannt, dass Kinder von Überlebenden der NS-Verfolgung sich oftmals im Übermaß um ihre Eltern sorgen mussten und dass Ähnliches auch in vielen Familien ehemaliger Nazis galt. Trotzdem sind beide Arten der Parentifizierung etwas fundamental Anderes, denn sie stehen in völlig unterschiedlichen Kontexten: Verfolgung, drohender Vernichtung ausgesetzt gewesen – Beteiligung daran, Menschen zu verfolgen und zu vernichten. Das ist ein grundsätzlicher Unterschied. Und genau so etwas spüren Kinder, auch wenn sie damit erst später vielleicht klarer umgehen können.

Und noch eine Einschränkung ist zu machen: Beim Vorliegen massiver Gewalt kann es verharmlosend sein, von Parentifizierung zu sprechen, nämlich wegen deren „allzu-menschlichen" Beiklangs. Zutreffender ist dann die Bezeichnung „Täter:innen-‚Opfer'-Umkehrung", das heißt, die Verursacher erklären sich häufig zu vermeintlichen „Opfern" der Attackierten.

Die Angst der Kinder

Angst gehört zum Leben. Das ist klar. Aber es gibt Angsterlebnisse, die für Jahrzehnte verschüttet bleiben, wenn nicht für immer. Niemand aber bemerkt das, weder die Person selbst noch die Umgebung.

So jemand war Herr S., Vater in einer „dysfunktionalen Multiproblemfamilie", in der bereits mehrere Kinder fremduntergebracht werden mussten. Ob sich eine Fremdunterbringung für den jüngsten Sohn Martin verhindern ließe? Es kam zu einer langdauernden Zusammenarbeit zwischen Jugendamt, Kinderpsychiatrie und Beratungsstelle. Nach geraumer Zeit sprach Jürgen gegenüber den Kolleginnen an: „Irgendetwas stimmt nicht mit Herrn S. Aber ich kann es nicht fassen.“ Die anderen nickten. War er vielleicht Alkoholiker? Die erfahrenen Fachkräfte standen vor einem Rätsel. Wieso zum Beispiel ließ er sich in den familientherapeutischen Sitzungen von seinem Sohn dermaßen auf der Nase herumtanzen und wehrte sich nicht? Was verbarg er?

Martin hatte seine Eltern in der Hand. Er drohte, die Besuche in der Beratungsstelle zu verweigern, was ihm auch teilweise gelang. Er suchte in den Stunden über die Erwachsenen zu bestimmen. Er verspottete seinen Vater, zum Beispiel wenn dieser ihm beim Tischfußball unterlegen war. Auf der anderen Seite stellte sich allerdings heraus, dass er in den vielfältigen Problemen der Familie oft geradezu wie ein Erwachsener für die Eltern einstand, was eigentlich weit über die Kräfte und Möglichkeiten eines Neunjährigen hinausging. Also: War er parentifiziert? Vielleicht gar traumatisiert? Aber wodurch?

Dann, viele Sitzungen waren vergangen, gab Herr S. sich einen Ruck, ganz unerwartet. Er berichtete von seiner Kindheit im Krieg. Der Vater war gefallen und die restliche Familie entging mehrfach nur knapp dem Tod. Ganz schlimm war es bei der Flucht. „An der Grenze, da sind wir ja fast über lauter Tote hinweggestiegen.“ Er habe riesige Angst gehabt. Dann, auf Nachfrage, teilte er stockend mit, nicht um sich habe er diese Angst empfunden, sondern um die Mutter: „Denn was hätte ich alleine getan, wenn ich keine Mutter mehr gehabt hätte?“

Das ist die Kernfrage hinter allen schweren Parentifizierungen. Für Jürgen wurde sie zum Prototyp dessen, was Parentifizierung bedeutet: tiefe Angst, die Eltern zu verlieren und dann hilflos im Leben zu stehen. Daraus resultiert die bereits angesprochene Überanstrengung. Bei Herrn S. war es noch jahrelang so weitergegangen, im Flüchtlingslager und danach. Wie ein Erwachsener sorgte er für seine Mutter, die kleine Schwester und die Großmutter. Er war damals so alt wie Martin jetzt.

Dunkle Gefühlszustände

Im Nachhinein erscheint es als plausibel, dass solch bedrohliche Erlebnisse wie die von Herrn S. große Wirkungen auf das weitere Leben haben. Aber das gilt nur aus einer mittlerweile gewonnenen Distanz, für die oftmals intensive Unterstützung von außen und lange eigene Arbeit unerlässlich sind. Für die Person selbst war es nämlich damals und ist es oft bis in die Gegenwart ganz anders. Sie hat nicht die realen Verhältnisse von früher vor sich, sondern sie belegt sich selbst immer noch mit diffusen Ausdrücken von Scham und Schuld: „Ich bin eben so daneben." „Ich bringe es einfach nicht." „Ich bin ein Versager auf der ganzen Linie." „Ich bin so komisch drauf."

Dass es sich um unmögliche Aufgaben handelte, konnte damals nicht erkannt werden. Dafür reichten die kognitiven Fähigkeiten noch nicht, oder es wurde systematisch von den Erwachsenen verhindert. Lüge und Gewalt spielen bei extremen Ausprägungen von Parentifizierung eine große Rolle.

In seiner therapeutischen Arbeit verwendet Jürgen so wenige Fachwörter wie möglich. Er hat aber gemerkt, dass die Erwähnung von Parentifizierung oft sehr hilfreich ist. „Ach, so habe ich das noch nie gesehen", lautet eine auffällig häufige Antwort. Danach die ungläubige Frage: „Also liegt gar nicht alles so an mir?" Eine Perspektive von Befreiung aus dunklen Gefühlszuständen kann sich da schon ein wenig auftun.

Dass diese Unklarheiten so häufig vorkommen, ist ein Indiz für die weite Verbreitung von Parentifizierungen. Nur fehlt dafür in der Allgemeinheit immer noch die Antenne.

Wer ist hier traumatisiert?

Bezogen auf Familie S.: War der Vater traumatisiert durch jene Kriegserlebnisse, oder war es seine Mutter? Oder beide? Und steckte hinter Martins eigenartigem Verhalten auch regelrechte Traumatisierung auf seiner Seite? Hervorgerufen durch (traumabedingte)

Vernachlässigung? Oder hatte sich etwas vom Trauma des Vaters auf ihn übertragen?

Falsche Schuld- und Schamgefühle

Beim Thema Schuld sind schon im Alltag starke Vermeidungstendenzen zu beobachten. „Schuldig“ sind allenfalls die anderen. Oder diese Kategorie gilt als altmodisch.

In Wirklichkeit aber schlagen sich unendlich viele Menschen mit Schuld- und Schamvorstellungen herum. Oft sind es jedoch gerade nicht diejenigen, die wirklich Grund dafür hätten. Besonders häufig fühlen Mütter sich schuldig und schämen sich. Dabei, so weiß Jürgen aus vielen Gesprächen an der Beratungsstelle, unterscheiden sie nicht zwischen Zufällen, unvermeidlichen Fehleinschätzungen, tatsächlichen Fehlern und schließlich echter Schuld.

Diese schwer aufhebbaren Schuld- und Schamgefühle betrachten wir wesentlich als Ausfluss einer patriarchalischen Familienideologie, in der die Mutterschaft mit verquasten Rollenanforderungen so aufgeladen ist, dass ein „Scheitern“ oft vorprogrammiert ist.

Eine andere Quelle von kaum aufhebbaren Schuld- und Schamgefühlen findet sich bei Schicksalsschlägen. Ihnen machtlos gegenüberzustehen, ist schwer aushaltbar. Da bietet es auf der psychischen Ebene einen „Ausweg“, sich selbst für „schuldig“ zu erklären. „Wenn ich nur besser aufgepasst hätte…“ – wohlgemerkt, dies in Situationen, wo keinerlei „Aufpassen“ geholfen hätte. Auch hier sind Mütter besonders betroffen.

Das alles ist aber nur der Hintergrund für das, was uns jetzt mit Blick auf Parentifizierung besonders beschäftigt. Hier sind es nämlich die Kinder, denen unter Umständen von früh an unerfüllbare Aufgaben zugeschoben werden. Und häufig werden sie direkt beschimpft und beschuldigt für „Vergehen“, die real nicht bestehen. Desaster der Eltern werden auf sie hinabgekippt. Aber das könnten die Kinder nur dann erkennen, wenn sie Hilfe von außen erhalten würden. Gerade die wird aber in solchen Verhältnissen systematisch unterbunden.

Deshalb sprechen wir an dieser Stelle von falschen Schuld- und Schamgefühlen. Sie sind typisch für destruktive Parentifizierungen. Sie aufzulösen ist sowohl im Alltag als auch in Schule und Therapie sehr schwer.

Einige Stimmen

Wir bringen hier Aussagen von Erwachsenen, die als Kind massiv parentifiziert wurden:

> „So blieb ich ca. vier Monate in der Klinik und verstand ansatzweise, was los war. (…) Einen Zusammenhang zwischen meinen Symptomen und meiner Vergangenheit konnte ich noch nicht erkennen. Ich hatte das Gefühl, man behandelt die Falsche. Ich sei die Übeltäterin, hätte schließlich meine Mutter auf dem Gewissen. Dass unter anderem das gestörte Verhältnis zu ihr mich so krank gemacht hat, war mir damals noch nicht klar."[68]

Dies berichtet eine Autorin in dem von Jana Reich herausgegebenen Buch *Übersehene Kinder. Biografien erwachsener Töchter von Borderline-Müttern.*[69]
Bei einer anderen Frau steht zu lesen:

> „Mein Vater suchte zunehmend Rat bei mir und ich versuchte ihm eine Anleitung zu geben, wie er mit Mutti umgehen sollte. Er versuchte auch zu erklären, was sein Problem war – dass man mit meiner Mutter nicht reden könne, sie sofort ausflippen würde, wenn man mal etwas sagte. (…) Er fragte gar nicht danach, ob ich mit ihm darüber reden wollte, sondern lud seinen ganzen Kummer

---

[68] Jana Reich (2013), S. 154f.
[69] Ähnliche Erfahrungen finden sich auch bei Fenya Finnegan (2016) oder Heike Arendt (2016).

> bei mir ab. Anfangs versuchte ich, mit viel Kraft zu helfen. Ich versuchte, zwischen den beiden zu vermitteln und ein besseres Verständnis füreinander herzustellen. Zumindest insoweit, wie ich mit meinen inzwischen 14 Jahren die Welt und Beziehungen bisher verstanden hatte. Bald aber erschienen mir die Gespräche sinnlos (…). Trotzdem habe ich die Hoffnung noch nicht aufgegeben, ihnen helfen zu können."[70]

Diesen Aussagen ist nichts weiter hinzuzufügen. Sie beschreiben glasklar, was Parentifizierung ist und wie verheerend sie wirkt. Und es wird deutlich: Parentifizierung ist Zerstörung oder Pervertierung von Dialog. Begegnung auf Augenhöhe gibt es nicht.

Wie sehr in dieser verdrehten Welt mit Schuldgefühlen gearbeitet wird, zeigt die folgende Stimme aus dem gleichen Buch:

> „Ich habe schon sehr früh in der Gaststube mitgeholfen, war dort, wenn die Eltern Besorgungen zu erledigen hatten, auch stundenlang alleine. Nachts musste ich oft bei meiner Mutter am Bett sitzen, da sie an Gallenanfällen litt. Sie gab meinem Ungehorsam die Schuld dafür – und machte mir klar, dass ich sie damit in Lebensgefahr brachte. Dazu gehörte auch ein Lachverbot. Spaß zu haben war in ihrem Leben nicht vorgesehen – schon gar nicht ohne sie. Wenn es dennoch, selten genug, geschah und sie merkte es, bekam sie eine versteinerte Miene und griff mit der rechten Hand an ihre Galle. Das untrügliche Zeichen, dass ich an den Gallenschmerzen, die dann nachts, so sicher wie das Amen im Gebet, kamen, Schuld hätte. Manchmal war auch mein Vater betroffen, ich musste ihn dann in der Nacht über den Zustand meiner Mutter informieren und für sie ein Glas Kognak bringen."[71]

---

[70] Jana Reich, S. 106.
[71] Ebda., S. 459.

Auch in Jürgens therapeutischer Arbeit zeigen sich derart massive Parentifizierungen wieder und wieder. Dabei kann es gerade an dieser Stelle Jahre brauchen, bis sich solche Verkehrungen zurechtrücken.

Da hat etwa ein Klient schon mit zehn Jahren im Kaufhaus Damenpullover gestohlen und sie der Mutter unbemerkt in den Schrank gelegt. Nie kam eine Reaktion darauf. Und so durchzogen Stehlen und Betrügen sein weiteres Leben, führten zu verschiedenen Abstürzen einschließlich Gefängnisaufenthalt. In der Therapie, die er aus eigenem Antrieb aufsuchte, gingen ihm diese Zusammenhänge erstmals auf: Auslöser waren die eindringlichen Klagen der Mutter gewesen, wie sie gefroren hatte während der Flucht. So hatte also seine delinquente Entwicklung begonnen. Weil das alles in einem Raum von großer Unklarheit, von fehlendem direktem Austausch erfolgt war, konnte er sich im Weiteren davon nicht lösen und blieb in seinem selbstdestruktiven Helfersyndrom hängen.

Parentifizierung hat ganz viel zu tun mit einer geradezu endlosen Klebrigkeit in der Bindung an die Herkunft, die weit hinausgeht über das, was Loyalität zu Eltern und anderen Bezugspersonen üblicherweise ausmacht.[72]

Wahrheit und Lügen

Eine prägende Erfahrung in Richtung auf seelische Nachwirkungen der NS-Zeit lag für Jürgen in der Arbeit mit einer Familie, in der die Mutter ähnliche Erfahrungen berichtete wie jene zuvor zitierte Gastwirtstochter. Bei ihr bestand die Qual darin, regelmäßig ihrem Vater beizustehen, wenn er, offensichtlich geplagt von schlimmen Albträumen, nachts fürchterlich herumschrie. „Das kam vom Krieg."

[72] Zu dem im Gesamtzusammenhang dieses Buches sehr bedeutsamen Thema der verschiedenen Loyalitäten siehe Jürgen Müller-Hohagen (1994, 2001, 2005).

Doch wo war die Mutter geblieben? „Neben ihr hätte man eine Kanone abfeuern können." Was also mutete sie der Tochter zu! Das war Parentifizierung pur.

Doch es ging noch weiter. Die Körperbehinderung des Enkels habe ihren Vater Jahre seines Lebens gekostet. Jürgen horchte auf, fragte nach in Richtung einer hier möglicherweise anklingenden NS-Anhängerschaft des Großvaters. Seine Tochter gab sich einen Ruck: „Er war bei der SS." Hastig jedoch fügte sie hinzu: „Meine Mutter hat immer erzählt, er habe nur ein Depot verwaltet." Jürgens Mitgefühl für den mit schlimmen Kriegserfahrungen Ringenden schwand. In dieser Familie hatte ein System der Lüge und der Verdrehungen geherrscht. Und so schwebte über diesem Kind, dessen Behinderung übrigens auf eine Komplikation während der Geburt zurückging, der Verdacht von „unwertem Leben" – vererbt durch wen?

Es war eine Freude, hier einer Mutter und ihrem Kind bei der Befreiung aus diesem Gespinst von Lügen und Parentifizierung beistehen zu können.

Parentifizierung, Borderline-Syndrom und Trauma

Viele weitere Stimmen ließen sich zu Gehör bringen aus der therapeutischen Arbeit wie auch aus dem bewegenden Buch von Jana Reich. Dort haben 31 Töchter von Borderline-Müttern[73] über ihr Leben und Leiden berichtet. Es handelte sich dabei um Verdachtsdiagnosen aufgrund der Schilderungen ihrer Töchter.

> „Eine offizielle Diagnostizierung der Borderline-Eltern(teile) musste bei der Mitwirkung an diesem Band nicht vorliegen. Die Gründe sind einfach: Die wenigsten Mütter der Autorinnen waren sich bewusst darüber, dass

[73] „Borderline" ist eine sehr schillernde Diagnose. Jana Reich bezieht sich auf folgende Grunddefinition im amerikanischen Klassifikationssystem DSM IV: *„Ein tiefgreifendes Muster von Instabilität in den zwischenmenschlichen Beziehungen, im Selbstbild und in den Affekten sowie deutliche Impulsivität"* (S. 14).

> sie psychisch krank sind. Im Gegenteil: Oft projizierten sie ihre eigene Krankheit auf ihre Tochter und gaben der Tochter zu verstehen, dass *sie* ‚nicht richtig', ‚verrückt' oder ‚krank' sei."[74]

Das ist Parentifizierung pur. Überstülpen eigener Mängel auf die Kinder.

Jana Reich hat eine Befragung mit statistischer Auswertung durchgeführt, an der sich 22 Autorinnen beteiligten. Nach deren Angaben waren alle oder zumindest fast alle Mütter schwer traumatisiert, vor allem durch familiäre Gewalt und/oder Krieg.[75] In unserem Zusammenhang ist besonders bedeutsam, dass zwei Drittel dieser Mütter nie in psychologischer oder psychiatrischer Behandlung waren.[76] Sie haben stattdessen ihre wahrscheinlich extremen Belastungen mehr oder weniger ungefiltert an ihre Kinder, in diesem Fall an ihre Töchter, weitergereicht.

Wie so oft, wenn es um heikle seelische Zusammenhänge geht, waren Männer für eine Beteiligung an Jana Reichs Projekt nicht zu finden. „Söhne meldeten sich leider nicht."[77] Für die therapeutische Arbeit von Jürgen galt das lange Zeit ähnlich. Mittlerweile hat sich das allerdings geändert.

Zunehmend wird in der Fachliteratur anerkannt, dass Menschen, bei denen eine Borderline-Störung diagnostiziert wurde, in aller Regel schwere Traumata während der Kindheit erlitten haben.[78] Aber in der Praxis von Medizin, Psychologie oder auch Jugendämtern scheint sich das noch nicht genügend herumgesprochen zu haben. Vielmehr wird hier die „Diagnose" Borderline nicht selten im Sinne einer Gegenübertragungsdiagnose gestellt, wie es der Münchner Psychoanalytiker Bruno Waldvogel während einer Supervisionssit-

---

[74] Ebda., S. 13f.
[75] Ebda.
[76] Ebda., S. 12.
[77] Ebda., S. 11.
[78] Siehe etwa Judith Herman, S. 137ff.

zung an Jürgens Beratungsstelle treffend formulierte. Er meinte damit, dass Menschen (vor allem Frauen) diese Zuschreibung gehäuft dann zuteil wird, wenn mit ihnen beschäftigte Fachpersonen (vor allem Männer) sich in stärkerem Maße durch sie irritiert fühlen.

Dabei wäre eine sorgfältig gestellte Diagnose wichtig für alle Beteiligten. Noch besser wäre ein Erfassen der dahinter liegenden Traumatisierungen. So beschreiben verschiedene Autorinnen in Jana Reichs Buch, wie hilfreich es für sie gewesen wäre, hätte jemand sie schon früher auf diese spezielle Gestörtheit ihrer Mütter hingewiesen. Dann hätten sie – entgegen ihrer Parentifizierung – weniger an sich selbst zweifeln müssen, hätten sich stattdessen besser von deren bizarrem Verhalten distanzieren und möglicherweise dahinter etwas vom eigentlichen Kern des Desasters erahnen können. Dann hätte unerkannte Parentifizierung nicht mehr eine Sackgasse dargestellt, vielmehr ließen sich vielleicht Türen zu wirklichem Verständnis und Miteinander finden, zu Ansätzen von Dialog.

Hoffnungslos festhängend

Als sich während der Corona-Pandemie fast alle Klient:innen von Jürgen auf die Fortsetzung der Gespräche über Telefon einlassen konnten, brach eine Therapie in sich zusammen. Dieser Mann mittleren Alters, versehen mit einem akademischen Abschluss, aber schon vor Jahren als Arbeitsloser zur Mutter zurückgekehrt, blieb einfach weg. Auf Jürgens Bemühungen zur Fortsetzung der Arbeit reagierte er freundlich, aber ohne Ausdruck eines Interesses. Zuvor hatte er klaglos die erheblichen Mühen und Kosten für die weite Fahrt auf sich genommen. Jetzt aber, obwohl das wegfallen würde, sah er keine Veranlassung mehr.

Von außen betrachtet, erscheint das paradox, würde er doch in der pandemiebedingten Abgeschlossenheit den verheerenden Attacken der Borderline-Mutter möglicherweise ähnlich ausgeliefert sein wie in Kindheit und Jugend. Darüber zu telefonieren hätte aufschlussreich, vielleicht sogar befreiend sein können. Nein, gerade das durfte wohl nicht sein. Auch hier wieder zeigte sich die enorme Macht von gewaltinduzierten Loyalitäten – auf Kosten des eigenen Lebens.

Erst sehr spät und dies auch nur durch hilfreiche Hinweise einer Tante war diesem Klienten zumindest ansatzweise klargeworden, dass hinter den enormen Gewaltattacken der Mutter ganz offensichtlich traumatische Erfahrungen als Kind während des Kriegs standen. Sich aber mit Hilfe der Therapie und vielleicht auch des Vaters an diese Hintergründe heranzutrauen und damit eventuell doch noch Chancen für eine Verständigung mit der Mutter jenseits von Parentifizierung und Gewalt zu eröffnen, davor scheute es in ihm zurück. Ähnliches findet sich immer wieder in dem Buch von Jana Reich.

Trauma oder nicht?

Die in Jana Reichs Buch geschilderten Mütter können wir nur als Gewalttäterinnen bezeichnen. Frauen und gar Mütter ausdrücklich so zu benennen, rührt an verschiedene Tabus. Dabei darf aber der Blick auf deren dahinterliegende mögliche Traumatisierungen nicht verdecken, was sie ganz real ihren Kindern angetan haben. Diese jedenfalls sind es, deren Erfahrungen in unserem Buch im Mittelpunkt stehen.

Hier kommen oft, sofern näheres Hinschauen möglich wird, so schreckliche Verhältnisse zum Vorschein, dass an die im Kapitel *Trauma und verstörende Lebenserfahrungen* zitierten Aussagen von Henri Parens zu denken ist, wonach seelische Schädigungen durch schwere Vernachlässigung oder Misshandlung noch gravierender sein könnten, als durch den Holocaust gegangen zu sein. Zugleich allerdings fragen wir uns, ob Parens an dieser Stelle die Holocaust-Erfahrung nicht doch zu sehr relativierte. Aber wer kann ihm als Überlebenden das ankreiden? Doch wir bleiben etwas skeptisch.

Auf jeden Fall hat er als Kinderpsychiater und Psychoanalytiker tiefe Einblicke in schreckliche Lebensverhältnisse von Kindern gegeben. Dazu gehören auch Parentifizierungen in extremen Ausprägungen.

Wir halten fest: Für Traumata und verstörende Lebenserfahrungen sind Parentifizierungen, verbunden mit falschen Schuld- und Schamgefühlen, etwas ganz Typisches.

Zwischen Gewalt und Befreiung

Fenya Finnegan stellt vieles von diesen grauenhaften Verhältnissen und ihren Langzeitfolgen eindrücklich vor uns hin in ihrem Buch: *Im Land der Schneekönigin. Nach dem Leben mit einer Borderline-Mutter*. Dazu gehört das Thema der Befreiung, das weitaus schwieriger ist, als man sich gemeinhin vorstellt. So schreibt sie:

> „Mein Buch soll kein Abriss über eine Diagnose sein. Es soll nicht entschuldigen, was Mütter ihren Kindern weitergeben, und es ist auch kein Hetzbuch auf Mütter, die vermutlich selbst Schlimmes erlebt haben und nun gegenüber ihren Kindern so handeln, wie sie es selbst erfahren haben. Es ist ein Buch über meinen eigenen Weg aus den Fesseln, die mir angelegt wurden, welche ich erst einmal als Fesseln erkennen musste, um mich zu befreien."[79]

Um einige Möglichkeiten der Befreiung von solchen Lasten geht es im folgenden Kapitel über *Psychotherapie im Zusammenhang mit Trauma*. Der dabei unvermeidliche Blick auf Individuum und Familie darf aber nicht verdecken, wie sehr hier gesellschaftliche Hintergründe hineinwirken, von Kriegen und politischer Gewalt über institutionalisierte Gewalt, gesellschaftliche Ausgrenzung bis hin zur Ausbeutung in der Arbeitswelt und Traumatisierungen im Schulbereich. Nicht an allem sind Familien „allein schuld". Aber sie bilden vielfach den Schauplatz.

Dieses Kapitel zu schreiben war besonders schwer. So viel Niederziehendes, Lastendes, Festhaltendes. Gerade dadurch aber wird

---

[79] Fenya Finnegan (2016), S. 11.

deutlich: Unklarheit, Grenzen zwischen Ich und Du missachten, das ist ein Grundprinzip von Parentifizierung.

Aber es gibt auch einen Anlass für Zuversicht: Nachdem Herr S. die Belastungen seiner Kindheit zur Sprache gebracht hatte, lösten sich einige Schwierigkeiten in der Familie. Die schönste Bestätigung für die inzwischen erreichte Besserung lieferte er selbst: Nie hatte er sich etwas Besonderes gegönnt, aber manches Mal voll Groll auf das geschaut, was seine Kinder sich leisteten oder forderten. Doch dann, so unerwartet wie sein plötzlicher Lebensbericht, mietete er, der „kleine Mann“, zu seinem fünfzigsten Geburtstag die Kantine seiner Arbeitsstelle und lud zu einem rauschenden Fest! Er wagte es, auf sich aufmerksam zu machen, sich für wert zu halten, dass er gefeiert würde. Anderen etwas zu geben, das war er gewohnt, aber etwas zurückbekommen zu können, das war eine unerhörte Veränderung. Er wagte es. Und es ging gut.

Psychotherapie und Trauma

Dieses Kapitel basiert auf beruflichen und persönlichen Erfahrungen von Jürgen. Deshalb ist es in Ich-Form geschrieben. Aber wir haben alles gemeinsam diskutiert.

Perspektive

Durch dieses ganze Buch ziehen sich Erfahrungen aus meiner therapeutischen Arbeit. Meinem Dachauer Zusammenhang entsprechend, geht es dabei auch um NS-Zeit und Krieg. Für deren seelische Nachwirkungen bin ich in mehr als 35 Jahren zum Spezialisten geworden. Trauma macht dabei neben anderen Themen wie Täterschaft und Schuld einen wichtigen Teil aus.

Außerdem habe ich mit Traumatisierungen in zahlreichen anderen Zusammenhängen zu tun bekommen. Das betraf vielfältige Folgen familiärer Gewalt, ebenso von Armut, Migration, Schicksalsschlägen.

Insgesamt sehe ich mich nicht als spezialisierten Traumatherapeuten, sondern als jemanden, der sich damit jeweils im Rahmen eines weiteren Umfelds befasst.

Wenn Sie erst einmal Umschau halten möchten nach ausgeprägt traumatherapeutischen Konzepten, rate ich besonders zu den Büchern von Michaela Huber, Judith Herman, Bessel van der Kolk, Peter Levine, Gottlieb Fischer und Peter Riedesser, Ilany Kogan, Luise Reddemann, Katharina Drexler.

Eigener Werdegang mit Blick auf Trauma

Mit dem Traumathema bin ich in meiner beruflichen Arbeit seit Anfang der 1980er Jahre befasst. Zuvor begegnete ich ihm meiner Erinnerung nach weder im Psychologiestudium von 1965 bis 1971 noch in der Therapieausbildung bei der *Deutschen Akademie für Psychoanalyse* zwischen 1975 und 1979. Zumindest spielte das keine wichtige Rolle – typisch für die damalige Zeit.[80] Während meiner Tätigkeit am Kinderzentrum München von 1979 bis 1986 änderte sich das zunächst auch nicht merkbar.

Zu einem Umschwung in meiner Wahrnehmung von Trauma kam es erst durch eine persönliche Erfahrung. Ingeborg hat im Kapitel *Erkennen, dass Trauma vorliegt* davon berichtet, wie in Folge unseres Umzugs nach Dachau das Gespräch zwischen uns in neuer Weise auf ihre Kriegserlebnisse kam. Sie meint, erst durch mich sei ihr damals ihre Traumatisierung bewusst geworden. Das klingt, als hätte ich dazu schon über ein klares Wissen verfügt. Dem war nicht so.

---

[80] Siehe dazu etwa das bewegende Buch von Niederland (1980).

Doch ich erinnere mich genau an die für mich entscheidende Situation. Wir saßen zusammen beim abendlichen Wein, und dabei kam sie auf den Bombenangriff zu sprechen. In mir war großes Erstaunen. Was, sie hat so etwas erlebt? Dann aber dämmerte mir: Genau das hat sie doch vor zwei oder drei Wochen auch schon erwähnt. Und bereits früher? Wie um alles in der Welt konnte ich das vergessen haben? Bei dem Menschen, dem ich so in Liebe verbunden bin! Bei dem mir nächsten Menschen! So etwas Gravierendes zu vergessen, das war doch Verleugnung in Reinform!

In diesem Moment habe ich einiges davon begriffen, was traumatische Erfahrungen mit sich bringen und was sie auch noch bei den Bezugspersonen auslösen können: Nichts davon wissen wollen, weglaufen, „vergessen". Ich habe mich sehr geschämt.

Hinzu kam, dass wir kurz zuvor nach Dachau umgezogen waren, weil wir in München unsere schöne Mietwohnung verloren hatten. In Dachau ging mir einiges an eigenen Verleugnungen und Verdrängungen hinsichtlich der NS-Geschichte auf. Alles zusammen führte bei mir zu einer neuen „Lehranalyse", diesmal aber nicht im Therapiezimmer, sondern im Kontakt mit ehemaligen Häftlingen und historisch Forschenden sowie durch die Mitarbeit in Zeitgeschichtsvereinen. Seitdem sind mir eigene Verdrängungen, Verleugnungen, Fehlleistungen zu wichtigen Indikatoren dafür geworden, dass an diesen Stellen brisante Untergründe vorliegen können, eigene, solche meiner Gegenüber und auch gesellschaftliche.

Was meine persönlichen Lebenshintergründe betrifft, so sehe ich mich im Unterschied zu Ingeborg nicht als traumatisiert an, vielmehr betroffen durch verschiedene belastende oder auch verstörende Lebenserfahrungen in der Kindheit. Das waren insbesondere frühe Verlassenheitssituationen und der völlig unerwartete Tod des Vaters, als ich dreizehn Jahre alt war. Das alles hatte schwere Auswirkungen, an denen ich später in meinen Therapien intensiv gearbeitet habe. Aber typische Traumafolgestörungen sind nicht oder nur in geringem Maße aufgetreten. Doch mit Parentifizierung und dabei mit seelischem Missbrauch als „Berater" der Mutter hatte ich schon früh zu tun.

Sigmund Freud

Durch meinen Freund Henri Gobard in Paris wurde ich mit 19 Jahren auf Sigmund Freud hingewiesen, gegen den ich bis dahin die seinerzeit üblichen Vorurteile hegte. Seitdem fühle ich mich Freud sehr verbunden. Seinen Mut, auch hinter das eigene Bewusstsein zu schauen und dies nach außen hin nicht zu verbergen, empfinde ich als vorbildhaft.

Das schließt eine kritische Betrachtung seines Wirkens nicht aus. Gerade der Umgang mit dem Traumathema ist bei Freud und in der Folge bei vielen Nachfolger:innen komplex und widersprüchlich. 1905 vollzog er eine radikale, allerdings nicht vollständige Wende. Nicht äußere Gewalt vor allem auf sexuellem Gebiet seien die Ursache vieler seelischer Störungen, sondern innere Phantasien.[81] Wurden Wucht und Verbreitung schwer verletzender Einwirkungen seitdem zu gering eingeschätzt oder gar bagatellisiert? Fokussieren Psychoanalytiker:innen zu sehr nur auf die Innenwelt? Massive Vorwürfe wurden dazu von Masson, aber nicht nur von ihm, erhoben.[82] Ich selbst kann mich dem gerade von der Praxis her nicht ganz verschließen. So etwa war, um nur ein Beispiel zu nennen, Psychoanalyse im „Sozialen Brennpunkt" München Hasenbergl, wo Traumatisierungen sich besonders häufig finden, wenig präsent (aber doch mit Ausnahmen), im frappierenden Unterschied zu privilegierten Stadtteilen wie Schwabing.

Und seit Langem bin ich über Freuds große Neigung zu antiken Mythen gestolpert. So finde ich einerseits seine Auffassungen zu unbewussten Todeswünschen äußerst hellsichtig, doch dann verpackt er sie in eine gegenüber der Gegenwart verharmlosende mythisierende Sicht. Ich denke besonders an die folgenden Sätze aus seiner Schrift *Zeitgemäßes über Krieg und Tod*:

---

[81] Freud (1905).

[82] Masson (1986).

> „Andererseits anerkennen wir den Tod für Fremde und Feinde und verhängen ihn über sie ebenso bereitwillig und unbedenklich wie der Urmensch (...) Wir beseitigen in unseren unbewussten Regungen täglich und stündlich alle, die uns im Wege stehen, die uns beleidigt und geschädigt haben. Das 'Hol ihn der Teufel', das sich so häufig in scherzendem Unmute über unsere Lippen drängt und das eigentlich sagen will: 'Hol ihn der Tod', in unserem Unbewussten ist es ernsthafter, kraftvoller Todeswunsch. Ja, unser Unbewusstes mordet selbst für Kleinigkeiten (...) So sind wir auch selbst, wenn man uns nach unseren unbewussten Wunschregungen beurteilt, wie die Urmenschen eine Rotte von Mördern. Es ist ein Glück, dass alle diese Wünsche nicht die Kraft besitzen, die ihnen die Menschen in Urzeiten noch zutrauten; in einem Kreuzfeuer der gegenseitigen Verwünschungen wäre die Menschheit längst zugrunde gegangen.“[83]

Hier sieht jemand in großer Klarheit in die Abgründe unseres Seelenlebens – doch dann verlagert er die eigentliche Destruktion in graue Vorzeiten zu den Urmenschen als einer vermeintlichen Rotte von Mördern. Dass um ihn herum auch schon bis zum Erscheinen jenes Artikels solche „Rotten“ (und zwar staatlich organisiert) ganz konkret ihr Werk betrieben in den Kolonialgebieten, im Ersten Weltkrieg, in den Freikorps und den vielen anderen Aktivitäten gegen den demokratischen Staat, all dies zu Freuds Lebzeiten, das bleibt eigentümlich fern.

Kooperation und Trauma

Es gibt einen roten Faden, der sich durch alle Stationen meines beruflichen Lebens zieht: Austausch und Kooperation zwischen ganz unterschiedlichen Sichtweisen, Konzepten, Institutionen. Zunächst

[83] Freud (1915), S. 351f.

begann das Anfang der 1970er Jahre mit einer eher negativen Erfahrung, nämlich am Institut für Klinische Psychologie der Universität München: Psychoanalyse und Verhaltenstherapie waren sich wenig gewogen, dies trotz gegenteiliger Intentionen des Institutsleiters.

Noch verhärteter ging es dann zu an der psychiatrisch-psychotherapeutischen Klinik und der damit verbundenen psychoanalytischen Weiterbildung innerhalb der von Günter Ammon gegründeten und beherrschten *Deutschen Akademie für Psychoanalyse*. Hier stieß ich auf sehr fortschrittliche Konzepte und habe viel gelernt. Die Kehrseite war, dass letztlich nur die eigenen Wahrheiten galten, alles andere wurde abgewertet. Schließlich hielt ich das nicht mehr aus, verzichtete auf einen Analytiker-Abschluss und ging meine eigenen Wege, blieb aber der Psychoanalyse als geistiger Heimat in Freiheit verbunden.

Von 1979 bis 1986 war ich in der Ambulanz des Kinderzentrums München tätig, in dessen Mittelpunkt die Arbeit mit behinderten Kindern und ihren Familien stand. Hier konnte ich mich sehr gut in eine bemerkenswert multidisziplinäre Arbeit einbringen. Ähnlich verhielt es sich in den folgenden 25 Jahren im „Sozialen Brennpunkt“ München Hasenbergl an der Erziehungs- und Familienberatungsstelle, deren Leitung ich innehatte. Dabei war mir die Kooperation mit den verschiedensten Einrichtungen ein Herzensanliegen, von den Kinderkrippen bis zur Berufsbezogenen Jugendhilfe und dem Jugendamt. Immer wieder zeigte es sich, dass ohne solche Offenheit und Zusammenarbeit viele Menschen nicht für eine passende Unterstützung erreichbar gewesen wären, gerade auch Familien, bei denen sich erst allmählich zeigte, wie traumatisiert sie waren.

Oder es wurde von Klient:innenseite solch eine Multiprofessionalität herausgestellt. Ich denke etwa an die folgende Äußerung, über die ich mich bis heute freue: „Sie haben mir letztes Mal dasselbe gesagt wie mein Imam.“ Das kam an der Beratungsstelle von einer Mutter, die es gewagt hatte, nicht nur über ihr Kind zu sprechen, sondern auch über heikle Fragen aus der Partnerschaft. Hier spannte sich ein Bogen zwischen türkischer und deutscher Kultur, zwischen religiöser und psychologischer Perspektive, zwischen weiblicher und männlicher Zugehörigkeit.

Generell sind Kooperationen und interdisziplinäre Sichtweisen besonders angezeigt, wenn traumatische Hintergründe beteiligt sind. Dazu gehört auch, zwischen unterschiedlichen Zugangsweisen zu „pendeln“. Meine Kernausrichtung ist die psychoanalytisch orientierte Psychotherapie. Aber sowohl am Kinderzentrum als auch im „Sozialen Brennpunkt“ lernte ich die Bedeutung selbst von ganz konkretem Ratgeben kennen, dies aber nicht nur um seiner selbst willen, sondern auch als festem Bestandteil des therapeutischen Vorgehens. Ratgeben wird oft für „untherapeutisch“ gehalten. Das kann es auch sein, aber hier war es so etwas wie ein Eintrittsbillet in tieferes Arbeiten. Die Familien testeten meine oder unsere Lebenserfahrung und unsere Vertrauenswürdigkeit. Oder waren wir uns zu „schade“, uns auf die Ebene ihrer konkreten Nöte zu begeben? Dabei vielleicht an unsere Grenzen zu kommen? Auch einmal unsere Ratlosigkeit zu zeigen angesichts gravierender und unlösbar wirkender Probleme? Eine Lernbehinderung lässt sich nun einmal nicht durch kluge Worte auflösen. Auch ist sie keine konfliktbedingte Neurose.

Zur Vielfalt der möglichen Ursachen

Von solchen Erfahrungen her gehört es für mich zu den Grundlinien meiner Arbeit, jeweils „Richtigkeit“ nicht völlig an meinem eigenen Überzeugtsein festzumachen und auch nicht an theoretischen Konstrukten, so wichtig und unerlässlich diese sein mögen. Nein, überzeugend wird es, wenn zwischen uns ein Aha-Erleben auftritt oder wenn sich im längeren Verlauf eine immer wieder überprüfte gemeinsame Sicht herausbildet.

Natürlich befasse ich mich in meiner Arbeit an NS-, Kriegs- und Traumafolgen mit der Frage, wo denn die „wirklichen Hauptursachen“ liegen. Da bin ich sehr kritisch den Klient:innen und mir selbst gegenüber. Wenn jemand mich aufsucht, weil ich doch so viel Erfahrung mit Auswirkungen von damals hätte, verschließe ich nicht die Augen davor, dass möglicherweise klassische neurotische Ursachen viel bedeutsamer sein könnten. Überzeugend wird es diesbezüglich erst dann, wenn auch solche und mögliche weitere Hintergründe vertrauensvoll abgeklopft sind.

Ein Beispiel

Frau L. verfügte bereits über langjährige Therapieerfahrungen, als sie an die Erziehungsberatungsstelle kam wegen großer Probleme ihrer jugendlichen Tochter. Diese war allerdings wenig motiviert, zu solchen „Fuzzys" zu gehen. So entwickelte sich eine in größeren Abständen erfolgende Beratung der Mutter. Deren therapeutische Vorerfahrungen erwiesen sich als sehr fruchtbar, um die untergründigen Verstrickungen zwischen ihnen beiden bearbeiten zu können, ohne dass die Tochter direkt beteiligt sein musste.

Eines Tages eröffnete mir Frau L.: „Worüber wir letztes Mal gesprochen haben, das ist noch nie zuvor Thema gewesen in einer meiner Therapien." Als sie acht Jahre alt war, hatte ihre Mutter von einem Tag auf den anderen die Familie verlassen und jahrelang nichts von sich hören lassen. Das war ein völliger Schock gewesen für alle Beteiligten und ganz besonders für Frau L.

Wir waren auf diese beklemmende Vorgeschichte gekommen, nachdem sie über ihre eigene Tochter berichtet hatte, ab dem Alter von acht Jahren sei diese „komisch" geworden. Meine Nachfrage war naheliegend gewesen, ob das unter anderem auch mit etwas aus dem Leben von Frau L. zu tun haben könnte. Und dann berichtete sie schließlich stockend und mit Tränen vom Verschwinden ihrer Mutter – genau in diesem Alter.

Wieso aber kam das erst jetzt zur Sprache? Wieso war das nicht möglich gewesen in ihrer Arbeit mit mehreren sehr qualifizierten Therapeut:innen? Der Hauptgrund lag paradoxerweise wohl gerade darin, dass es sich jetzt, jedenfalls nach unserem „offiziellen“ Verständnis, gerade nicht um Therapie handelte, sondern „nur“ um Beratung. Hier war sie also vermeintlich „sicherer“ davor, dass allzu schmerzliche Hintergründe berührt werden könnten. Hinzu kam, dass im Zentrum ja „eigentlich“ die Tochter stand. Im Schutz also dieser beiden Umstände war es Frau L. möglich geworden, die dunkle Decke über dem Trauma ihres Lebens zu lüften. Trauma? Sie selbst, obwohl mit dem einschlägigen Fachwissen sehr vertraut, nahm dieses Wort eher nicht in den Mund. Das wäre nur so etwas wie eine Schublade gewesen. Am meisten erschloss sich im Folgenden das Schreckliche dieses Verlustes im Schweigen zwischen uns oder mit nur wenigen Worten. Darin zeigte sich erst recht der unermessliche Schmerz von damals. Er war so überwältigend, dass er sich in die Therapien, wohin er eigentlich gehört hätte, nicht hineinwagte. Oder es hatte noch mehr an gewachsenem Vertrauensboden gebraucht, damit das endlich „herausrutschen“ konnte.

Es gilt also wieder einmal festzuhalten: „Trauma“ ist oftmals etwas sehr Verborgenes. Davon ist auch das Feld der Psychotherapie nicht ausgenommen. Es zeigte sich wieder einmal die ungeheuer beharrende Macht von traumatischen Hintergründen.

Szenisches Verstehen

Seit ich in den 1970er Jahren Veröffentlichungen des Frankfurter Psychoanalytikers Alfred Lorenzer las, hat mich dessen Konzept des „szenischen Verstehens“ nicht mehr losgelassen. Ich zitiere:

> „Für den Psychoanalytiker bedarf es keiner Begründung dafür, weshalb mit dem Begriff des szenischen Verstehens eine so ungewöhnliche Betonung der zwischenmenschlichen Beziehungen verbunden ist. In der psychoanalytischen Praxis steht die Objektbeziehung in solch entschiedenem Ausmaß im Mittelpunkt der Arbeit, dass die Formulierung eines ‚szenischen Verstehens‘ zwar

> eine begriffliche, aber keine sachliche Neuerung ist. Weder Ich-Strukturen noch Es-Impulse können für die Bedürfnisse der Psychoanalyse anders erfasst werden denn als ‚Vorstellungen', d.h. als Sinnzusammenhänge, die als Interaktion verstanden werden."[84]

Für die damalige Zeit waren das sehr fortschrittliche Formulierungen. Dabei finde ich, Lorenzer hat sich etwas zu bescheiden ausgedrückt. Zumindest in der mir damals bekannten Psychoanalyse war der Beziehungsaspekt zwar vorhanden, verlor sich aber oft hinter den komplizierten Konstruktionen. Doch auch da habe ich mich schon am (heute immer noch gebräuchlichen) Ausdruck „Objektbeziehungen" gestört. Auf jeden Fall ist szenisches Verstehen für mich zentral geworden.

Der Frankfurter Psychoanalytiker Kurt Grünberg hat auf dieser Grundlage ein Konzept des „szenischen Erinnerns der Shoah" entwickelt. Er schreibt:

> „Das extreme Trauma entzieht sich der *unmittelbaren* sprachlichen Vermittlung, denn es gibt keine Möglichkeit, die Verfolgungserlebnisse kohärent zu speichern. (…) (So entstehen) in der Begegnung mit Überlebenden prägnante ‚Szenen', die es zu entschlüsseln gilt, denn das Trauma der nationalsozialistischen Verfolgung findet seinen Ausdruck in bestimmten Handlungen, in der Mimik und in Gesten, im Tonfall, in Alpträumen oder einem bestimmten Blick, in der Trauer, in Tränen, in einem Seufzer oder Schrei, in der Depression, einem aggressiven Ausbruch, in der Erstarrung, im ängstlichen Aufgeschrecktsein oder in schweren, bildlosen Panikattacken. In solchen Szenen vermitteln sich bestimmte Modi von Beziehungen, denen sich vor allem die Kinder von Überlebenden kaum entziehen können."[85]

Was Grünberg hier darstellt, erläutert er an späterer Stelle durch eigene entsprechende Erfahrungen. Er weiß auch persönlich, wovon

[84] Alfred Lorenzer (1970), S. 109.
[85] Kurt Grünberg (2012), S. 51.

er spricht. An anderer Stelle hat er das etwas abstrakter so ausgedrückt:

> „Mit dem Ansatz des *szenischen Erinnerns der Shoah* soll ein kohärenter Zusammenhang zwischen den traumatischen Erfahrungen, deren Spätfolgen und der Tradierung an nach-folgende Generationen erkennbar werden. (...) (Wir) plädieren für eine Theorie des *szenischen Erinnerns der Shoah*, die als *wortloser Symbolismus* bzw. als nichtsprachliche Form der Symbolbildung verstanden werden kann."[86]

Dieser „wortlose Symbolismus", hier nicht bezogen etwa auf Kunst- oder Musiktherapie, sondern auf eine entscheidend über Sprache erfolgende psychoanalytisch geprägte Psychotherapie, ist einerseits ein Widerspruch in sich. Zum anderen aber, so meine auch ich, sind wir hier mitten in dem, was es heißt, mit den Auswirkungen der Shoah zu tun zu haben – außerhalb und innerhalb von Therapie.

Ein schwieriger Abschied

Ich denke an die Abschlussphase in der Arbeit mit Herrn O. Sein Vater war wegen seiner teiljüdischen Abstammung zunächst von den Nazis verfolgt worden, konnte dann aber relativ „unbeschadet" überleben. In der mütterlichen Familie hatten Verwandte, die der SPD angehörten, sich durch Flucht retten können. Insofern sei ja „insgesamt nichts Schlimmes passiert", so versicherte Herr O. mir wiederholt und quittierte mein gelegentliches Nachfragen in diesen Richtungen mit indigniertem Stirnrunzeln. Sollte ich insistieren? Ich sah keinen Anhaltspunkt bei ihm, der das gerechtfertigt hätte. Die Therapie ging gut voran. Doch zu einem Zeitpunkt, als wir eigentlich allmählich abschließen konnten, breitete sich ein sonderbares

[86] Kurt Grünberg und Friedrich Marker (2016), S. 238f.

Muster aus: Wir waren intensiv an einem sensiblen Punkt, und genau danach kam es zu einer Unterbrechung. Das lief mehrfach so ab. Begründungen gab es genug, aber sie erschienen mir von Mal zu Mal fadenscheiniger. Ich klopfte ab, ob es eine Verstimmung mir gegenüber gab, suchte auch Unterstützung von außerhalb, nichts. Es blieb rätselhaft.

Ich war ärgerlich, irritiert, dachte daran, Herrn O. etwa mit den Worten zu konfrontieren: „So kann ich nicht weiter mit Ihnen arbeiten, mein Vertrauen schwindet, ich denke daran, die Therapie zu beenden!“ Aber damit wäre ich ja um mich gekreist, um meine Befindlichkeiten, statt nochmals, zum so oft wiederholten Male, zu überlegen, was hier eigentlich geschah.

Zu diesem erneuten Nachsinnen gehörte dann, an Grünbergs szenisches Erinnern der Shoah zu denken. Und da ging mir plötzlich auf: Es sollte nicht zu einem üblichen Therapieabschluss kommen, bei dem man Rückblick auf die gemeinsame Arbeit hält, nach vorne schaut und sich freundlich verabschiedet. Nein, in der Shoah gab es solche Abschiede nicht! An deren Stelle waren Tod und Vernichtung getreten. Dem waren Herrn O.s Eltern zwar entkommen, wie er immer wieder betonte – aber wohl doch nur äußerlich. Angst, Schrecken, Schmerzen hatten sie wahrscheinlich von ihrem Sohn fernzuhalten versucht. Doch was alles wird er davon in sich aufgenommen haben? Ich nehme an, hier lagen entscheidende Gründe für sein eigenartiges, nicht zum sonstigen Therapieverlauf passendes Verhalten.

Ich setzte mich sehr für einen Abschied ohne Weglaufen ein. Es gelang. Das Wichtigste dabei war, dass der Dialog zwischen uns nicht zerbrach. Und was die tiefsten Abgründe betraf, so glaube ich, wir haben uns eher wortlos darüber verständigt. Wir haben den Kontakt zwischen uns dadurch nicht zerstören lassen. So hoffe ich.

Einige wichtige Autor:innen

Neben der Psychoanalyse, die mein Hauptbezugssystem ist, gibt es gerade hinsichtlich des Traumathemas eine große, kaum noch überschaubare Fülle von Ansätzen. Da ist zunächst die Aufstellungsarbeit in ihren verschiedenen Formen. Hier wurden schon in Zeiten, als das anderswo noch ausgeblendet war, sowohl Hintergründe aus NS-Zeit und Krieg als auch verschiedenste Traumatisierungen einbezogen. Durch Klientinnen und Klienten, die auf diesem Weg an der Auflösung transgenerationaler Verstrickungen gearbeitet hatten, bekam ich viele gute Erfahrungen mit. Ich selbst habe keine direkten Einblicke zu diesem Vorgehen, aber hier gilt, was ich zuvor über Kooperationen sagte.

Im Umfeld vor allem von Verhaltens-, Hypno-, Ego-State-, systemischer Therapie sind für die Traumaarbeit hochbedeutsame Konzepte und Praktiken entwickelt worden. Besonders hervorzuheben ist, dass hier oft die Kombination verschiedener Methoden angewandt wird.[87]

Auf mehrere Autor:innen, die mir hier besonders wichtig sind, gehe ich im Kapitel *Psychotherapie: Dialog vor dem Hintergrund von Trauma* näher ein. Gerade sie, nämlich Léon Wurmser, Ilany Kogan und Judith Herman, haben mich darin bestärkt, dass eine intensive und klarsichtige Traumaarbeit mit der Perspektive von Dialog zusammenhängt.

Der langjährige Mitarbeiter von Judith Herman, Bessel van der Kolk, gibt in seinem Werk *Verkörperter Schrecken* einen umfassenden Überblick zum aktuellen Wissensstand und zu seinen eigenen Forschungen. Sodann beschreibt er ein großes Spektrum an Behandlungsmöglichkeiten. Diese reichen von sprachgebundenem Arbeiten über den Einsatz von Medikamenten bis zu speziellen Ansätzen der Körperarbeit.

---

[87] Siehe etwa Katharina Drexler (2018).

> „Welche dieser Möglichkeiten in einem bestimmten Fall die beste ist, lässt sich nur in Kenntnis der konkreten Situation beantworten. Bei den meisten Patienten, mit denen ich persönlich zu tun hatte, erwies sich eine Kombination der genannten Faktoren als sinnvoll. Dies zu erforschen und zu praktizieren, habe ich zu meiner Lebensaufgabe gemacht.“[88]

Sodann weise ich hin auf einen der Pioniere der Traumaforschung, nämlich Peter Levine.[89]

Ein riesiges Werk in dieser Richtung hat Ellert Nijenhuis geschaffen, das von medizinischer Grundlagenforschung bis in die philosophische Reflexion rund um die Traumathemen reicht. Angesichts der vielen Zerstückelungstendenzen in unserer Welt und gerade beim Trauma geht es ihm um eine Überbrückung dualistischer Konzepte. Hier sei kurz zitiert, wie er davon die Forschenden und die therapeutisch Tätigen nicht ausnimmt. Am Schluss eines Artikels über Dissoziation schreibt er:

> „Zur Wissenschaft gehören in entscheidendem Maße auch die Bedürfnisse, Wünsche, Affekte, Interessen, Vorstellungsbilder, Talente und Einschränkungen von Wissenschaftlern (…). Das gilt in gleicher Weise auch für Therapeuten und Kliniker. (…) Und so vollführen beide, Kliniker und Patienten, einen Tanz, in dem sie einander fortwährend beeinflussen.“[90]

Trauma und Dialog durchdringen einander…

Weiterhin nenne ich Werner Bohleber, der als langjähriger Herausgeber der Fachzeitschrift *Psyche* umfassend den Stand von Forschung und Praxis auf dem Gebiet der Psychoanalyse überblickt, in

---

[88] Bessel van der Kolk (2015), S. 11.
[89] Siehe etwa sein Buch von 2011.
[90] Ellert Nijenhuis (2019), S. 76.

Deutschland und international. Das schlägt sich in seinem Buch *Was Psychoanalyse heute leistet* profund nieder. Hier ist dem Traumathema breiter Raum gewidmet.

Luise Reddemann ist mittlerweile eine der bekanntesten Traumatherapeut:innen Deutschlands.

> Ihr „Therapieansatz ist ein integrativer und theoretisch psychodynamisch begründet. Wir meinen, dass die Psychoanalyse mit ihren Konzepten von Übertragung und Gegenübertragung und vom Unbewussten eine hilfreiche Verstehensgrundlage bietet, die klassischen psychoanalytischen Interventionen aber modifiziert werden sollten, um den Anforderungen, die traumatisierte Menschen an eine Behandlung stellen, gerecht zu werden.“[91]

Reddemann hat den Behandlungsansatz der „Psychodynamisch Imaginativen Traumatherapie“ entwickelt. Sie betont dabei die Eigenkompetenzen der Patient:innen und stellt ihnen und den Therapeut:innen eine Vielzahl von Übungen zur Verfügung. Es geht darum, zunächst innere Stabilität zu finden und erst auf dieser Grundlage, sofern gewünscht, sich intensiver mit dem erlittenen Schrecken auseinanderzusetzen, schließlich die eigene Geschichte anzunehmen und zu integrieren.

Einschlägig für unser Thema ist auch ihr Buch über die seelischen Folgen von NS-Zeit und Zweitem Weltkrieg.[92] Das Schwergewicht liegt bei Kriegskindern und Kriegsenkeln, doch wird dabei die spezielle Situation der Nachkommen von Verfolgten nicht übersehen.[93]

Ihre Schülerin Katharina Drexler hat insbesondere eine differenzierte Vorgehensweise bei transgenerational übertragenen Traumatisierungen entwickelt.[94]

---

[91] Luise Reddemann (2016), S. 19f.
[92] Luise Reddemann (2018).
[93] Ebda., S. 47ff.
[94] Katharina Drexler (2018).

Auf Michaela Hubers bedeutende Arbeit zum Traumathema wurde bereits im Kapitel *Trauma und verstörende Lebenserfahrungen* eingegangen. Der zweite Band ihres Grundlagenwerks widmet sich umfassend Fragen der Behandlung.[95] Das macht sie sowohl mit Blick auf Hilfesuchende als auch auf Therapeut:innen. Profund und sorgfältig weist sie auf viele einzelne Punkte hin, die für beide Seiten zu beachten sind. Sie scheut auch nicht vor der Frage zurück, inwieweit Frauen und Männer verschiedene Therapien brauchen. Eingeschlossen ist ein Kapitel über die Arbeit mit rituell misshandelten Menschen. Dies finde ich auch mit Blick auf eigene Erfahrungen in dieser Arbeit besonders wichtig und verdienstvoll.

Ingeborg und ich haben zwar hinsichtlich Traumatisierungen und verstörenden Lebenserfahrungen den Fokus auf der deutschen Vergangenheit, doch schließt das die Arbeit mit Migrantenfamilien ein, verschiedentlich auch mit Geflüchteten von heute. Stellvertretend in der Literatur sei hier auf das Buch von Klaus Ottomeyer hingewiesen: *Die Behandlung der Opfer. Über unseren Umgang mit dem Trauma der Flüchtlinge und Verfolgten*. Es ist 2011 erschienen und leider inzwischen eher noch aktueller. Viele Traumatisierte kommen zu Wort. Und mit Blick auf die Zuschauenden sprach Ottomeyer bereits damals von einer „Lockerung des moralischen Korsetts".[96]

Fazit

Mit der Auswahl der vorstehend genannten Autor:innen und der jeweils wiedergegebenen Punkte, verbunden mit dem zuvor Gesagten, hoffe ich einen genügend weiten, aber auch noch nachvollziehbaren Bogen geschlagen zu haben. Die Traumatisierungen sind endlos, und so lassen sich auch die Bemühungen um ihre Behandlung nicht mit einem „übersichtlichen Raster" fassen. Gleichwohl gibt es darin

---

95 Michaela Huber (2003a).

96 Klaus Ottomeyer (2011), S. 11.

für mich eine Richtung, und die haben wir mit dem Titel dieses Buches auszudrücken versucht: Dialog statt Trauma.

Widerspruch

Wenn diese uns so wichtige Linie „Dialog statt Trauma“ nicht in einer rosaroten Wolke versinken soll, braucht es zugleich den Widerspruch. Deshalb seien dem die folgenden Worte zur Seite gestellt, mit denen Natan Kellermann, Sohn einer Auschwitz-Überlebenden, das erste Kapitel seines Buches *Holocaust Trauma* beginnt:

> „Versuchen Sie sich vorzustellen, wie es dort und damals war. Stellen Sie sich die systematische Zerstörung eines ganzen Volkes vor. Stellen Sie sich das größte Übel vor. Stellen Sie sich die schlimmsten und dunkelsten Momente vor, vom Massenmord bis zu den gleichgültigen Massen: diejenigen, die die Verbrechen nicht selbst begangen haben, die es aber wussten und es sahen, aber nicht dagegen aufstanden. Bilder von Rauch und von Massengräbern; Bilder von Tausenden von Menschen, die zusammengetrieben und deportiert wurden; Bilder von Feuer.
> Heute scheint das undenkbar. Doch heute versuchen wir, es uns vorzustellen. Wir stellen es uns vor, mit Absicht, nämlich um uns zu erinnern. Wir tun dies, um der Millionen Menschen zu gedenken, die durch die Nazis ums Leben kamen. Wir gedenken der Opfer des Zweiten Weltkriegs, die brutal ermordet wurden. Dazu gehören nicht nur die sechs Millionen Juden, sondern auch zahlreiche andere Opfer: die Roma und Sinti, die Homosexuellen, die Zeugen Jehovas, die Geistlichen, die Intellektuellen, die Kommunisten, die Behinderten und alle, die dem Nazi-Regime Widerstand leisteten.
> An alle muss erinnert werden, und niemand darf vergessen werden.“[97]

---

[97] Natan Kellermann (2009), S. 1 (Übersetzung Jürgen Müller-Hohagen).

Schule und Trauma

Schule – traumafördernd?

Der grundsätzliche Konsens in unserem Land sieht ungefähr so aus, dass Schule, abgesehen von „bedauerlichen Einzelfällen“, nicht traumatisierend sein könne. Wenn so etwas vorkommen sollte, lägen in erster Linie Probleme der Familie zugrunde, insbesondere Gewalt. Dass aber durch die Strukturen der Schule Traumatisierungen entstehen können, sei äußerst unwahrscheinlich.

Ingeborg sieht das anders. Ihr Erfahrungshorizont umfasst staatliche Grund- und Hauptschulen in Nordrhein-Westfalen, Beteiligung am dortigen Schulversuch 9. Klasse, Montessori-Schulen in München als Lehrerin und in Wertingen als Rektorin, Vorstandmitglied im Montessori Landesverband Bayern von 2000 bis 2014, Fortbildnerin in Montessori-Pädagogik seit 30 Jahren, Lehrbeauftragte an drei bayerischen Universitäten. Sie verfügt also über einen weiten Überblick sowohl zu staatlichen als auch alternativen Schulen. Auf dieser Basis ist sie mehr und mehr zu dem Schluss gekommen, dass es beim Thema Schule und Trauma in erster Linie nicht um bloße Einzelfälle geht, sondern um Grundsätzliches. Das System der herkömmlichen Schulen trägt verschiedene Elemente in sich, die traumafördernd wirken können. Natürlich steht dies jeweils im Zusammenhang mit möglichen anderen Faktoren, etwa aus den Familien, der Arbeitswelt oder aus der Gesellschaft insgesamt.

Im Folgenden unternimmt es Ingeborg, anhand eigener, ganz konkreter Erfahrungen einige Problemfelder sichtbarer werden zu lassen, um gängige Schulpraxis auf mögliche traumatisierende Wirkungen abzuklopfen. Keineswegs geht es ihr darum, das enorme Engagement und den Ideenreichtum vieler Lehrkräfte an herkömmlichen Schulen zu negieren oder eine generelle Überlegenheit der von ihr gelebten Montessori-Pädagogik zu behaupten. Dass allerdings von hier aus seit Maria Montessoris bahnbrechenden Neuerungen viele Impulse für eine kindgerechtere Schule ausgehen und Ingeborg davon sehr überzeugt ist, soll nicht verschwiegen werden.

Die folgenden Ausführungen sind in Ichform geschrieben. Aber wir haben alles miteinander diskutiert und bearbeitet.

Nach Alter sortiert

Es war vor vielen Jahren in Düsseldorf während meiner Zeit an einer dortigen Hauptschule. Ich saß nachmittags in einem Park und ruhte mich von verschiedenen Aktivitäten aus. Ich war müde, freute mich an der Sonne, schaute in die Weite – und erst nach einiger Zeit fielen mir die Kinder und Jugendlichen auf, die rings um den Spielplatz herum fröhlich Ball spielten, im Sand gruben, ein Fahrrad ausprobierten. Ein friedliches Bild war das von Drei- und Vierjährigen bis hin zu Jugendlichen von etwa fünfzehn Jahren, die auf einem Mäuerchen hockten und Musik hörten.

Da schoss mir ein Gedanke in den Kopf: Altersmischung war das doch, ganz natürlich, zwanglos, harmonisch – warum aber gab es sie an unseren Schulen nicht? Dieses Thema hat mich dann nicht mehr losgelassen. Viele Fragen schlossen sich an:

- Wer überhaupt kam auf die Idee, die Kinder und Jugendlichen altersmäßig zu sortieren?
- Ist es aus dem Grund geschehen, alles besser „im Griff“ zu haben?
- Sind die Bedürfnisse der Schülerinnen und Schüler in einer altersgleichen Gruppe wirklich bei allen gleich?
- Die pädagogischen Teams sind altersgemischt, die Elterngruppen einer Klasse ebenso. Sogar die Gruppen im Kindergarten sind es. Wieso nicht an den Schulen?
- Warum nehmen wir das als gegeben hin an allen Schularten? Was steckt dahinter?
- Soll die heftige Rivalität, der Konkurrenzkampf zwischen gleichalten Kindern und Jugendlichen unbedingt weiterbestehen?

- Lernt tatsächlich jede/r am besten, wenn alle in einer Klasse am gleichen Tag den gleichen Stoff bearbeiten?
- Soll vielleicht auch das Helfen nicht so stattfinden, wie es eigentlich möglich wäre?

Helfen ist im natürlichen Lebensprozess verankert. In der altersgleichen Klasse wird aber jemand Leistungsschwächeres sehr leicht als Mensch insgesamt zum Schwächeren und entsprechend abgewertet. Das gräbt sich ein ins Selbstgefühl – oft für ein ganzes Leben.

Hier liegt ein entscheidender Punkt, warum Schule traumafördernd sein kann. Unter diesen Bedingungen werden bereits vorhandene Traumatisierungen vertieft, oder es entstehen sogar neue. Das aber bleibt meist unsichtbar.

Zwischen Trauma und Solidarität

Hanna geht seit ein paar Tagen ins Gymnasium. Ihre erste Fremdsprache dort ist Französisch. Das ist neu für sie. In der Grundschule hatte sie schon etwas Englisch gelernt, mehr spielerisch.

Eines Morgens wird ihr klar, dass sie die Hausaufgaben für Französisch nur halb gemacht hat. Sie kann die Vokabeln mündlich, aber nicht schriftlich. Spontan entschuldigt sie sich am Beginn der Stunde bei ihrer Lehrerin. Was passiert aber dann? Hanna wird von dieser aufgerufen, an die Tafel zu gehen und dort die neuen Vokabeln aufzuschreiben, welche die Lehrerin ihr auf Deutsch nennt. Hannas Hinweis, dass sie das nicht kann und sie sich dafür entschuldigt hat, wird von der Lehrerin nicht beachtet. Hanna ist geschockt. Sie kämpft mit den Tränen. Die Aufgabe kann sie nur teilweise erfüllen. Beschämt schleicht sie anschließend an ihren Platz.

Ein Glück aber: In der Pause kommen die Mädchen der Klasse, die sie alle noch nicht gut kennt, zu ihr. Sie trösten sie ganz rührend. Hanna lässt das zu. Sie ist erleichtert, dass nicht nur sie die Szene als ungerecht sieht. Sie spürt die Solidarität der Mädchen.

Hanna berichtet den Vorfall zu Hause. Ihre Eltern fangen sie auf. Der Vater will gleich die Lehrerin anrufen. Doch Hanna wehrt ab: „Da wird alles noch viel schlimmer.“ Muss Schule so sein? Doch für Hanna ist es wichtig, dass sie Eltern und Großeltern hat, die ihr Halt geben, die sie stützen und denen sie voll Vertrauen diesen schwierigen Vorfall erzählen kann – damit es nicht am Ende in Richtung Trauma geht.

Schule – das macht sprachlos

In einem Montessori-Seminar, das ich an einer bayerischen Universität gab, sprang eine Studentin spontan auf, als wir auf der Basis eines Textes von Maria Montessori über die Haltung der Pädagog:innen gegenüber Kindern und Jugendlichen sprachen, nämlich als achtsam Beobachtende, Begleitende und Helfende. Die Studentin rief aufgeregt: „Da muss ich dringend was berichten! In diesem Semester war ich so froh, im Tagespraktikum eine junge, so gut wirkende Ausbilderin erhalten zu haben. Doch gestern musste ich eine Szene verfolgen, die mich sprachlos machte. Die nette Lehrerin redete mit einem Jungen aus dieser 3. Klasse. Ihre Worte: ‚Du bist einfach dumm – und da können wir auch nichts machen!‘“ Die Studentin war fassungslos und wütend. Die Teilnehmer:innen des Seminars schwiegen erschüttert. Was für ein Urteil!

Wenig Mitfühlen

Ein Vater hat mir diese einschneidende Lebenserfahrung mitgeteilt, als wir über seinen pubertierenden Sohn sprachen.

Damals in diesem Alter war für ihn, Herrn A., die Welt eingestürzt. Völlig überraschend war sein Vater eines Nachts gestorben. Seine Mutter war verzweifelt, hilflos. Natürlich befreite sie ihn erst einmal von der Schule. Schock, Ängste vor der Zukunft, tiefe Traurigkeit, Verlassenheit spürten sie alle, doch darüber sprechen? Er sei starr gewesen vor Verzweiflung. Die Tage bis zur Beerdigung schienen endlos zu sein. Die Trauerfeier – furchtbar zu ertragen. Die vielen Menschen! Am Tag danach ging er wieder in die Schule. Er war dreizehn Jahre alt, besuchte das Gymnasium. Mit seinem engsten Freund sprach er etwas über den Tod des Vaters. Die Lehrkräfte waren informiert, ein oder zwei sagten ein paar Worte, andere nickten ihm irgendwie zu. Aber ihn näher ansprechen, ihn zu trösten versuchen, Hilfe anbieten?

Erst viele Jahre später habe er gemerkt, wie sehr er damals solch eine Unterstützung gebraucht hätte, einen Raum, in den hinein seine Verzweiflung sich hätte äußern können, sicherlich nach anfänglichem Zögern und Abwinken. Dialoge wären so wichtig gewesen statt Rückzug in weitere Isolation. Schule wäre eine Alternative gewesen zur schockgefrosteten Familie. Erst einmal hier sich zu Hause fühlen können in all der Verunsicherung. So aber blieb nur das Festhalten an guten Leistungen.

Heute, in unserem Gespräch konnte Herr A. ausrufen: „Warum sprach mich denn keiner wirklich an? Sie wussten es doch. Warum sagten sie nichts? War das denn nicht wichtig? Immer nur diese vermaledeiten Noten! Und genau so etwas möchte ich nicht bei unserem Sohn! Er soll uns alles sagen können!"

Wie gut, dass dieser Vater sich im Elterngespräch so offen über seinen schweren Hintergrund äußern konnte. Er war jetzt nämlich in Gefahr, ganz im Gegenteil zum selbst Erlebten, den Sohn so sehr mit Fürsorge zu bedenken, dass diesem zu wenig an eigenem Entwicklungsraum blieb. Mit einem Mal wurde uns ein wichtiger Grund klar, warum der Junge im Augenblick besonders rebellierte.

Die Weitergabe von Trauma kann sehr verwickelt vor sich gehen. Stattdessen Dialog zu wagen, dafür steht mir dieser Vater bis heute vor Augen.

Ziffernnoten und Trauma

Die Schulnoten haben einen gewaltigen Einfluss auf unser ganzes Leben. Sie wirken bei den allermeisten Menschen sehr wesentlich auf den beruflichen und persönlichen Lebensweg ein. Sie können zu Erkrankungen beitragen, manchmal sogar zu Selbstmorden, auf der anderen Seite aber auch zu Stolz bis hin zu Arroganz. Ziffernnoten sitzen zeitlebens tief in unserem Denken und Fühlen – wir fürchten, beruflich oder sogar privat eine „Fünf" oder „Sechs" zu erhalten, und träumen von „Einsen mit Stern". Im Extremfall empfinden wir uns insgesamt als „Fünfer".

An den Tagen der Zeugnisausgabe sind Familienberatungsstellen so wichtig wie sonst kaum. Sogar in den Medien wird auf sie hingewiesen. Und immer wieder werden schwerwiegende Langzeitfolgen sichtbar, bei Kindern und Jugendlichen und ebenso bei den Eltern.

Wer das Glück hat, dass bei Klassentreffen vertrauensvolle Gespräche möglich sind, kann unter Umständen noch Jahrzehnte später von solcher Not erfahren oder endlich selbst davon berichten. Dann fallen eventuell sogar Sätze wie dieser: „Mir wird jetzt erst klar, Markus wurde damals traumatisiert durch Lehrer Huber."

Können simple Ziffern wirklich so viel aussagen, wie ihnen zugeschrieben wird? Ist Leistung denn nicht weitaus komplexer, als es sich mit diesem Primitivmodell abbilden lässt? Besteht nicht geradezu zwangsläufig die Gefahr, dass sich das Kind insgesamt mit den schlichten Befunden gleichgesetzt fühlt und sich dann entsprechend be- und vor allem abwertet?

Wir sehen in der Praxis der Ziffernnotengebung eine starke Förderung von bereits bestehenden Traumatisierungen oder Verstörungen, unter Umständen auch deren direkte Verursachung.

Alternative Schulen, zum Beispiel die Montessori-Schulen in Bayern, sind aus diesem sinnlosen Machtsystem ausgestiegen.[98]

---

[98] Näheres dazu im Kapitel *Schule: Dialog statt Trauma*.

Die Macht der Fehler

„Fehler“ – unendlich viele und unendlich schreckliche Dramen ranken sich um diesen Begriff, der in der herkömmlichen Pädagogik einen zentralen Stellenwert einnimmt.

„Du hast viele Fehler gemacht“ – oft entwickelt sich daraus in den Kindern: „Ich bin falsch“, im Extrem sogar: „falsch als ganzer Mensch.“

Diese Fehlerfixierung, die eng mit den Strukturen der Leistungsfeststellung zusammenhängt, ist eindeutig traumafördernd. Wie viele Tragödien gibt es in Familien, was alles hörte ich schon damals an der Regelschule von Eltern, Kindern und Jugendlichen. Es war aber schwierig, solche Überlegungen mit Kolleg:innen zu teilen. Es herrschte Angst, die hierarchischen Strukturen zu kritisieren. Also stand ich erst einmal in dieser Hinsicht ziemlich allein.

Ist es denn hilfreich für Kinder und Jugendliche, wenn die Fehler gezählt werden? Ist es nicht sinnvoller, wenn die richtig gelösten Aufgaben summiert werden – wie zum Beispiel beim Portfolio?[99]

Im Kapitel *„Da habe ich einen Fehler gemacht“* unseres gemeinsamen Montessori-Buchs habe ich geschrieben:

> „Ich erinnere mich an meine eigene Schulzeit, an mein Studium, an meine praktische Ausbildung zur Lehrerin. Fehler waren tabu! Furchtbar, grausam! Fehler durften uns nicht passieren! Der Satz ‚Durch Fehler lernen wir‘ war mir fremd. Wir wurden fertiggemacht, abgekanzelt, wenn wir zum Beispiel in unseren vorbereiteten Stunden einen Einstieg gewählt hatten, der den Ausbildern nicht passte! Wie hat sich das ausgewirkt? Wie ist das heute? Kann ich Fehler zugeben (…)? Kann ich sie als Etappe auf meinem Entwicklungsweg sehen? Oder bin ich noch dem alten Bild verhaftet, wonach gerade Lehrerinnen und Lehrer keine Fehler machen dürfen? Das sind doch absurde Ansprüche.“[100]

---

[99] Näheres dazu im Kapitel *Schule: Dialog statt Trauma*.

[100] Ingeborg und Jürgen Müller-Hohagen (2008), S. 134.

Hausaufgaben – Anlass zu Dauerdramen

In zahllosen Familien herrscht an vielen Nachmittagen regelrecht Kriegsstimmung. Die Eltern mutieren dann leicht zu „Hilfslehrer:innen". Solche Rollenverschiebungen führen oft zu emotionalen Störungen in der Beziehung zwischen Eltern und Kindern und verstärken die Lernwiderstände beziehungsweise Lernverweigerung der Kinder gegenüber der Schule.

Ein Beispiel: Es ist abends gegen 20 Uhr. Fritzi ruft ihre Oma an: „Ich kann nicht mehr. Ich habe noch soo viele Hausaufgaben bis morgen. Ich bin soo müde. Vorhin hat es zwei Stunden beim Arzt gedauert. Ich habe solche Angst, das nicht zu schaffen! Da bekomme ich sicher wieder eine Strafarbeit aufgebrummt. Was soll ich nur machen?"

Die Oma fragt: „Was fällt dir am leichtesten?" „Deutsch." „Was musst du machen?" „Eine Grammatik-Übung." „Wenn du die fertig hast, ruf mich an, dann besprechen wir alles Weitere."

Nach 30 Minuten ruft Fritzi an. „Was möchtest du als nächstes machen?" „Französisch. Antworten zu Fragen bei Kapitel 6." „Brauchst du Hilfe dabei?" „Nein, danke, das schaffe ich schon."

Die Gespräche gehen bis 22.30 Uhr. Dabei stellt sich heraus, dass nicht der ganze Berg an Hausaufgaben heute noch erledigt werden muss. Fritzi hatte vor lauter Angst den Überblick verloren.

Gut, dass die Oma zu Hause war und Zeit hatte. Gut, dass sie nicht in Panik kam. Gut, dass Fritzi Vertrauen zu ihrer Oma hat. Gut, dass es diesen Rückhalt gibt zusätzlich zu den Eltern, die manchmal aber auch so schon völlig an ihren Grenzen sind, zumal in Corona-Zeiten. „Und dann noch diese ewigen Hausaufgaben!"

Ist das alles sinnvoll? Soll Schule so sein? Mit Druck und Angst? Und was machen Kinder, die nicht so eine Oma haben und Eltern, die sich kümmern können? Ist es überhaupt sinnvoll, dass Kinder nur den Stoff bearbeiten, der ihnen „befohlen" wird? Sind sie denn für diesen Stoff motiviert? Und das sollen alle aus einer Klasse zur gleichen Zeit machen?

Lehrkräfte - ziemlich allein

Wie war es noch in meinem Studium, während der Zeit am Pädagogischen Seminar und der Arbeit an den staatlichen Schulen? Ich musste einfach „gut“ sein. Da galt es für eine positiv beurteilte Stunde einen originellen Einstieg zu finden und eine möglichst attraktive Darbietung des neuen Stoffs zu geben. Das ist ja sinnvoll. Doch dann: Es musste zugleich ein geschicktes Abfragesystem eingeführt werden. Dies alles vollzog sich in der unausgesprochenen Erwartung, dass sämtliche Kinder zur gleichen Zeit das gleiche Interesse und das gleiche Aufnahmevermögen für meine Bemühungen hätten.

Zwar war mir schon bald dieses System suspekt geworden, aber was sollte ich tun? Ich durfte keinen Fehler machen – das war klar!

Dazu kam die Konkurrenz unter den Kolleg:innen. Und die vielen Tests, Schulaufgaben, die ich geben musste – und dann korrigieren und bewerten. „Kontrolletti“ ist ein ironischer Ausdruck für dieses Konzept. Ich fühlte mich sehr allein.

Zum Glück konnte ich schon an meiner ersten Stelle mit drei Kolleginnen einen vertrauensvollen Kontakt aufbauen.

Warum gab es keine Supervision oder ähnliches für uns junge Lehrkräfte? Supervision, wo ich meine Sorgen, Unsicherheiten, Konflikte mit einzelnen Kindern, mit Eltern vertrauensvoll hätte besprechen können? Stattdessen äugte der heillos überforderte Rektor voll Skepsis, was wir Junglehrerinnen da an Neuerungen einzuführen suchten.

Viele Jahre später hörte ich von meinem Schulrat im Landkreis Dillingen, dass er für die Lehrkräfte der staatlichen Schulen einen Supervisor gefunden hatte und diese Möglichkeit kostenlos anbot. Aber es hatten sich nur drei Kolleginnen gemeldet! Das waren zu wenige für eine Gruppe. Warum haben nur sie Supervision als Chance für sich erkannt? Hatten die anderen vielleicht Angst, ausgehorcht, ausgetrickst zu werden? Oder befürchteten sie, dass ihre „Fehler“ oder gar ihre „Unfähigkeit“ ans Licht kämen?

Supervisor:innen sind wie alle Gruppenmitglieder zu Stillschweigen über die Inhalte der jeweiligen Sitzung verpflichtet. Also liegt die Frage nahe: Wollten die Kolleginnen und Kollegen so allein bleiben hinter den Türen ihrer Klassenräume, wie sie es seit jeher gewohnt waren? Niemand sollte Einblick bekommen, auch nicht indirekt?

Es wundert mich schon lange nicht mehr, dass so viele Lehrkräfte in vorgerücktem Alter mit Burnout und Depressionen zu tun bekommen. Alleinsein ist krankheits- und unter Umständen sogar traumafördernd.

Eltern müssen draußen bleiben

Kinder und Jugendliche spüren sensibel heraus, ob zwischen Elternhaus und Schule gut und ehrlich zusammengearbeitet wird. Sie merken genau, ob „getuschelt" und hinter dem Rücken abfällig geredet wird.

Ich erinnere mich an Peter. Er war ein Schüler der staatlichen Mittelschule, 7. Klasse. In der Schule wirkte er hilflos und ängstlich. Er verhielt sich äußerst unselbstständig. Die Eltern waren verunsichert. Sie hatten den Eindruck, dass er überfordert war. Über all das hätten sie gern mit den Lehrkräften gesprochen oder einmal in der Klasse hospitiert, um zu sehen, wie es ihrem Sohn dort erging. Aber das sei nicht möglich. Der einzige Elternabend im Jahr war schon vorbei, der nächste würde in fünf Monaten stattfinden. Was tun? Sie wagten es nicht, auf einem Gespräch mit der Lehrerin zu bestehen. Sie waren Migranten.

Ein zweites Beispiel: Ein Vater, der eine Tochter in der staatlichen Grundschule hatte, seine ältere Tochter auf dem Gymnasium, erzählte mir Folgendes:

„Ich bin Architekt und habe viele Ideen, wie man die beiden Schulgebäude meiner Töchter kind- und jugendgemäßer umgestalten könnte. Es ließen sich Gruppenräume schaffen. Oder es bräuchte Regale, um kleine Bibliotheken in den Klassenräumen einzurichten. Etwas Farbe wäre auch schön. Und die öden Schulhöfe schreien nach Veränderung. Auch dafür hatte ich Ideen. Ich habe beiden Schulen Angebote gemacht, doch es gab kein Interesse. Als wäre das alles kriminell! Oder war es die Angst vor der Hierarchie? Dann habe ich mich in den Elternbeirat des Gymnasiums wählen lassen in der Hoffnung, dass mir dies mehr Einfluss geben könnte. Doch es war umsonst. Meine Frau hat in der Grundschulklasse angeboten, mit jeweils einer kleinen Gruppe von Kindern zu kochen. Abgelehnt. ‚Das steht nicht im Lehrplan', hieß es."

Wäre es nicht für die Kinder positiv, wenn Eltern in der Schule mitarbeiten dürften? Ehrenamtlich. Wenn Kinder auch auf diese Weise miterleben würden, man kann hier was machen, man kann aktiv werden? So was wäre doch die beste Traumaprophylaxe. Aber auch das steht ja nicht im Lehrplan.

Beklemmungen

Im Freundeskreis kamen wir in einer recht fröhlichen Runde auf die Schule zu sprechen. Ich erzählte von meinem Physikunterricht als Schülerin in den letzten drei Klassen des Gymnasiums. Das war in einer Kleinstadt in Nordrhein-Westfalen. Wir waren in dieser Zeit nur noch sechs Mädchen. Der Physiklehrer sagte am Schuljahrsbeginn zu uns: „Ihr nehmt nicht am Physikunterricht teil. Mädchen verstehen nichts von höherer Physik. Ihr könnt euch an den hinteren Tisch setzen und euch irgendwie beschäftigen. Wenn ihr nicht stört, bekommt ihr alle auf dem Zeugnis eine 4."

Dieses unglaubliche Vorgehen hat Folgen bis in die heutige Zeit. Alle Alltagsthemen, die irgendwie mit Mechanik, Elektrizität, Schwerkraft zu tun haben, sind mir fremd. Meine Augen werden glasig, wenn Jürgen mir hierzu etwas erklären will. Er verzweifelt daran. Die Söhne lachen mich aus.

Da unterbrach mich aus der vorher so unbeschwerten Runde unsere Freundin Erika: „Mir wurde damals vom Lateinlehrer vorgeworfen, dass ich nicht ‚abstrahieren' könne. Aber Schwierigkeiten hatte ich doch nur in diesem blöden Latein. Und bei diesem Lehrer.

In anderen Fächern war das nicht so. Auch nicht in meinem Beruf. Aber dieser Vorwurf hängt mir bis heute nach. Ich bin da wie eine Mimose. Bei der kleinsten Andeutung, ich könne irgendwas nicht richtig verstehen, fühle ich mich sofort ganz heftig angegriffen. Als sei ich dumm!"

Und dann berichtete Mathias. Sein Klassenlehrer konnte ihn nicht leiden. Er habe ihn oft vor allen Mitschülerinnen und Mitschülern ‚fertig gemacht' – wie Mathias es nannte. „Nur mühsam – und auch nur mit Hilfe eines Klassenkameraden – habe ich mein Abitur bestanden. Ich bin einfach nichts wert. Das hat mir die Schule vermittelt. Das führte auch dazu, dass ich mein Studium abgebrochen habe. Ich war verzweifelt. Ich begann zu trinken. Immer mehr. Es hat gedauert, bis ich mein Leben in den Griff bekam."

Alle waren ganz still. Bedrückte Stimmung. Mathias: „Ich will kein Mitleid!"

Frank erinnerte sich: „Bei mir war es die Musik. Wir mussten auch noch in der 10. Klasse vorsingen. Vor allen anderen in der Klasse. Ich traf die Töne nicht richtig. Alle lachten. Und der Lehrer sagte nur: ‚Du bist unmusikalisch, das ist einfach so, da kann man nichts machen.'"

Es war gut, dass dies alles endlich einmal gesagt, mit anderen geteilt werden konnte. Im weiteren Gespräch wurde deutlich, dass es bei allen, die gesprochen hatten, um weit mehr ging als bloß um einige unliebsame Begebenheiten während der Schulzeit. Nein, da waren tiefe Beklemmungen geblieben. Bei mir zeigen sie sich in den glasigen Augen, meinem völligen Vermeiden von allem, was irgendwie mit den Physikthemen der letzten drei Jahre zu tun hat (Optik dagegen, die wir in früheren Klassen hatten, macht mir keine solchen Schwierigkeiten). Frank bekommt Schweißausbrüche, wenn er irgendwo „Happy birthday" mitsingen soll. Mathias sagte: „Den Zusammenhang mit meinem Trinken habe ich noch nie so gesehen. Danke, ohne dieses Gespräch wäre ich nie darauf gekommen – über so viele Jahre."

Massive Beklemmungen waren es, die hier zur Sprache kamen. Beklemmungen heute noch. Dabei könnte man, von außen her betrachtet, über alle vier sagen, sie hätten doch ein erfolgreiches Leben geführt, seien anerkannt, also gäbe es keinen Grund für solche Gefühle. Nein, hier ging uns auf: Das alles waren Abwertungen gewesen, die nicht nur oberflächlich verletzten. Vielmehr beschädigten sie uns im Kern. Wir als ganze Menschen waren angeblich unfähig! So hatten wir es jedenfalls in dieser sensiblen Entwicklungsphase erlebt und fanden keine Wege, uns dagegen zu wehren.

Sind das alles nur ‚alte Geschichten'? Kann so etwas heute nicht mehr geschehen? Etwa, um nur einen Punkt zu nennen, gegenüber Migrantenkindern? Ist Schule dafür gedacht, Schüler und Schülerinnen zu demütigen? Wie weit ist sie traumafördernd? Auch heute noch? Darf darüber nachgedacht werden? Ist das ein Thema in der pädagogischen Ausbildung? Können solche Gefahren Thema werden in Konferenzen oder gar mit Hilfe von Supervisionen?

Dialoge statt Trauma…

Kritik am Traumakonzept

Für inhaltliche Kritik an den vorgestellten Traumakonzepten gab es bisher kaum Grund. Lediglich haben wir vorgeschlagen, Michaela Hubers Wortwahl „belastende Lebensereignisse" durch „verstörende Lebenserfahrungen" zu ersetzen.

Ernste Probleme dagegen sprachen wir an zum Umgang mit dem Traumabegriff. Wir nannten die verbreiteten Tendenzen zur Inflationierung und vor allem das mögliche Verstecken von Gewalt- und Schuldzusammenhängen hinter einem sich „unschuldig" gebenden „Ich bin / wir sind traumatisiert." In der Zuspitzung kommt es dabei zu einer Verkehrung von Täter:innen in vermeintliche „Opfer". Das hat große Bedeutung nicht nur beim Blick auf das NS-Reich und seine transgenerationalen Folgen.

Für eine Vertiefung dieser Kritik beziehen wir uns auf die Autorinnen Nathalie Zajde und Anne Freese.

Nivellierende Verallgemeinerungen

In dem Sammelband von José Brunner und Nathalie Zajde *Holocaust und Trauma*[101] stellt die französische Psychologin Nathalie Zajde ein zunehmendes Ausklammern der jeweiligen gesellschaftlichen Umstände rund um die individuellen Traumatisierungen fest. In ethnopsychiatrischer Perspektive hat sie sich außer mit der Shoah auch mit Erfahrungen nach aktuellen Völkermorden befasst. Das hat ihr geholfen, vorschnelle Verallgemeinerungen zu vermeiden.

Diese Gefahr bestehe, wenn man Konzepte wie das der Posttraumatischen Belastungsreaktion losgelöst vom Kontext verwendet.

[101] José Brunner und Nathalie Zajde (2014).

> „Eine junge Frau, die in der New Yorker Subway einer Vergewaltigung zum Opfer gefallen ist, kann hier ebenso gut gemeint sein wie ein Tutsi, der den Völkermord in Ruanda überlebt hat, ein Greis aus Sri Lanka, der die Tsunami-Katastrophe überstanden hat oder auch das überlebende Opfer eines Verkehrsunfalls in Bayern.“[102]

Vor solch einer einebnenden Verallgemeinerung ganz unterschiedlicher Traumatisierungen durch das Konzept der Posttraumatischen Belastungsreaktion wird aus verschiedenen Perspektiven noch in weiteren Beiträgen des Buches gewarnt, aus dem Zajdes Artikel stammt. Dort finden sich bedenkenswerte Hinweise auch für den therapeutischen Bereich.

Noch eingehender beschrieben werden solche Verallgemeinerungstendenzen in einem Buch der Wissenschaftshistorikerin Anne Freese.[103] Hier wird ein hervorragender Überblick gegeben zur Entwicklung des Traumakonzepts, ausgehend von Begrifflichkeiten wie „traumatische Kriegsneurose“, „Überlebendensyndrom der NS-Verfolgten“, „Seelenmord“, „psychologische Spätfolgen“, „Stress“ bis hin schließlich zum „Post-Vietnam-Syndrom“ amerikanischer Soldatenveteranen.

Freese beschreibt, wie es in den USA enormer Anstrengungen auf dem Feld der psychiatrischen Berufspolitik bedurfte, bis schließlich in das 1980 grundlegend revidierte Diagnosemanual DSM III die Kategorie „Posttraumatic Stress Disorder“ aufgenommen wurde. Erst in der Folge fand dies auch in Europa Eingang.

Dabei handelte es sich aber nicht nur um eine neue Kategorie unter vielen. Nein, sie bezeichnete einen grundlegenden Wandel im Verständnis psychischer Erkrankungen. Ursachen seelischer Gestörtheit wurden nicht mehr ausschließlich im Individuum festgemacht, etwa als „Anpassungsschwierigkeiten“ angesichts von Lebenssituationen, die für normale Menschen bewältigbar sein muss-

---

[102] Nathalie Zajde (2014), S. 18f.

[103] Anne Freese (2018).

ten – gemeint war hier ausdrücklich auch die Teilnahme von Soldaten am Krieg![104] Vielmehr wurde jetzt zugestanden, dass die Erfahrung solcher Situationen es sein kann, die zur Entstehung psychischer Störungen und Krankheiten führt. Was uns heute so selbstverständlich vorkommt, wurde damals erst in einer intensiven wissenschaftlichen und politischen Kampagne erkämpft![105]

Allerdings war für den Erfolg ein erheblicher Preis zu zahlen, auf den auch Zajde hinweist: Um die Traumakategorie durchzusetzen, wurde im Verlauf der Auseinandersetzungen immer mehr von den spezifischen Ursachen abstrahiert. Freese schreibt:

> „Nicht nur waren Vietnamveteranen und Holocaust-Überlebende Teil der beforschten Gruppe, sondern nun auch von Arbeitsunfällen und Katastrophenerfahrungen Betroffene. Ein ursprünglich eng verstandenes Phänomen erschien nun im Kontakt mit anderen psychiatrischen Forschungsfeldern als eine verallgemeinerbare Erscheinung und erfuhr dadurch einen enormen Bedeutungszuwachs."[106]

Nur dadurch konnten schließlich, wie angestrebt, Vietnamveteranen, die von seelischen Störungen betroffen waren, offizielle staatliche Hilfe erhalten. Erst ab 1979

> „galten die psychischen Leiden der Vietnamveteranen (…) als ‚service-connected'. Damit musste die sich bis dato sträubende Veteranenbehörde die PTSD als kriegsbedingtes Leiden anerkennen und medizinische und therapeutische Versorgungsmöglichkeiten für die Veteranen schaffen."[107]

---

[104] Ebda., S. 69. Vergleiche dazu auch, bezogen auf KZ-Überlebende, den 1963 erstmals publizierten Artikel des bekannten Psychoanalytikers Kurt Eissler: *Die Ermordung von wie vielen seiner Kinder muss ein Mensch symptomfrei ertragen können, um eine normale Konstitution zu haben?*

[105] Ebda., S. 60ff.

[106] Ebda., S. 70.

[107] Ebda., S. 75.

Hier stehen wir vor einer der zentralen Unklarheiten des Traumakonzepts: Endlich wurde von außen kommende Verletzung als solche anerkannt – zugleich aber ein Schleier der Verallgemeinerung darüber gelegt.

Ein sehr bedeutsamer Geburtsfehler – traumatisierte Aggressoren?

Eine weitere und sehr zentrale Problematik dieses im Zusammenhang mit dem Vietnam-Krieg entstandenen Konzepts möchten wir ansprechen. Es wurde und wird nämlich weithin übersehen, dass es sich bei diesen traumatisierten Veteranen um Menschen handelte, die selbst Gewalt ausgeübt hatten. Man befasste sich ja nicht mit der bombardierten vietnamesischen Zivilbevölkerung, sondern gerade mit denen, die den Tod über sie gebracht hatten – die amerikanischen Soldaten. Bei Zajde entdeckten wir einen entsprechenden Hinweis:

> „Damit das Überlebenden-Syndrom auch in der neuen Konstellation als Hauptangelpunkt dienen konnte, musste freilich sein Name geändert werden. Die Veteranen waren alles andere als Deportierte oder Lagerinsassen, hatten vielmehr selbst die Rolle der Aggressoren eingenommen. So verwandelte sich das Überlebenden-Syndrom, ohne inhaltliche oder logische Veränderung, zur berühmten Posttraumatischen Belastungsstörung.“[108]

Es war ein Riesenfortschritt, seelisches Leiden bei ehemaligen Soldaten ernst zu nehmen. Im gleichen Atemzug aber ihre Gewaltausübung auszublenden, das war und ist eine enorme Verleugnungsleistung. Vielmehr müssten die hier sich auftuenden Widersprüche zwischen Leiden und eigener Täterschaft ausgehalten werden.

---

[108] Zajde (2014), S. 23.

In Rutger Bregmans Buch *Im Grunde gut* werden wissenschaftliche Erkenntnisse wiedergegeben, wonach im Vietnamkrieg auf amerikanischer Seite viel mehr als noch im Zweiten Weltkrieg Soldaten zum Einsatz kamen, die zuvor gezielt aufs Töten konditioniert wurden. Genau das habe bei ihnen zur verstärkten Ausbildung von Traumatisierungen beigetragen.[109] Diese Befunde werfen ein noch schärferes Licht auf die angesprochenen Widersprüchlichkeiten rund um das Traumakonzept.

In Deutschland befinden wir uns diesbezüglich in einer angesichts der NS-Verbrechen nochmals zugespitzten Situation. Umso wichtiger ist es, beim Traumathema sauber zu denken und nicht etwa durch die Hintertür eine stillschweigende Exkulpierung von Täter:innen zuzulassen und am Ende, wie verschiedentlich geschehen, auch noch bei einem „Tätertrauma“ zu landen.[110]

Den Kontext der Verletzung einbeziehen

Gerade im Fall politischer Gewalt gilt es klar zu sehen, worauf sie regelhaft abzielt. Zajde sagt es so:

> „Bei Völkermord und anderen Massenangriffen ist die Attacke auf das Individuum intrinsisch mit jener auf seine Welt verbunden, das heißt mit der Zerstörung seiner angestammten Existenzbedingungen.“[111]

Dies gelte es, so Zajde, zu berücksichtigen, wenn man den Überlebenden helfen wolle. Anderenfalls trage man dazu bei, dass traumatisierte Menschen zusätzlich ihrer Welt entfremdet werden. Stattdessen gehe es darum,

---

[109] Rutger Bregman (2020), S. 249, 461.

[110] Selbstverständlich können auch NS-Täter:innen traumatisiert worden sein, aber nicht in Ausübung ihrer Täterschaft! Es anders hinzustellen, ist Teil der massenhaft praktizierten Umwandlung von Täter:innen in vermeintliche Opfer.

[111] Ebda. 38.

> „die Patienten bei der durch das Trauma ausgelösten Transformation zu unterstützen. Traumatisierte Menschen klagen oft, sie seien nicht mehr dieselben wie vor dem traumatischen Ereignis, sie seien ihrer ‚Existenz', ihrer Seele und ihrer Gedanken ‚beraubt' worden."[112]

Therapeutische Konzepte, die diese Verlusterfahrung berücksichtigen,

> „implizieren stets ‚unsichtbare' Kulturfaktoren – die Götter, die Verstorbenen, die Ahnen –, die die Lebenswelt der Patienten bevölkerten. Genau jene versuchten die Aggressoren zu vernichten, indem sie die Menschen vernichteten."[113]

Der Kontext der Verletzung ist einzubeziehen.[114]

Fazit

Eingangs sagten wir, unsere Kritik richte sich nur gegen einen missbräuchlichen Umgang mit Traumakonzepten. Gerade angesichts der Entstehungsgeschichte des Traumaansatzes sollte allerdings – bei aller Würdigung seiner großen Bedeutung – auch der Blick auf seine Grenzen nicht fehlen.

---

[112] Ebda.
[113] Ebda., 38f.
[114] In großer Intensität und Klarheit wird das Ineinander von kultureller und individueller Verletzung oder gar Vernichtung analysiert in dem Buch der Kulturphilosophin Barbara Schellhammer: *Fremdheitsfähig werden.* Ihre Untersuchung bezieht sich vor allem auf das Leiden von kanadischen Ureinwohnern unter grausamen Unterdrückungs- und Entfremdungsmaßnahmen von Regierung und Kirchen, was erst in jüngster Vergangenheit aufgedeckt und verändert wurde.

II. Dialog statt Trauma

Umgehen mit Widersprüchen

> „Sollen wir des Mutes ermangeln, diese innere Gegensätzlichkeit auszuhalten und den Widersprüchen in Erleben und Verständnis die Stirn zu bieten? Nur das Zusammengesetzte, Widersprüchliche ist wahr, (...); einfach und einheitlich sind ja eigentlich bloß die Lüge und die Täuschung.“[115]

Dieser Satz des Psychoanalytikers Léon Wurmser ist seit Langem eine unserer Landmarken. Nicht-Zulassen von Widersprüchlichkeit führt in die Lüge. Das ist ein individuell und politisch brisantes Thema. Wir Menschen sind zutiefst von Widersprüchen bestimmt. Erst recht sind schwierige Wirklichkeiten, innere und äußere, voll davon. Dies beseitigen zu wollen, hieße die Komplexität des Lebens zu negieren. Genau darum aber geht es, wenn Menschen traumatisiert werden. Widersprüchliches und Widersprechen sollen eliminiert werden.

Menschen im Widerspruch

In einem Buch des österreichischen Widerstandskämpfers Jean Améry finden sich zwei Aussagen, die zunächst völlig widersprüchlich scheinen:

[115] Wurmser (1989), S. 514.

> „Wer der Folter erlag, kann nicht mehr heimisch werden in der Welt. Die Schmach der Vernichtung lässt sich nicht austilgen. Das zum Teil schon mit dem ersten Schlag, in vollem Umfang aber schließlich in der Tortur eingestürzte Weltvertrauen wird nicht wiedergewonnen. Dass der Mitmensch als Gegenmensch erfahren wurde, bleibt als gestauter Schrecken im Gefolterten liegen: Darüber blickt keiner hinaus in eine Welt, in der das Prinzip Hoffnung herrscht. Der gemartert wurde, ist waffenlos der Angst ausgeliefert. Sie ist es, die fürderhin über ihm das Szepter schwingt.“[116]

Also handelt es sich beim gefolterten Menschen um einen in extremer Weise Traumatisierten. Doch derselbe Améry widerspricht an späterer Stelle einer solchen Einordnung:

> „Die scheinbar richtige Begriffsbestimmung wird falsch durch die Unterschlagung eines unerlässlichen Zusatzes, der da heißen müsste: (...) er (der Verfolgte; Anm. J.M-H) erwartet mit guten Gründen jederzeit eine neue Katastrophe. (...) Ich (...) bin nicht traumatisiert, sondern stehe in voller geistiger und psychischer Entsprechung zur Realität da. Das Bewusstsein meines Katastrophen-Judeseins ist keine Ideologie. (...) Ich erlebe und erhelle in meiner Existenz eine geschichtliche Realität meiner Epoche.“[117]

Was Améry hier vor uns hinstellt, umreißt in aller Schärfe den in unserer Sicht massivsten Widerspruch im Zusammenhang mit dem Traumathema. „Der Mitmensch als Gegenmensch“, „eingestürztes Weltvertrauen“, „waffenlos der Angst ausgeliefert“ – und auf der anderen Seite: „Ich bin nicht traumatisiert.“

Wie ist das zu verstehen? Améry gibt selbst die Erklärung, indem er auf die gesellschaftliche, die „geschichtliche Realität“ verweist,

---

[116] Jean Améry (1977), S. 73.
[117] Ebda., S. 154.

die hinter seinen Erfahrungen steht. Sie gilt es gleichzeitig wahrzunehmen, wenn vom Trauma der Verfolgten die Rede ist.

Deshalb hat sich Améry skeptisch zu den andererseits ja berechtigten Begriffen wie „KZ-Trauma“ oder „Überlebendensyndrom“ geäußert. Übermäßig sich auf solche individualisierenden Begriffe zu fokussieren, brächte die Gefahr mit sich, die für die Traumatisierung entscheidenden Faktoren aus Politik und Gesellschaft zu übersehen.

Hier weist Améry also, ähnlich wie wir es im vorhergehenden Kapitel beschrieben haben, auf die Gefahr einer Psychologisierung des Traumakonzepts hin, bei der historisch-gesellschaftliche Realitäten in Gefahr sind, bereits durch ein verengtes Begriffsverständnis ausgeblendet zu werden.

Wir können bestätigen: Ähnliches galt auch für alle ehemaligen KZ-Häftlinge, die wir kennengelernt haben. Dieser Begriff gehörte auf jeden Fall nicht zu ihrer Selbstbeschreibung. Gleichwohl haben einige von ihnen uns Schwierigkeiten anvertraut, die üblicherweise zu den typischen Traumafolgen gezählt werden. Aber im Vordergrund stand für sie die Beschreibung der von ihnen erlebten Weltzerstörung, der Welt, an der sie teilgehabt hatten, sei es als Juden, Sinti, Roma, Menschen des Widerstands, Homosexuelle...

Widersprüchlichkeit und Dialog

Wiedergewinnen des eigenen Lebens gerade angesichts von traumatischen Erfahrungen geht wohl nicht, ohne dass denen widersprochen wird, die so attackiert haben. Das hat Jean Améry in aller Klarheit vor uns hingestellt. Und das ist eine Kerndimension von Dialog und durchzieht die ganzen folgenden Darlegungen.

Extremen Schmerz zu überwinden helfen

Fast ertrunken

„Ich rufe Sie an, weil neulich bei Ihrem Vortrag, da wäre ich beinahe hinausgerannt – und darüber möchte ich gern mit Ihnen persönlich sprechen. Ist das möglich?" Dieser atemlos klingende Telefonanruf wurde der Beginn einer mehrjährigen Therapie.

Was war der Grund gewesen für diese ungewöhnlich heftige Reaktion? Frau K. sagte: Als Jürgen auf die Arbeit mit Markus und seiner Familie zu sprechen kam[118] und dabei die Suizidneigung des sechsjährigen Jungen ansprach, habe sie von einem Moment auf den anderen den Boden unter den Füßen verloren. Nur die Angst, Aufsehen zu erregen, hielt sie an ihrem Platz. Aber es war schrecklich. Zugleich sei ihr sofort klar gewesen, jetzt müsse sie etwas tun. Wieso?

Bevor sie das schildern konnte, brauchte sie einige Vergewisserungen, ob sie hier wirklich sicher war und ob ihr tatsächlich zugehört würde. Und ob es wohl als glaubhaft aufgenommen würde, was sie zu berichten hatte.

Im Alter von etwa drei Jahren habe sie sich in der Badewanne zu ertränken versucht. Und das sei ihr wieder hochgekommen bei dem Vortrag. Auf die dann doch überraschte Nachfrage, ob sie das wirklich so erinnere, antwortete sie, das sei von ihrer Tante wiederholt berichtet worden. Diese nämlich war es, die ihren Kopf aus dem Wasser zog. Sie sei eher zufällig dazugekommen, während die Mutter sich gerade in der Küche zu schaffen machte. „Meine Mutter hat doch nie etwas gemerkt von mir!" Dunkel könne sie sich selbst an die Szene erinnern. Auf jeden Fall entstehe bis heute in schwierigen

[118] Siehe Kapitel *Transgenerationales Weiterwirken.*

Situationen ein Zustand in ihr, einfach nur noch untertauchen zu wollen. So wie bei dem Vortrag? Ja, genau so.

Das Bild, das sich in der Folgezeit entfaltete, war das einer extremen emotionalen und physischen Vernachlässigung von der Babyzeit an. Dies klaglos zu ertragen, hatte sie von Anfang an gelernt. „Es ist mir doch nichts anderes übriggeblieben. Was hätte ich denn tun können?" Die klaren Erinnerungen an haarsträubende Erfahrungen auch noch in der Jugend bestätigten ihre dunklen Empfindungen über die ersten Jahre und ließen es als sehr plausibel erscheinen, dass es sich damals in der Badewanne tatsächlich um einen Versuch gehandelt hatte, aus dieser Welt zu verschwinden.

Offensichtlich war der in Frau K. zusammengeballte Schmerz beim Vortrag eruptiv zum Ausbruch gekommen. Wie sich in der weiteren Arbeit zeigte, muss er so extrem gewesen sein, dass er für Jahrzehnte hinter einem Schleier von Depressivität, einem Grundgefühl der Vergeblichkeit verschwand. Auch in der Therapie konnte er nur in kleinen Portionen zum Vorschein kommen.

Dabei ging es nicht darum, im Sinne etwa von Arthur Janovs vor Jahrzehnten populärer Urschreitherapie vor allem darauf zu setzen, den extremen Schmerz sich heftig entladen zu lassen. Vielmehr stand im Mittelpunkt der Aufbau von Vertrauen, erst einmal zum Therapeuten, dann auf diesem Boden in neuer Weise zu sich selbst und zu den eigenen Gefühlen, Wahrnehmungen, Impulsen. So endlich konnte einiges von dem riesigen Schmerz im gemeinsamen Raum Platz finden und sich ganz allmählich überwinden lassen, wenn auch wahrscheinlich niemals ganz vollständig.

Extremer Schmerz, Trauma, Wege…

Schmerz und Angst in unaushaltbarer Intensität sind die entscheidenden Kräfte hinter all dem, was in uns durch Traumatisierungen und bei verstörenden Lebenserfahrungen geschieht und was die ganzen Folgeerscheinungen, all die Notprogramme prägt. In den Berichten von Traumatisierten und massiv Verstörten klingt das immer wieder an.

Wir möchten dazu einen Autor zu Wort kommen lassen, der beides ist, direkt Getroffener und Fachmann. In Henri Parens‘ bereits zitiertem Buch *Heilen nach dem Holocaust*[119] gibt es ein Kapitel über extremen psychischen Schmerz. Dort steht zu lesen:

> „Da, wo der Schmerz das Erträgliche übersteigt, die Psyche in Schock versetzt, das Gehirn und den Körper außer Gefecht setzt, wie ein Blitz unauslöschlich einschlägt: Dort wird der Schmerz augenblicklich zu einem Teil von uns. (…) Oft ist es eine Serie von Körper und Geist verstörenden Ereignissen, wobei jedes weitere Ereignis die Erfahrung des Leids noch tiefer in das Gehirn und die Psyche einbrennt. Die Bewältigungsstrategien, die wir zum Überleben solcher Ereignisse mobilisieren, werden zu einem Teil von uns.“[120]

Parens sagt das auch aus eigener Erfahrung. Zugleich betont er die andere Seite, nämlich dass Menschen dem etwas entgegensetzen können. Er nennt prominente Beispiele von Primo Levi über Beethoven bis zu Martin Luther King. Und mit Blick auf sich selbst hat er es so ausgedrückt:

> „Natürlich kannte ich (…) den Schmerz im Übermaß. Und später, als ich meinen Weg zur Medizin einschlug, wollte ich helfen, Kindern die Wunden zu heilen, insbesondere die durch intensiven emotionalen Schmerz verursachten Wunden. Ich nehme an, dass mein Weg von der eigenen Erfahrung des extremen psychischen Schmerzes bis hin zur Heilung von verletzten Kinderpsy-

---

[119] Siehe die Kapitel *Trauma und verstörende Lebenserfahrungen* sowie *Parentifizierung, falsche Schuld- und Schamgefühle.*

[120] Henri Parens (2017), S. 127.

> chen irgendwann im Laufe der Ereignisse in meinem Gehirn angelegt worden ist. Dessen war ich mir, während sich diese Anlage entfaltete, nicht bewusst."[121]

Um diesen von Henri Parens angesprochenen Weg geht es auch für uns: Perspektiven zu finden, die aus tiefem, oft eingekapseltem Schmerz und damit verbundener Isolation eventuell hinausführen in hilfreiches Miteinander.

Dialog und Selbstreflexion

Selbstreflexion ist ein Dreh- und Angelpunkt unseres Buches. Ohne sie wird Dialog zur Farce. Was „ist" nun Selbstreflexion?

Sigmund Freud

Dazu steht uns seit vielen Jahren das folgende Zitat vor Augen. Es stammt aus Sigmund Freuds *Traumdeutung* und schließt seine ausführliche Analyse eines eigenen Traums (Irmas Injektion) ab, in der er sich selbst nicht ausklammerte. Es war das erste Fachbuch, das Jürgen mit 19 Jahren am Beginn seines Psychologiestudiums las. Er war erstaunt und tief berührt angesichts der hier gezeigten Offenheit.

Freuds Resümee an dieser Stelle lautete:

> „Ich will nicht behaupten, dass ich den Sinn dieses Traumes vollständig aufgedeckt habe, dass seine Deutung eine lückenlose ist. Ich könnte noch lange bei ihm verweilen, weitere Aufklärungen aus ihm entnehmen und neue Rätsel erörtern, die er aufwerfen heißt. Ich kenne

[121] Ebda., S. 128.

> selbst die Stellen, von denen aus weitere Gedankenzusammenhänge zu verfolgen sind; aber Rücksichten, wie sie bei jedem eigenen Traum in Betracht kommen, halten mich von der Deutungsarbeit ab. Wer mit dem Tadel für solche Reserve rasch bei der Hand ist, der möge nur selbst versuchen, aufrichtiger zu sein als ich. Ich begnüge mich für den Moment mit der einen neu gewonnenen Erkenntnis: Wenn man die hier angezeigte Methode der Traumdeutung befolgt, findet man, dass der Traum wirklich einen Sinn hat und keineswegs der Ausdruck einer zerbröckelten Hirntätigkeit ist."[122]

Selbstreflexion in diesem Sinne ist also orientiert auf Ziele, auf Mitteilungen an andere. Sie hält durchaus Maß, wird nicht zum Selbstzweck oder überhöht sich zur Heldenpose. Sie nimmt Rücksicht auf sich und andere. Das ändert aber nichts an ihrer kritischen Richtung. Dies alles sind für uns Kernmerkmale für gelingenden Dialog.

Dachau, ein Ort auch für Selbstreflexion

1982 zogen wir um – nach Dachau. In München war uns die Wohnung gekündigt worden. In Dachau fand sich etwas Passendes für die Patchworkfamilie. Eigentlich wollten wir nicht mehr in eine Kleinstadt. Und dann gerade diese? Mit dieser Vergangenheit? „Wir sagen nicht ‚Nein', aber dann befassen wir uns mehr damit." Das haben wir tatsächlich getan. Wir klinkten uns ein in die damals gerade erst aufkommenden bürgerschaftlichen Aktivitäten zur Zeitgeschichte, lernten ehemalige Häftlinge kennen – und unsere eigenen Verdrängungen und Verleugnungen. Wir forschten nochmals nach über unsere Familien ehemaliger „Mitläufer". Durch diese persönliche Selbstreflexion öffnete sich auch der Blick in Richtung auf unsere Berufsfelder. Hier entdeckten wir viele Zusammenhänge mit der NS-Zeit und dem Zweiten Weltkrieg.

---

[122] Sigmund Freud (1900), S. 126.

Zugleich waren wir erschreckt darüber, welch heftige Grabenkämpfe in Dachau über viele Jahre herrschten. Inzwischen aber versteht diese Stadt sich als Lernort, und die vielfältigen Aktivitäten zur Zeitgeschichte arbeiten gut zusammen. Das wäre nicht möglich, wenn immer noch bevorzugt mit dem Finger auf die jeweils anderen gezeigt würde – was angesichts des Horrors der Vergangenheit und andererseits der Herausforderungen der Gegenwart durchaus verständlich sein kann. Dass sich solche Grabenkämpfe überwinden ließen, wäre ohne eine gehörige Portion Selbstreflexion sicherlich nicht möglich geworden. Wir für unseren Teil haben das jedenfalls so erlebt.

Ein bemerkenswertes Buch

Immer wieder wünschen Menschen es sich, dass Verursacher von Leid, speziell Eltern, ihnen gegenüber zugeben, was sie ihnen angetan haben. Sie möchten einen Dialog über die schwierige Vergangenheit. Doch wieder und wieder kommt er nicht zustande.

An dieser Stelle denken wir aber auch an Menschen, die anders damit umgegangen sind. Zugleich werden die damit verbundenen Schwierigkeiten deutlich in dem folgenden Bericht, bei dem es um Hintergründe aus NS-Zeit und Krieg geht.

Es war nur ein kleiner Zeitungshinweis. Seine Überschrift stieß Jürgen eher ab: „Lesung aus einem Kriegstagebuch“.[123] Der sofort genannte Titel des besagten Buches hinderte allerdings am Weiterblättern: „Aber du warst doch Soldat – War ich nicht auch ein Christ?“ Das klang ungewöhnlich und spannungsvoll. Also las Jürgen weiter. Und dann: Den hier genannten Autor haben wir beide gekannt. Es war Dr. Josef Kurz, langjähriger Direktor des Münchener Luisen-Gymnasiums, das zwei unserer Söhne besucht haben. Wir sehen ihn noch vor uns: ein Mann, der keinen besonderen Wert

[123] Süddeutsche Zeitung, 8. 5. 2019, S. R 7.

auf Äußerliches legte. Aber als Pädagoge, Persönlichkeit und Organisator bedeutender Aktivitäten entwickelte er große Leuchtkraft weit über seine Schule hinaus. Er beeindruckte uns sehr.

Und jetzt, dieser ältere Mann, an dessen unscheinbare graue Anzüge wir uns erinnern, war also im Krieg gewesen als Soldat? Und wie stellte er sich später dazu? Das wollte Jürgen genauer wissen, besorgte das Buch antiquarisch und zwei weitere für die Söhne. Sofort als er es erhielt, blätterte er hinein, las den Anfang, war berührt von einer ehrlichen Darstellung, aber auch etwas enttäuscht:

> „Ich bin einer von Tausenden vom Jahrgang 1924. (…) Beim ‚Ausmisten' stieß ich im Keller auf einen alten Leitzordner ‚Briefe aus dem Krieg – 1942-1945'. Es waren Briefe, die ich während des Krieges nach Hause, vor allem an meine Mutter und meine beiden Geschwister geschrieben habe, und auch einige Briefe, die ich erhalten habe. (…) Ich stand (…) schon vor der Papiertonne."[124]

Also „entsorgen" wollte Dr. Kurz das? Dann las er doch darin, blieb aber noch bei seinem Vorhaben, die Briefe zu beseitigen. Erst seine Geschwister konnten ihn davon abhalten, nicht zuletzt mit dem Hinweis, er sei doch Historiker.

Ja, das fragten wir uns auch. Wie konnte dieser verdienstvolle, integre Mann derartige Briefe so lange „vergessen", also verdrängen und sie jetzt umstandslos beseitigen wollen? Und dann bedurfte es zusätzlich der Nachfrage eines Freundes, damit ihm wieder einfiel, dass er damals ein Tagebuch geführt hatte. Nochmals also zeigte sich das Wirken von Verdrängung.

---

[124] Josef Kurz (2003), S. 9.

> „Ich kramte in meinem Schreibtisch nach und entdeckte es. Warum eigentlich hatte ich es so tief versenkt, dass ich es fast vergessen hatte?“[125]

Was hieß das überhaupt, er hätte es „vergessen“? Dazu findet sich ein interessanter Hinweis, der einiges von dem Vorgang des seinerzeitigen Wegschiebens beleuchtet. Das war kein hundertprozentiges Verdrängen. Wissen bestand durchaus weiter, aber es sollte bitte keine Rolle spielen.

> „Ich wollte über das, was ich im Krieg erlebt hatte, nicht mehr viel sprechen, möglichst wenig davon wissen. Kein Erinnerungstreffen der früheren militärischen Einheiten hat mich jemals gesehen. Ich fürchtete die Erzählungen von Kriegserlebnissen in Stammtischmentalität. Wenn ich gelegentlich im Familienkreis zu erzählen begann, beruhigte mich meine Frau: ‚Hör auf damit, sonst kannst Du wieder nicht schlafen‘.“[126]

Wohl aber behandelte er, anders als viele seiner Kollegen, NS-Zeit und Krieg schon früh in seinem Unterricht.

Jürgens Anflug von Enttäuschung war schnell vorüber. Also las er so bald wie möglich und mit großem Interesse die nächsten hundert Seiten. Josef Kurz stammte aus einer katholischen Arbeiterfamilie.

> „Dort war schon vom Stand her die Empfänglichkeit für die Nazi-Phrasen geringer. Als ab 1933 immer mehr Mädchen und Buben in die Hitlerjugend eintraten, widersetzten sich unsere Eltern entschieden diesem Sog. Stattdessen kam ich wie schon vorher meine Schwestern im Mai 1934 in eine Jungschargruppe der katholischen Jugend in meiner Heimatpfarrgemeinde in Sankt Bonifaz in München. Dort wurde ich auch Ministrant.“[127]

---

[125] Ebda.
[126] Ebda., S. 10.
[127] Ebda., S. 14.

Trotzdem infiltrierte ihn, wie er offen schreibt, die NS-Ideologie in mancherlei Hinsicht. Es entwickelte sich eine gewisse Mischung von religiösem Glauben und einem Eintauchen in den nationalistischen, teilweise auch den nationalsozialistischen Zeitgeist. Das durchzieht die Briefe aus dem Krieg, für den er nach damals üblichem „Notabitur" mit 18 Jahren im Oktober 1942 die Einberufung zur Wehrmacht erhielt. Zugleich nimmt es den Atem, wenn man auf diesen einhundert Seiten liest, was er dort alles durchmachen musste. Dem Tod ist er mehrmals nur äußerst knapp entronnen.

Aber nichts davon war dem Dr. Josef Kurz, wie wir ihn kennengelernt haben, anzumerken gewesen, keine Anflüge selbstmitleidiger Larmoyanz oder pathetischer „Vaterlandsliebe". Und so war Jürgen dann nicht mehr überrascht, als er seine Schlussfolgerungen las. Dort antwortet er auf eine selbstgestellte Frage, die ihm trotz aller beruflichen Beschäftigung mit NS-Zeit und Krieg nie zuvor gekommen war. Es wirkt beklemmend und bewegend zugleich, dass es dafür so lange gebraucht hatte:

> „Wussten wir Soldaten damals eigentlich, wofür wir kämpften? Wussten wir das, als wir so naiv von ‚Vaterland', ‚Heimat', ‚unserem Land' sprachen? (...) Heute aber können wir es wissen, wenn wir es wissen wollen.
> Es bleibt für mich die bittere Tatsache:
> Wir haben <u>mindestens indirekt</u> für die Erhaltung des nazistischen Systems gekämpft. Damit haben wir dafür gekämpft,
> - dass hinter unserem Rücken die Konzentrationslager bestehen bleiben konnten;
> - dass sechs Millionen Juden vernichtet wurden;
> - dass Tausende von Menschen, die als ‚lebensunwertes Leben' galten, liquidiert wurden.
> Da habe ich mitgetan. (...) Verdanke ich mein Leben der Tatsache, dass ich ‚dafür' gekämpft habe? Das ist das, womit ich so schwer fertig werde."[128]

---

[128] Ebda., S. 148.

Zuvor hatte er es noch deutlicher ausgedrückt: „Das ist das, womit ich nicht fertig werde."[129]

Dieser mit Gewissen behaftete, sich selbst kritisch reflektierende Mann hat sein bewegendes Buch mit diesen Worten beendet:

> „Ich frage mich heute als kritischer Christ, ob wir Soldaten von damals mit unserer Bereitschaft, das große Opfer zu bringen, nicht doch dem NS-System mit all seinen Entartungen stark zugearbeitet haben.
> ‚Aber Du warst doch Soldat!'
> War ich nicht auch ein Christ?"[130]

Das ist Selbstreflexion in einer Weise, wie auch Freud sie geübt hat: Klar und offen, aber nicht zu etwas Idealem geglättet. Davon hat es wenig gegeben nach 1945. Das wirft bis heute einen großen Schatten über das Leben in unserem Land. Josef Kurz hat eigentlich doch „nur" gemacht, was so viele andere hätten tun sollen.[131]

Ein Workshop

Wenn es um den Umgang mit eigenen Tendenzen in Richtung Antisemitismus geht, denkt Jürgen an eine Berliner Tagung von 2006 zurück, für die er um ein Fachforum zu diesem schwierigen Thema gebeten wurde. „Der Antisemitismus in mir", so lautete die Ausschreibung. Wie Jürgen auch aus eigener Erfahrung weiß, handelt es sich hier um ein wichtiges Feld für Selbstreflexion. Deshalb sagte er sofort zu. Den Verlauf der Gruppe formulierte er später für den Tagungsband wie folgt:

> „Das Forum wurde eingeleitet von einer Vorstellungsrunde, die anders war als üblich: Die Teilnehmenden

---

[129] Ebda., S. 134.
[130] Ebda., S. 149.
[131] Uns sind nur wenige vergleichbare Beispiele bekannt. Wir denken an die Bücher von Otto-Ernst Duscheleit (2006) und Lore Walb (1997). Auch hier dauerte es Jahrzehnte, bis hinter das „Vergessen" zurückgegangen wurde.

> sollten sich in ihrer Vorstellung Bilder von den anderen machen. Sich darüber anschließend auszutauschen, war ein erster und sehr spannender Teil. Manche Wahrnehmungen lagen erstaunlich dicht an der ‚Wahrheit', unter Umständen sogar an einer untergründigen Wahrheit. Andere waren eher Bilder in Richtung auf Vorurteile. ‚Und wer ist hier Jude?' Auch dieser Frage war nachgegangen worden, passend zum Thema. Anschließend ging es darum, sich zu zweit oder zu dritt zum zentralen Punkt auszutauschen: eigene Erfahrungen mit ‚Antisemitismus in mir'. Nach kurzem Zögern begannen Gespräche solcher Intensität, dass der Raum brummte und nach der geplanten Viertelstunde längst nicht an Aufhören zu denken war. Hier liegt das Hauptergebnis des Forums: Es gibt so viel zu sagen über Antisemitismus ganz konkret in mir, nicht nur über den der ‚Anderen', und es gibt so viel Interesse, das anzuhören."

Natürlich sollen antisemitische oder ähnliche Tendenzen hier nicht verharmlost oder gar schöngeredet werden. Ganz im Gegenteil geht es darum, ihnen ihre mögliche Wirksamkeit zu nehmen, bevor sie in Sprache oder gar Aktivitäten umgesetzt werden können. Die alte psychoanalytische Unterscheidung von Phantasien und Handlungen ist hier entscheidend.

Ein buddhistischer Hinweis

Jürgen denkt immer wieder an eine Erfahrung, in der ganz unvermittelt die Bedeutung von Selbstreflexion im Raum stand. Am Rande einer Vorstandssitzung in einem buddhistischen Institut sagte der spirituelle Leiter, ein sehr verwirklichter tibetischer Weiser, ganz ohne jeden sichtbaren Anlass sinngemäß: Es sei schon eigenartig, was für ein Schrott manchmal in ihm auftauche. Auf die verdutzten Blicke der Runde fügte er hinzu: Aber es gehe darum, diese Impulse in der Meditation aufzulösen.

Fehlleistungen als Kompass

In diesem Sinne ist es mittlerweile für uns geradezu eine Art von Kompass geworden, wenn wir etwa mit Blick auf NS-Hintergründe Fehlleistungen bei uns bemerken. So kann beim engagierten Verfassen eines Textes genau das Gegenteil herausgekommen sein. Der Sinn eines verschwurbelten Satzes lautet dann im Klartext: Wir gedenken der Täter. Wenn das beim dritten Korrekturlesen endlich auffällt, ist das nur Grund für Scham? Nein, vielmehr auch für Zufriedenheit, es überhaupt bemerkt zu haben, also genügend Abstand zu haben. Und es kann ein Indiz sein dafür, dass hier wohl ein schwieriger Bereich vorliegt, individuell und gesellschaftlich. Damit wird die Fehlleistung zum Kompass.

Selbstreflexion jenseits des stillen Kämmerleins

Sich von außen in Frage stellen zu lassen, macht für uns eine der Grundbedingungen von Selbstreflexion aus. Der Blick der anderen ist unerlässlich – das steckt ja auch im Wort „Reflexion" als Widerspiegeln.

Solch ein Reflektieren durchzieht unser beider Beziehung seit nun mehr als vierzig Jahren. Natürlich wissen wir nicht, an welchen Stellen unseres beruflichen und persönlichen Lebens wir mehr Selbstreflexion hätten üben können, uns aber niemand darauf aufmerksam machte oder wir es überhört haben. Doch was uns angeht, tun wir unser Möglichstes, dass so etwas zwischen uns nicht allzu häufig vorkommt.

Selbstreflexion ist für uns Reflexion im Dialog, im Hin und Her des Austauschs, und dies auch auf die Gefahr, jederzeit mit nicht erwarteten Äußerungen konfrontiert zu sein. Wie auch immer. Und wer auch immer sich verdutzt an die Nase fasst. Mit Blick auf Berufliches wie auf Persönliches.

Dabei zeigte sich durch das Schreiben an diesem Buch noch mehr als zuvor, dass manche unserer Unterschiede gerade mit den hier beschriebenen Hintergründen zu tun haben: Traumaerfahrungen bei Ingeborg, andererseits in ihrer Familie sehr stabiler Halt, bei Jürgen dagegen äußerlich gesicherte Verhältnisse, jedoch verstörende Lebenserfahrungen innerhalb der Familie, und das über Generationen hinweg.

Zugleich stellt sich die Frage: Was gibt uns Menschen das Vertrauen, die Zuversicht, den Boden, damit wir den Blick von außen und die jederzeit gegebene Möglichkeit von Kritik aushalten können? Das hängt nicht ausschließlich von den beteiligten Individuen ab, sondern auch von Grundmustern ihres gesellschaftlichen Hintergrunds. Wie weit ist tiefergehender Dialog hier verankert?

Dialoge ohne oder mit Selbstreflexion

Etwas zugespitzt formuliert: In weiten Bereichen unserer Gesellschaft finden zwar Dialoge statt, nicht aber Selbstreflexion. In Wirtschaft, Politik, Verwaltung oder Wissenschaft werden Unmengen an Meetings abgehalten, aber wo geht es intensiver auch um die beteiligten Personen? Um den Einfluss ihrer subjektiven Faktoren auf die Arbeit? Stattdessen: Wenn sie Probleme haben etwa durch das in solchen Verhältnissen blühende Burnout (oft ein Deckname für Depression), wird eher nicht über das System reflektiert, vielmehr gehören dann nur die „Symptomträger:innen" behandelt, mittlerweile immerhin auch durch Psychotherapie. Doch selbst hier, in Freuds alter „Redekur", nehmen technizistische, eher nicht auf Selbstreflexion und Dialog basierende Ausrichtungen zu.

Vor diesem Hintergrund stellte Jürgen eines Morgens diese Frage an Ingeborg: „Wie ist das eigentlich in der Schule mit Selbstreflexion? Supervision wird hier doch meist vermieden, und der Unterricht erfolgt als Einzelkämpfertum. Natürlich wird geredet, aber wirklicher Dialog?" Ingeborgs Antwort kam spontan: „Maria Montessori hat geschrieben:…"

> „Wir bestehen mit Nachdruck darauf, dass der Lehrer sich innerlich vorbereiten muss: er muss mit Beharrlichkeit und Methode sich selber studieren, damit es ihm gelingt, seine hartnäckigsten Mängel zu beseitigen, eben die, die seiner Beziehung zum Kinde hinderlich sind. Um diese verborgenen Mängel zum Bewusstsein zu bringen, haben wir Hilfe von außen nötig, bedarf es einer gewissen Weisung; es ist unumgänglich, dass jemand uns auf das hinweist, was wir in uns erkennen sollen."[132]

Montessori fährt fort:

> „Nimm erst den Balken aus dem eigenen Auge, und du vermagst auch den Splitter aus dem Auge des Kindes zu nehmen. (…)
> Um Erzieher zu werden, braucht man nicht ‚vollkommen' und von Schwächen frei zu sein. (…)
> Unsere üblen Neigungen können auf zweifache Weise korrigiert werden: innerlich dadurch, dass der Mensch seine Fehler klar erkennt und sie bekämpft; von außen her aber dadurch, dass die Äußerung unserer üblen Neigungen auf Widerstand stößt."[133]

Und in aller Deutlichkeit steht dann zu lesen:

> „Wir haben in den Kindern Geschöpfe vor uns, die unfähig sind, sich zu verteidigen und uns zu verstehen, und die alles hinnehmen, was ihnen gesagt wird. Nicht allein, dass sie Beleidigungen hinnehmen, sie fühlen sich auch in allem schuldig, was wir ihnen vorwerfen.
> Der Lehrer sollte sich genauestens überlegen, was für Folgerungen aus dieser seelischen Lage des Kindes zu ziehen sind."[134]

Wir begannen dieses Kapitel mit Sigmund Freud, und jetzt endet es mit Maria Montessori. Als hätten die beiden sich abgesprochen.

---

[132] Maria Montessori (1987), S. 153.
[133] Ebda., S. 154.
[134] Ebda., S. 155.

Andere als anders anerkennen

Das Thema des vorhergehenden Kapitels, Selbstreflexion, hat zur Grundlage die Unterscheidung zwischen Selbst und Anderen. Es geht dabei um eine einigermaßen ausgewogene Balance darin, den Zeigefinger nicht nur auf andere, sondern auch auf sich selbst zu richten.

Dahinter steht die Frage, ob und wie weit wir unsere Gegenüber überhaupt als anders von uns erkennen, sie in ihrer Andersheit anerkennen. Das ist ein viel brisanteres Thema, als allgemein angenommen wird.

Zwei Stimmen

Nicht gesehen worden zu sein, durchzieht als ein roter Faden die verschiedenen Lebensberichte in dem bereits zitierten Buch von Jana Reich *Übersehene Kinder.*[135]

Da beschreibt eine Frau, wie die Mutter ihr freudig ein Geschenk überreichte. Was war darin? Eine tote Maus! Die Mutter war wohl stolz darauf, sie gefangen zu haben. Sie suchte die Anerkennung. Wie das aber bei ihrer Tochter ankam, spielte keine Rolle.[136] Das war Nichtanerkennung der Tochter als jemand Anderes, als ein Kind, das doch angesichts der Verpackung ein wunderschönes Geschenk erwartete. Hier wurde die innere Landschaft der einen Seite mit der auf der anderen verwechselt, und zwar fundamental. Man könnte von Sadismus sprechen, aber Verwechslung von Ich und Du erscheint uns zutreffender – also Zerstörung von Dialog.

Eine andere Frau, die noch als Erwachsene ganz extreme Erfahrungen mit ihrer Mutter machte, kam zu dem Schluss:

---

[135] Siehe Kapitel *Parentifizierung, falsche Schuld- und Schamgefühle.*

[136] Jana Reich (2013), S. 448.

> „Manchmal denke ich, dass sie gar nicht die Möglichkeit hat, eine Unterscheidung zu treffen, das ICH vom DU zu trennen. Sie idealisierte und erzählte Geschichten über mich, die ihrem eigenen Idealbild, aber nicht mir und meiner Realität entsprachen. Ihre Wut war grenzenlos, wenn ich nicht so funktionierte, wie sie das wollte, oder gar ihre Lügen aufdeckte. Das hatte zur Folge, dass ich mich von Verwandten und ihren Freunden und Freundinnen total zurückzog, da mir ihre Lügen unendlich peinlich waren. Und nicht selten stand dann ich als die Lügnerin oder auch als die geistig Gestörte da, die bedauerlicherweise bei der Geburt einen Schaden davongetragen hatte.“[137]

Verweigerung des Andersseins, Parentifizierung und Lüge waren hier zu einem kaum noch lösbaren Knäuel verknotet. Und so ging es Jahr um Jahr weiter:

Das immer wieder in diesen und anderen Berichten zum Ausdruck kommende enge „Verbunden-Sein“ ist nicht zu verwechseln mit einem tatsächlichen Austausch oder gar Dialog. Die Belange der anderen Seite interessieren nicht, im Gegenteil, sie stellen eine Gefahr dar.

Psychotherapie: Ringen um Anerkennung als Andere(r)

Jürgen kann sich nicht erinnern, dass Menschen ausdrücklich wegen solcher „philosophischen“ Themen zu ihm in Therapie oder Beratung gekommen wären. Anerkennung als Andere(r)? Wenn er das angesichts vergleichbarer Erfahrungen wie den zuvor zitierten anspricht, erntet er zunächst Überraschung. „Ist das denn wichtig?“ „Was hat das mit mir zu tun?“

Mehr als in der therapeutischen Praxis kamen allerdings in den letzten Jahren von Jürgens Tätigkeit an der Familienberatungsstelle (bis 2011) Themen von fehlender Resonanz auf. Das war ein guter

[137] Ebda., S. 462.

Begriff, um erlebte Mangelerfahrungen aus Herkunftsfamilie, Partnerschaft oder Beruf erlebnisnah zu benennen. „Ja, das stimmt, eigentlich bin ich nie richtig gesehen worden.“ Solche Einsichten konnten dann zu wichtigen Impulsen werden.

In tiefergehenden Therapien gestaltet sich das paradoxerweise langwieriger. Oder andersherum: Hier besteht die Chance, es noch mehr von innen her zu erleben. Aber das führt oft an Unaushaltbares. Es geht um Bereiche, wo man negiert wurde, bedroht davon, ausgelöscht zu werden, seelisch oder körperlich oder beides. Deshalb ist hier ein langdauernder Vertrauensaufbau in der Therapie unabdingbar. Erste Hinweise von therapeutischer Seite auf diese Thematik können dann im kreativen Sinne Ankerpunkte werden, um im Strudel der Ängste und Verwirrungen doch noch etwas zu fassen und sich mit dieser Hilfe ein wenig neben das ganze Durcheinander zu stellen. Dann sind es besondere Momente, wenn plötzlich gesagt werden kann:

„Die Mail meines Vaters, über die wir neulich gesprochen haben, ist mir noch weiter nachgegangen. Ich war so erregt. Dann ging mir auf: Der hat doch überhaupt nicht auf meine Fragen geantwortet. Es ging nur um ihn. Da ist es mir wie Schuppen von den Augen gefallen. Er hat mich nie als eigenständiges Wesen gesehen. Nur er war wichtig. Und damit ist für mich schon von ganz klein auf alles, was bei mir war, weggerutscht. Geheiligte Räume wurden zerstört. Die Unschuld des Kindes. Ein Schutzraum, der nie angegriffen werden dürfte durch die Erwachsenen. Das hinterlässt tiefste Scham, weil das zerstört wurde. Das bleibt als Gefühl und hat gar nichts mehr direkt mit den Tätern zu tun. Es ist nicht mehr ins Leben zu integrieren. Nur mit Krücken. Nicht man selber sein. Das ist der Kern. Ich war immer nur falsch, falsch, falsch. Alle meine Gefühle. Und wie das bis heute weitergeht, merke ich erst jetzt.“

Ermöglicht wurden diese Erkenntnisse eines in früher Kindheit von extremer Gewalt Getroffenen im Zusammenhang unserer langdauernden Arbeit. Zwei Monate vorher hatte er voll Verwunderung gesagt: „Mir hat sich eine neue Welt aufgetan. Ich habe gemerkt, man kann tatsächlich anders sein und trotzdem zusammenbleiben.“

In einer heftigen Partnerschaftskrise war er zu dieser Entdeckung gekommen, die er jetzt freudestrahlend mitteilte. Mehr noch als der Inhalt war diese spontane Gefühlsäußerung ein untrügliches Zeichen dafür, dass er wirklich dabei war, aus dem Strudel der grauenvollen Vergangenheit herauszukommen, aus ihren machtvollen Schweigegeboten, der Zuschreibung aller Schuld und Scham an sich selbst. Stattdessen fing er an, jetzt in der Gegenwart die Partnerin wirklich als jemand Anderes, Getrenntes zu erleben. Und trotzdem mit ihr verbunden?

Therapie: Zu sich selbst finden

Wie schwer es angesichts extrem traumatisierender Erfahrungen sein kann, Wege zu sich selbst zu finden, wird immer wieder deutlich.

Solche Wege dann Schritt für Schritt zu beschreiten, das erinnert an die Echternacher Springprozession: Zwei Schritte voran und einer zurück (oder in diesen Verfassungen auch drei zu zwei oder sogar zunächst fünf Schritte zurück). Das sind sehr schwierige Phasen in einer Therapie, gespickt mit Verzweiflung und Entmutigung, durchaus auch auf therapeutischer Seite.

Einige solche Etappen seien hier anhand mitgeschriebener Äußerungen aus einer Therapie verdeutlicht, nachdem die Klientin sich aus einer erstickenden Partnerschaft gelöst hatte, beruflich vorangekommen war und dort jetzt in „Gefahr" stand, tatsächlich zu sich selbst zu finden.

„Ich habe den Entwurf für das Bauprojekt immer noch nicht fertig. Ich traue mich gar nicht, meiner Chefin das zu sagen. Und Sie sind sicherlich auch schon völlig genervt? Aber nach dem, was wir letztes Mal besprochen haben, kam mir, vielleicht steckt eine tiefe Angst dahinter. Abgeben heißt mich preiszugeben, zu zeigen, sichtbar zu werden. Und das macht mir Todesgefühle. Meine Albträume aus der Kindheit, in einen dunklen Abgrund zu fallen, kommen hoch."

Doch sie gab nicht auf. „Dadurch, dass ich es innerlich spüre nach unseren letzten Gesprächen, konnte ich jetzt auf die Chefin zugehen und wenigstens einen Teil abgeben. Das ging aber nur, weil ich zuvor meine innere Not erkannt habe. Das alles ist ein Überlebenskampf. Ich konnte beten, habe es anheimgegeben. Es war irgendwie Raum entstanden. Es ist nicht mehr ganz so sehr ein Entweder-Oder, sondern daneben ein Sowohl-als-Auch. Ich habe mich lebendig erlebt, die Lebensbejahung hat gewonnen. Und dann: Anderthalb Stunden später rief mich die Chefin herein und eröffnete mir, sie finde meine Skizzen vielversprechend. Dabei habe ich ihr doch nur einen Teil gezeigt, gar nicht mal das Wichtigste. Das schaffe ich noch nicht. Aber ich war so überrascht!"

Jürgen erwiderte: „Dialog braucht auch Aggression, aber als adgredi, als Herangehen, Sich-Trauen." Traumatisierende Hintergründe kamen neu zur Sprache. „Was ich eigentlich suche, ist der Dialog mit mir, mit dem inneren Kind."

Immer wieder brauchte es den Blick in die beklemmende Vergangenheit. Die äußeren Konflikte gingen über in ein inneres Ringen, zu sich selbst zu kommen: „Der Schlüssel ist der Zugang zu dem inneren Kind im Abgrund. ‚Was kann ich für dich tun?' Da ist so viel Scham, so sehr das Gefühl, ich bin es nicht wert. (…) Es ist das Allerwichtigste, dass ich Liebe zu dem inneren Kind entwickle."

Auf dieser Grundlage wurde schließlich diese Mitteilung möglich: „Ich kann mich neben den Traumamodus stellen, kann ihn wahrnehmen, bin zwar noch drin, gleichzeitig aber auch nicht."

Einige Monate später sagte die Klientin: „Indem ich den anderen sehe, bin ich raus aus meiner Haltung eines auf dem Rücken liegenden Käfers." Das hieß: Indem sie den Blick auf die heutigen Anderen richten konnte, verstärkte sich ihre Distanz zum Traumamodus. Und umgekehrt.

„Dadurch wird mir eine Chance gegeben, ein Feld geöffnet, dass etwas geschehen kann – das Feld zum Dialog." Nach längerem Nachdenken fügte sie hinzu: „Dialog ist doch etwas, das wir nicht alleine machen können. Da ist spürbares neues Leben. Der Dialog spannt ein Feld auf im Zwischen. Er ist mehr als die Verbindung zwischen zwei Polen."

Das waren Schlüsselworte zu dem, was wir in diesem Buch beschreiben möchten über Dialog.

Projektion – Vernichtung von Anders-Sein

Wir haben verschiedene Erfahrungen wiedergegeben, wie Ich und Du verwechselt wurden. Die daraus entstandenen Einschränkungen sind oft sehr schwer zu überwinden.

Aus der Psychoanalyse ist seit Langem der Abwehrmechanismus der Projektion bekannt. Dabei werden unliebsame innere Impulse unbewusst anderen Menschen zugeschoben. Eigene, aber nicht wahrgenommene Feindseligkeit wird dann bei anderen „entdeckt". Das Bibelwort vom Balken im eigenen Auge und dem Splitter in dem der anderen drückte das schon vor Jahrtausenden perfekt aus. Durch diese Vorgänge wird das mitmenschliche Verhältnis nachhaltig gestört.

Noch komplizierter und wirkungsvoller ist es, wenn dabei das Gegenüber so manipuliert wird bzw. sich so manipulieren lässt, dass es tatsächlich Gefühle, Einstellungen, Verhaltensweisen entwickelt, die diesem projizierten Bild entsprechen. Es wird also tatsächlich so, wie es von ihm erwartet wird. In der psychoanalytischen Terminologie bezeichnet man das als projektive Identifikation. Das Gegenüber ist also nicht nur passiver Träger des projizierten Bildes, sondern identifiziert sich unbewusst damit, gleicht sich dem an.

Wir ziehen es allerdings vor, hier im systemischen Sinn eher von komplexen Austauschprozessen zu sprechen. Das berücksichtigt besser die Verhältnisse auf beiden Seiten und auch die Einbettung der betreffenden Personen in das weitere Umfeld von Familie, Verwandtschaft, Nachbarn bis hin zur Gesellschaft insgesamt.

Etwas drastisch in Umgangssprache kann man sagen, dass hier der andere Mensch so kirre gemacht wird, dass er oder sie sich selbst nicht mehr kennt, den eigenen Weg verliert bzw. im Falle von Kindern nachhaltig darin gestört wird, überhaupt Eigenes zu entwickeln. Die bei Jana Reich zu Wort kommenden Autorinnen dokumentieren dies immer wieder. Sie suchen nach ihrem Selbst und ringen um ihr Eigenes. Von außen betrachtet, stellt sich dann die Frage, wieso jemand sich selbst im Alter von fünfzig Jahren dermaßen schwer tut mit solchen Befreiungen. Bei näherem Hinschauen ist zu merken, dass gerade diese Nichtanerkennung des anderen Menschen als jemand Anderes eine entscheidende Ursache für diese enormen Schwierigkeiten darstellt. Der Psychoanalytiker Léon Wurmser hat es so gesagt:

> „Die Extremform der Verleugnung der Menschlichkeit des anderen (…) ist die größte Gefahr und die schwerste Form der ‚Depersonalisierung' dieser Art: wenn *der andere zum Ding* wird, und zwar wenn er ausschließlich als Mittel zum Zweck der Austilgung der eigenen Schuld und Scham behandelt wird. Dann muss er vernichtet werden, so dass der Täter der eigenen vernichtenden Selbstverurteilung entgehen kann. Die mythische Verleugnung geht mit der ebenso mythischen Projektion dessen, wessen man sich schämt oder schuldig fühlt, einher. Das aber ist das absolute Übel, das wir im gewaltigsten Ausmaß im Holocaust erlebt haben."[138]

Genau solche Verdrehungen, solche Überstülpungen von Fremdem hatten die verschiedenen Menschen, auf die wir hier zu sprechen kamen, von klein auf erfahren.

[138] Léon Wurmser (1989), S. 240.

Wir und die anderen – ein hochpolitisches Thema

Endgültig seit Auschwitz hat das Thema von „Wir und die da" alles verloren, was daran noch an „Unschuld" oder wenigstens „Allzumenschlichem" enthalten sein mochte. Ob wir das tatsächlich aufgeben können, sei dahingestellt – aber wenigstens uns dieser Zusammenhänge bewusst zu sein, ist wichtig.

Natürlich beschränkt sich diese Thematik nicht auf Deutschland, auch wenn sie hier ihre extreme Zuspitzung erfuhr. Sehr aufschlussreich etwa ist Jason Stanleys Buch *How Fascism works. The Politics of Us and Them.*[139] Darin wird dargelegt, wie gerade das Aufteilen in „us" and „them", in „wir" und „die da" ein zentrales Merkmal faschistischer Politik ist, und zwar weltweit und schon seit Langem, auch in den USA, und das bei weitem nicht erst seit Donald Trumps Präsidentschaft.

Ebenfalls aus dem Amerika von 2018 stammt ein in der Süddeutschen Zeitung abgedruckter Artikel über „Othering". Dabei wird dieser in den deutschsprachigen akademischen Diskursen als Anglizismus verwendete Begriff so definiert:

> „'Othering' heißt nichts anderes, als jemanden aus der Menschheit auszuschließen, indem man bestimmt, wer dazugehört und wer nicht."[140]

Vom Alltag bis in die Politik – Ringen um Werte

Viele Konflikte zwischen Menschen, die für Außenstehende „irrational" wirken mögen, basieren auf unterschiedlichen Wert- und Zielvorstellungen beider Seiten. Allerdings ist das oft nicht bewusst. Vor

---

[139] Jason Stanley (2018).

[140] Myisha Cherry, *Das Paradox der Ausschließung. Wie das Prinzip des ,Othering' funktioniert. Und wie man ihm begegnen kann*, Süddeutsche Zeitung, 19.12.2018, S. 9.

allem hält man es dann nicht für möglich, dass auch das Gegenüber von Werten geleitet ist.

Also wird in einem meist ganz selbstverständlichen, eher halb- oder gänzlich unbewussten Modus die Welt nach diesem Schema betrachtet: Wertegeleitet bin ich, sind wir als diese besondere Gruppe – die anderen dagegen, die Widersacher, handeln aus „niederen Motiven".

Der zuvor zitierte Psychoanalytiker Léon Wurmser hat intensiv herausgearbeitet, dass es bereits auf der innerpsychischen Ebene unbewusste Konflikte zwischen verschiedenen Werte-Orientierungen geben kann. Sie gehören für ihn mit zu den entscheidenden Quellen schwerer neurotischer Störungen.[141]

Wurmser benennt ein entscheidendes Kriterium dafür, wie auf diesem Boden Böses entsteht. Das hat gerade mit hoch gestellten Werten zu tun, nämlich durch deren Verabsolutierung. Bestimmte Ziele werden herausisoliert und für vorrangig erklärt. Hier liegt der Übergang von Konflikt und Streit hin zu Bösem, von Idealen zu gewaltträchtigen Ideologien.

Stattdessen: Dialog gerade auch bei „Fremdheit"

Diese beklemmende Nähe von Gutem und Bösem lässt sich nicht allein durch Arbeit an Inhalten auflösen. Vielmehr ist es gerade an dieser Stelle entscheidend, ob die jeweils andere Seite in ihrer Andersheit anerkannt wird. Nur wenn das gegeben ist, lässt sich ohne Schaden auch um unterschiedliche Auffassungen, Zielorientierungen, Werte ringen. Hier zeigt sich die fundamentale Bedeutung von Dialog.

In diesem Sinne prinzipiell gleichberechtigte Auseinandersetzungen machen den Kern von Demokratie aus, sei es in der Gesellschaft, der Arbeitswelt, der Bildung oder der Familie.

[141] Léon Wurmser (1990), u.a. S. 144, 161-183.

Wirklicher Dialog setzt die Anerkennung des Gegenübers als Andere(r) voraus, als grundsätzlich verschieden von uns. Um ihm oder ihr näher zu kommen, müssen wir fragen, der anderen Seite zuhören, ihrem Selbstverständnis nachforschen. Natürlich können wir gegebenenfalls unsere abweichenden Einschätzungen einbringen – damit sind wir mitten im Dialog, in einem wechselseitigen Sich-Spiegeln, Sich-Befragen, Sich-Annähern, aber dies stets unter Wahrung von Distanz.

„Distanz" ist bei all dem hier Beschriebenen ein Schlüsselwort. Mit ihm wird oft etwas eher Negatives verbunden, etwa als Distanziertheit im Sinne von mangelnder Zuwendung, fehlender Wärme oder gar Nächstenliebe. Dabei wird jedoch die oft existenzielle Bedeutung von ausreichender Distanz übersehen.

In unserer praktischen Arbeit haben wir ständig mit diesen Themen zu tun gehabt. Was den Umgang mit Migrant:innen angeht, verweisen wir etwa auf das Projekt an Ingeborgs Schule „Menschen, Kulturen, Religionen"[142] oder auf Jürgens Beratungen und Therapien für dieses Klientel.[143]

Aber nicht nur diese „Fremden" sind es, die uns mit Fremdheit konfrontieren. Eigentlich gilt das doch mit Blick auf jeden Menschen, dem wir begegnen – und sogar für uns selbst. Wenn wir das jedoch verleugnen, sind wir in Gefahr, Fremdheit erst recht nur bei jenen „Anderen" festzumachen und diese dann abzuwerten und zu bekämpfen. Auf solche Verwicklungen hat der bedeutende Psychoanalytiker Arno Gruen immer wieder eindringlich aufmerksam gemacht.[144] Das kann auch noch die „banalsten" Situationen des persönlichen und beruflichen Alltags betreffen. Allzu überzeugt meinen wir dann zu wissen, was auf der anderen Seite los sei, und verzichten darauf, uns erst einmal durch Nachfragen zu vergewissern. Zugleich mehr mit Fremdem auch bei uns zu rechnen, ist ein wichtiger Teil von Selbstreflexion – Grundbedingung für lebendigen Dialog.

---

[142] Siehe im Kapitel *Schule: Dialog statt Trauma.*

[143] Siehe im Kapitel *Psychotherapie: Dialog statt Trauma.*

[144] Arno Gruen (1986, 1997, 2000).

Wir wollen uns diesen Themenbereichen noch weiter von einer anderen, nämlich einer philosophischen Seite annähern.

Rückbezüge zu Philosophie – Emmanuel Lévinas

> „Das ‚Du sollst nicht töten' ist das erste Wort des Antlitzes. Das aber ist ein Gebot. In der Erscheinung des Antlitzes liegt ein Befehl, als würde ein Herr mit mir sprechen. Dennoch ist das Antlitz des Anderen zur gleichen Zeit entblößt; hier ist der Elende, für den ich alles tun kann und dem ich alles verdanke."[145]

Seit uns diese Zeilen des französischen Philosophen Emmanuel Lévinas vor vielen Jahren begegneten, begleiten sie unser Denken und Fühlen. Sie springen uns weiterhin an in der Radikalität ihrer Forderung – und in der so intensiv dargelegten Schutzlosigkeit und dem Aufforderungscharakter des Antlitzes. Hier geht es um Dialog auf einer ganz existenziellen Ebene. Mit Antlitz ist nicht einfach das physische Gesicht gemeint:

> „Ich denke vielmehr, daß der Zugang zum Antlitz von vornherein ethischer Art ist. (…) Die beste Art, dem *Anderen* zu begegnen, liegt darin, nicht einmal seine Augenfarbe zu bemerken."[146]
> „Das Antlitz ist Bedeutung, und zwar Bedeutung ohne Kontext. (…) Du, das bist du. (…) Es ist das, was nicht ein Inhalt werden kann, den unser Denken umfassen könnte; es ist das Unenthaltbare, es führt uns darüber hinaus."[147]
> „Das Antlitz ist das, was man nicht töten kann oder dessen *Sinn* zumindest darin besteht, zu sagen: ‚Du darfst nicht töten.'"[148]

---

[145] Emmanuel Lévinas (1986), S. 68.
[146] Ebda., S. 64.
[147] Ebda., S. 65.
[148] Ebda., S. 66.

Natürlich war sich Lévinas klar, dass allem Anspruch des Antlitzes zum Trotz Menschen getötet werden. Doch dann erfolgt das entgegen diesem existenziellen Appell.

Wir beziehen uns hier, passend zum Thema Dialog, auf zwei Gespräche von Lévinas. Aus dem ersten, 1981 mit Philipp Nemo geführt, haben wir bereits zitiert. Das zweite fand statt mit Christoph von Wolzogen im Jahre 1989.[149] Lévinas sprach hier Deutsch. Als junger Mann hat er in Freiburg bei dem Phänomenologen Edmund Husserl studiert und dort auch Bezug zu Martin Heidegger gefunden. Aber seit 1945 hat er deutschen Boden nicht mehr betreten, nachdem er ein NS-Kriegsgefangenenlager zwar überlebte, seine ganze litauische Herkunftsfamilie aber ermordet war. Wir geben zentrale Aussagen aus diesem Gespräch wieder:

> „Das Sein in seiner Sorge hat uns dazu geführt, zu Krieg – zu Auschwitz."
> „Der Frieden hat seinen eigenen Weg, der nicht nur im Wissen liegt."
> „Meine Sorge ist nicht um das Sein, sondern um den Anderen."
> „Das Verhältnis zum Anderen ist das Verhältnis zum Antlitz, nicht als Thema, sondern als Begegnung."
> „Im menschlichen Sein steckt die verrückte Möglichkeit, um für das Sein eines Anderen das eigene Sein zu opfern."
> „Darin ist der Mensch einzig. Man kann dies Liebe nennen. Opferfertigkeit ist Liebe. Liebe ohne Begehrlichkeit."
> „Wer bin ich dabei? Ich bin derjenige, der keinen Stellvertreter finden kann."
> „Welcher Staat ist kompatibel mit der Einzigkeit des Menschen?"

---

149 Henning Burk, Christoph von Wolzogen (1990): *Liebesweisheit*. Fernsehdokumentation im WDR, Köln. (Der Titel ist zwar berechtigt, wirkt in unserer Sicht aber doch etwas verharmlosend.)

Kommen wir nochmals auf das Antlitz zurück:

> „Ich denke, daß die Analyse des Antlitzes, so wie ich sie vorgenommen habe, mit der Herrschaft des *Anderen* und seinem Elend, mit seiner Unterwerfung und meinem Reichtum primär ist, was auch immer die Motivation wäre, die eine solche Umkehrung erklärt. Sie ist Voraussetzung jeglicher menschlicher Beziehungen.“[150]
> „Die erste Philosophie ist eine Ethik.“[151]

Wir möchten diese Aussagen nicht kommentieren, sondern nur bemerken, dass wir ihnen viel von dem verdanken, was uns über Dialog klargeworden ist.

Rückbezüge zu Philosophie – Bernhard Waldenfels

Diesen Fragen nach den Anderen geht auch der Philosoph Bernhard Waldenfels intensiv nach. Er hat ebenfalls Wurzeln bei Edmund Husserl und zugleich in der französischen Phänomenologie, insbesondere bei Maurice Merleau-Ponty. Im Kontext unseres Buches ist dabei sein Konzept der Responsivität zentral, das er in seinem Buch *Erfahrung, die zur Sprache drängt*[152] genauer dargelegt hat.

> „Das Antworten betrachte ich als einen Grundzug des menschlichen Verhaltens und Erlebens, der sich nicht auf die Sprache beschränkt.“[153]
> Dessen „Pointe besteht kurz gesagt darin, daß das Antworten als solches anderswo beginnt“[154],

nämlich nicht bei uns selbst, sondern bei den anderen. Von dorther taucht unweigerlich Fremdes auf. Es gilt

---

[150] Emmanuel Lévinas (1968), S. 68.
[151] Ebda., S. 59.
[152] Bernhard Waldenfels (2019).
[153] Ebda., S. 255.
[154] Ebda.

> „zu unterscheiden zwischen alltäglichen, normal geregelten Wort- und Handlungsfolgen eines Dialogs, bei denen Äußerung und Gegenäußerung miteinander abwechseln und mehr oder weniger aufeinander abgestimmt sind, und neuartigen Situationen, bei denen die gewohnten Antworten, die sich auf ein Repertoire stützen können, versagen.“[155]

Und es sei zu rechnen

> „mit Situationen, die uns nicht nur mit Neuem, sondern mit Neuartigem konfrontieren.“[156]

Dieses möglicherweise auftauchende „Neuartige“ ist zentral für solchen Dialog:

> „Antworten bedeutet generell, daß ich anderswo beginne, wo ich nie war und im vollen Sinne nie sein werde, was zugleich besagt, daß ich die Antworten nie gänzlich in der Hand habe. (...) Im Antworten artikuliert sich das Fremde in Form eines Überschusses, der über unsere normalen Erwartungen hinausschießt. Wir erfahren anderes und mehr, als wir intendieren.“[157]

Derartiges Antworten überschreitet also bloßes Mitschwingen, auch Resonanz genannt. Diese kann, muss aber nicht Antworten in sich haben – und schon gar nicht ein Wahrhaben von Fremdem. Resonanz, so möchten wir es nicht zuletzt aufgrund eigener Erfahrungen zuspitzen, kann ein Bezogen-Sein auf Andere behaupten, ohne aber nach deren Unterschiedenheit zu fragen, also ohne auf Fremdes und damit vielleicht Beunruhigendes einzugehen. Responsivität dagegen, wie Waldenfels sie entwickelt hat, rechnet ganz grundsätzlich mit Fremdheit – beim Anderen, bei sich selbst und auch im Prozess zwischen beiden.

---

[155] Ebda., S. 257.
[156] Ebda.
[157] Ebda., S. 77f.

Waldenfels führt das noch weiter aus:

> „Diese radikale Form der Fremdheit, die auf nichts anderes zurückgeführt werden kann, prägt auch den *eigenen Leib*, der zugleich als *Fremdleib* auftritt, und sie durchzieht die allgemeine Lebenswelt, die sich von Anfang an in *Heimwelt* und *Fremdwelt* zerteilt. In beiden Fällen ist nicht an eine strikte Trennung von Eigenem und Fremdem zu denken, sondern an mannigfache Übergänge, so daß eine Zwischenleiblichkeit, eine Zwischenwelt, ein Zwischenmensch entsteht. Dieses *Zwischen* ist mehr als eine bloße Redensart, es ist ein Ingrediens jeder Fremderfahrung.“[158]

Solcher Dialog, so können wir fortfahren, ist nicht möglich ohne das Zulassen von Fremdheit und ein Sich-Bewegen im Zwischen. Umgekehrt sehen wir: Zwischenmenschliche Verhältnisse, in denen nicht mit Fremdheit gerechnet wird, vielmehr sie beseitigt werden soll, sind Nährboden für Gewalt. In diesem Sinne heißt es bei Waldenfels:

> „Von heiklem Gewicht ist die *Alterität*, das heißt die spezifische, irreduzible Fremdheit des Anderen.“[159]
> „Wir sind und bleiben einander mehr oder weniger fremd.“[160]
> „Fremdes zeigt sich (…) als Ferne in der Nähe.“[161]
> „Speziell bleibt zu fragen, wie sich die Fremdheit meiner selbst mit der Fremdheit der Anderen verträgt.“[162]

Als „einen Testfall der Fremdheit“[163] bezeichnet Waldenfels die Feindschaft. Er schreibt dazu:

---

[158] Ebda., S. 235f.
[159] Ebda., S. 19.
[160] Ebda. S. 85.
[161] Ebda., S. 47.
[162] Ebda., S. 62.
[163] S. 95.

> „Radikal betrachtet bedeutet Feindbildung, *daß man jemanden in etwas verwandelt*, nämlich in etwas, das man nach eigenem Belieben manipulieren, benutzen, als menschliches Kapital in Rechnung stellen und am Ende auch vernichten kann.“[164]

Zerstörung von Dialog trägt Vernichtung in sich, zumindest den Keim dafür.

So wie wir Dialog in diesem Buch nicht allgemein betrachten, sondern in Bezug zu Erfahrungen von Trauma und Verstörung, können wir dieses Kapitel nicht besser abschließen als mit folgendem Zitat:

> „Pathos[165] und Response, die als Doppelereignis aneinandergekettet sind, können sich jederzeit voneinander abspalten. (…) Die zunehmende Unfähigkeit zur Antwort äußert sich in Schockerlebnissen, in der Sprach- und Hilflosigkeit von Traumatisierten, in Wahnvorstellungen, in denen sich nicht nur die Eigenheit des Selbst, sondern auch die Andersheit des Anderen verflüchtigt.“[166]

Antwort auf eine mögliche Frage

„Was soll so viel Philosophisches in einem Buch über Trauma? Hilft das auch nur einem einzigen Menschen weiter?“

Ja, es kann weiterhelfen. Sogar sehr vielen Menschen. Nämlich wenn wir uns anregen lassen, mehr über die vielen Sackgassen nachzudenken, in denen wir uns derzeit und seit Langem als Individuen

---

[164] Bernhard Waldenfels, S. 110.

[165] Mit „Pathos“ meint Waldenfels nicht eine pathetische Redeweise, vielmehr beschreibt er diesen für ihn zentralen Begriff so: „Störungen sind *Ereignisse*, die uns wider Erwarten und wider Willen zustoßen. Darin unterscheiden sie sich von *Akten*, die wir aus eigenem Antrieb vollziehen. Solche Ereignisse bezeichne ich generell als *Widerfahrnis* oder mit einem griechischen Ausdruck als *Pathos*“ (S. 50). Auch von hierher fällt ein scharfes Licht auf die Gefährdungen eigener Sicherheit im responsiven Prozess. Deren Vermeidung allerdings führt in Gewalt.

[166] Ebda., S. 69.

und als Menschheit befinden. Fehlende Anerkennung anderer Menschen ist ein entscheidender Bestandteil dieser Sackgassen, ist Quelle unzähliger Traumatisierungen. Ebenso steht es doch mit unserem Bezug zu den Tieren, der Natur überhaupt, unserem Planeten. Weit mehr noch, als wir hier zeigen konnten, vermögen solche philosophischen Ansätze uns die Augen zu öffnen.[167]

Es könnte auch umgekehrt gesagt werden, wir hätten zu wenig Philosophisches eingebracht. Zumindest Martin Buber, Pionier von *Ich und Du* und Autor des *Dialogischen Prinzips*, wäre ausführlich wiederzugeben gewesen. Wir werden das später machen, nicht mehr in diesem Buch. Aber er soll das endgültig letzte Wort dieses Kapitels haben:

> „Doch es kann geschehen, daß wir zu antworten uns unterfangen, stammelnd etwa, zu sicherer Artikulation langt uns nur selten die Seele zu, aber es ist ein rechtschaffenes Stammeln, wie wenn zwar Sinn und Kehle einig sind in dem, was zu sagen ist, aber die Kehle darüber zu erschrocken, um den schon geschlichteten Sinn rein auszutönen."[168]

---

[167] Das findet sich, dabei Bezug nehmend auch auf Bernhard Waldenfels, in dem sehr bemerkenswerten Buch von Barbara Schellhammer (2019) mit dem treffenden Titel *Fremdheitsfähig werden*.

[168] Martin Buber (1992), S. 163.

Verbunden sein und doch verschieden

Verbunden zu sein gehört für uns eng damit zusammen, andere als Andere anzuerkennen. Auf der spannungsreichen Einheit von beidem fußt Dialog.

Gerade weil uns ganz viel liegt an Verbundenheit, arbeiten wir zunächst einiges von ihren dunklen Potenzialen heraus. Diese haben entscheidend mit der politischen Dimension zu tun. Bloß die Verbundenheit aller Wesen zu betonen, reicht leider nicht.

Verbundenheit und politische Gewalt I

Auf Hermann Langbein, Mitorganisator des internationalen Widerstands im KZ Auschwitz und vorher bereits im KZ Dachau, sind wir schon zu sprechen gekommen.[169] Anfang der 1990er Jahre hielt er einen Vortrag bei unserem zeitgeschichtlichen Verein *Zum Beispiel Dachau*. Darin wies er darauf hin, dass dieser Widerstand, der vielen das Leben rettete und Nachrichten bis nach London brachte, nur möglich war durch das tiefe Vertrauen unter den vier tragenden Männern, insbesondere zu seinem Freund Ernst Burger. Jürgen sprach ihn nachher auf diese Verbundenheit an. Sofort ergänzte Langbein:

> „Das ist etwas Schönes, die Verbundenheit, aber es reicht noch nicht. Es muss noch etwas hinzukommen, das sich vielleicht als 'Kontrolle' bezeichnen lässt."

Er meinte einen ständigen und intensiven Austausch, eine gegenseitige Prüfung, ein Sich-Halten und Kritisieren. „Kontrolle" klingt vielleicht hart im ersten Moment, wir denken an Lenins berühmten Satz „Vertrauen ist gut, Kontrolle ist besser", und doch: Eine solche

---

[169] Siehe das Kapitel *Gewalt, Lügen, verschwundene Täterschaft und falsche „Opfer"*.

zugleich mit der Verbundenheit gelebte Distanz lässt sicheren Boden entstehen. Erst dadurch wird Verbundenheit zu etwas Verbindlichem.

Solche Verbundenheit zwischen Menschen suchen die Gewaltherrscher und ihre Komplizen zu zerstören, und die Nazis wollten das erst recht. Verbundenheit zwischen Partnern, zwischen Eltern und Kindern, zwischen Nachbarn, Freunden, Kollegen, zwischen Gläubigen und ihren Kirchen, in der Arbeitswelt und zwischen Völkern...

Dieser Blick auf Verbundenheit beschäftigt uns bis heute. NS-Gewalt und Zerschneiden von Verbundenheit gehören untrennbar zusammen. Das Gleiche gilt für deren Kontinuitäten, gesellschaftliche und individuelle.

Verbundenheit und politische Gewalt II

Ähnlich würden es auch Marcelo und Maren Viñar aus Uruguay ausdrücken. Wir haben sie durch Tagungen über die Folgen politischer Gewalt kennengelernt, die 1993 und 1994 in Montevideo und in Córdoba/Argentinien stattfanden. Jürgen war von den dortigen Goethe-Instituten zu Vorträgen eingeladen. Ingeborg kam mit dahin. Die Begegnungen waren sehr intensiv. Ziel der Tagungen war es, der dortigen „Schlusspunktpolitik" Erfahrungen aus Deutschland entgegenzustellen und die Öffentlichkeit an die Verbrechen der Militärdiktaturen zu erinnern und auf ihre Folgen hinzuweisen.

Besonders mit dem Psychoanalytiker-Ehepaar Maren und Marcelo Viñar entstand eine bis heute andauernde große Freundschaft. Persönlicher und zugleich politischer Erfahrungshintergrund für ihr Engagement war, dass er schon zu Beginn der Militärdiktatur in Uruguay verschleppt und schwer gefoltert wurde, weil er einen Untergetauchten, dem er ärztliche Hilfe leistete, nicht denunziert hatte. Nur durch den enormen Einsatz seiner Frau und internationaler Freunde kam er nach drei Monaten frei. Für dreizehn Jahre lebte die Familie dann im Exil in Frankreich.

„En la intimidad del trabajo y amistad", so lautete die Widmung, die Marcelo uns in ein Buch schrieb. Wir übersetzen das mit „In der Verbundenheit von Arbeit und Freundschaft". Verbundenheit zwischen ihnen und ihren dortigen Freunden, Verbundenheit zwischen uns vieren, Verbundenheit im Persönlichen und in unserer Arbeit.[170]

Angeregt von dem dort erlebten Geist haben wir 1995 in Dachau mit dem Verein *Zum Beispiel Dachau* eine große internationale Tagung (*Stacheldraht und heile Welt*) organisiert, bei der Maren und Marcelo zentrale Vorträge hielten.

Aus ihrem im Exil geschriebenen Buch *Fracturas de memoria* (Brüche in der Erinnerung) beziehen wir uns hier, im Zusammenhang mit Verbundenheit, auf zwei Kapitel.

Dort stellen sie in ihrem Text *Exilio y tortura* (Exil und Folter) die diametral unterschiedlichen Reaktionen zweier junger Männer gegenüber, die schwer gefoltert wurden. Der eine ergab sich schließlich seinen Peinigern, nahm deren Bild in sich auf, kam irgendwann zwar frei, war aber ein gebrochener Mann. Der andere dagegen konnte trotz allem widerstehen. Was war der Grund dafür? Seine „persönliche Stärke" jedenfalls nicht. Vielmehr erschienen ihm im Zustand endlos wirkender körperlicher Schmerzen und extremer sensorischer Deprivation, im Verlust von Selbstwahrnehmung und Kontrolle halluzinatorisch seine Freunde aus dem Studium, „um mit ihm das Examen im Gefoltert-Werden abzulegen; seine Schmerzen verschwanden", und es gelang ihm im Schutz dieser Verbundenheit, „die teuflische Maschinerie des Feindes zu besiegen."[171]

Diese Erfahrung steht uns immer wieder vor Augen, wenn wir an die tiefe Bedeutung von Verbundenheit denken, und das in der Einheit von Individuellem und Politischem.

---

[170] Detailliert werden wir Texte von Maren und Marcelo Viñar sowie ihrer Freund:innen Elsa Leone de Gil und Daniel Gil auf unserer Homepage wiedergeben.

[171] Maren und Marcelo Viñar (1993), S. 63.

Das andere Kapitel, auf das wir uns hier beziehen, lautet: *Un grito entre miles* (Ein Schrei unter tausenden). Es ist der in Er-Form geschriebene Bericht von Marcelo über seine Folterhaft. Der Schrei, der ihm nach unendlicher Zeit des Entsetzens entfährt, ist der Schrei nach ihr…

Wir zitieren den letzten Satz des Kapitels:

> „Er hatte für immer seinem naiven Humanismus abgesagt und hatte verstanden, dass es zwischen ihm und dem Faschismus nur die Option des Kampfes gab, als vorrangiges Thema seines Lebens.“[172]

Persönliche Verbundenheit und zugleich Kampf gegen das systematische Zerstören von Verbundenheit…

Zusammenhänge mit politischer Gewalt III: Zur Janusköpfigkeit von Verbundenheit

So sehr uns das Thema Verbundenheit seit Jahrzehnten ans Herz gewachsen ist, so haben wir doch nie vergessen, dass viele Gewaltherrscher dieser Welt sich mit Parolen rund um Verbundenheit legitimiert haben. „Für Führer, Volk und Vaterland“, „Für Familie und Heimat“, „Für Ehre und Vaterland“, aber auch „Für den Aufbau des Sozialismus“, das waren oder sind in hohem Maße zugkräftige Aufrufe. Von außen oder im Nachhinein heißt es leicht, das seien bloß „Phrasen“, mit denen an die „niederen Instinkte“ der Bevölkerungen

---

[172] Ebda., S. 31 (Übersetzung Jürgen M.-H.). Man kann dasselbe auch umständlicher ausdrücken: „Ich würde, auf die Gefahr hin, dass Sie mich einen Philosophen schelten, der ich nun einmal bin, sagen, dass die Gestalt, in der Mündigkeit sich heute konkretisiert, die ja gar nicht ohne weiteres vorausgesetzt werden kann, weil sie an allen, aber wirklich an allen Stellen unseres Lebens überhaupt erst herzustellen wäre, dass als die einzige wirkliche Konkretisierung der Mündigkeit darin besteht, dass die paar Menschen, die dazu gesonnen sind, mit aller Energie darauf hinwirken, dass die Erziehung eine Erziehung zum Widerspruch und zum Widerstand ist“ (Theodor Adorno 1969, S. 145).

appelliert werde. Diese Sicht halten wir für gründlich falsch, jedenfalls wenn sie sich auf die überwiegende Mehrheit bezieht. Sie folgt nämlich der Grundannahme, gemordet hätten damals letztlich „Bestien“ oder „Monster“, auf jeden Fall nicht „Menschen wie wir“, Menschen, die sich verbunden fühlen. Und an die wurde und wird mit solchen Parolen appelliert.

Jürgen war mitbeteiligt an einem Buch, das sich unter der relativ unerforschten Perspektive von fataler, das heißt todorientierter Männlichkeit und kollusiver, also damit eng verknüpfter Weiblichkeit mit einigen Grundvoraussetzungen für das Zustandekommen des NS-Reichs befasst.[173] Herangezogen wurden dafür Äußerungen Hitlers, die er zwischen 1919 und 1933 zumeist öffentlich gemacht hat. Seine extreme Gewaltbetonung wurde eingeordnet in Zusammenhänge mit den Völkermorden des Deutschen Reichs in der Kolonialzeit, Erstem Weltkrieg, dabei Beteiligung am türkischen Völkermord an den Armeniern. Auch Hitlers eigenes gewaltgeprägtes Aufwachsen wird näher betrachtet.

Die in diesem Buch versammelten Zeugnisse radikaler Gewaltsamkeit sind an sich schon schwer auszuhalten, umso mehr natürlich im Wissen, dass sie ab 1933 unerbittlich umgesetzt wurden. Dafür aber, und das ist jetzt unser Punkt, war Hitler auf die Millionen seiner „Volksgenossen“ angewiesen. Wenn jene Äußerungen aber überwiegend öffentlich gemacht wurden, in Vorträgen oder in *Mein Kampf* – wieso hat das die Überzahl der Menschen nicht davon abgehalten, Hitler zu wählen und ihm zu folgen?

Wir behaupten: Neben der Hoffnung auf materielle Besserung des individuellen Lebens und auf nationalen Wiederaufstieg, neben Rache- und Großmachtgelüsten diente ein Ingrediens als verborgener Kitt – Sehnsucht nach Verbundenheit.

Wir haben im Kopf, dass dieses Wort zum zentralen Nazi-Wortschatz gehörte, etwa als „Blutsverbundenheit“. Darin steckte die

---

[173] Lerke Gravenhorst u.a. (2020).

Verheißung, zu einem größeren Ganzen zu gehören, darin aufgehoben, Teil eines höheren Sinns zu sein, über die Begrenztheiten des Einzellebens hinausgehoben zu werden.

Die Historikerin Barbara Zehnpfennig hat Hitlers *Mein Kampf* eingehend analysiert und kam zu Schlüssen genau in dieser Richtung. So schreibt sie, es ginge für Hitler

> „um etwas Größeres als das Individuelle, um die Gemeinschaft und nicht um den einzelnen", um die große „Idee der von einer Mission erfüllten und in dieser Mission geeinten Gemeinschaft."[174]

Hier kommt doch etwas zum Tragen, das sich Verbundenheit nennen lässt. Und diese Einfügung des Einzelnen in das Ganze entspreche laut Hitler der Natur, und so komme es schließlich zu einem Idealismus, dessen Zentrum in der „Unterordnung seines individuellen Daseins unter das Leben der Gemeinschaft"[175] liege, also in einer tiefen Verbundenheit.

Dabei hebt Zehnpfennig ausdrücklich hervor, dass Hitlers Denken „nicht einfach aus einer ‚kruden Mixtur' verbreiteter Stereotypen des 19. Jahrhunderts (besteht)"[176], sondern „ein weltanschauliches System von erstaunlicher Folgerichtigkeit"[177] darstelle. Sein Grundwiderspruch aber sei „die Absolutsetzung des Kampfes"[178].

Was Hitler als Ideologiegebäude ausgebreitet hat, wurde in atemberaubender Weise in die Praxis umgesetzt. Das gilt aber nicht nur für die angekündigte Gewalt, sondern auch in Richtung auf Gemeinschaft und damit durchaus auf Verbundenheit. Der Historiker Götz

---

[174] Barbara Zehnpfennig (2018), S. 122f.
[175] Ebda., S. 133.
[176] Ebda., S. 231.
[177] Ebda.
[178] Ebda., S. 250.

Aly hat dies in seinem Buch *Hitlers Volksstaat*[179] eingehend herausgearbeitet. Das NS-Reich sei eine „Zustimmungsdiktatur“[180] gewesen. Deren führende Männer einschließlich Hitler „fragten sich fast stündlich, wie sie die allgemeine Zufriedenheit sicherstellen und verbessern könnten.“[181] Das „Dritte Reich“ habe eine „zur Schau gestellte Politik der sozialen Gerechtigkeit“[182] betrieben, Aufstiegsmöglichkeiten für viele bereitgestellt und auf solche Weise die große Mehrheit der Bevölkerung an sich gebunden.

Hören wir auf diesen in unserer Sicht zentralen Satz von Götz Aly:

> „So rigoros die NS-Führung im Fall von Juden, so genannten Minderwertigen oder Fremdvölkischen vom Rassenstandpunkt aus entschied, so klassenbewusst verteilte sie innenpolitisch die Lasten zum Vorteil der sozial Schwächeren.“[183]

Die im NS-Reich gelebte „Verbundenheit“[184] galt nur den „eigenen Leuten“, während „die Anderen“ radikal ausgegrenzt wurden. Das bis heute Unheimliche daran ist, dass der großen Mehrheit die ihnen gegenüber praktizierte „Verbundenheit“ so wichtig war, dass für sie das massenhafte Zerschneiden von Verbundenheiten bei den „Anderen“ und von eigener Verbundenheit mit ihnen nicht ins Gewicht fiel. Die spätere Leugnung im Sinne des „Wir haben davon nichts gewusst“ hat vermutlich auch mit dem zumindest untergründigen Wissen um diesen Verrat an Mitmenschlichkeit zu tun.

---

179 Götz Aly (2006).
180 Ebda., S. 36.
181 Ebda.
182 Ebda., S. 37.
183 Ebda.
184 Wir verwenden Anführungszeichen, weil diese „Verbundenheit“ in Wirklichkeit Teil der Gewaltpolitik nach innen und außen war. Sie entstammte einem Kalkül, um die Massen gefügig zu machen und unempfänglich gegenüber den Anderen. Aber subjektiv haben sie die staatliche Fürsorge wahrgenommen und damit Verbundenheit erlebt.

Verbundenheit und politische Gewalt IV

Der Kampf gegen Verbundenheit aus der NS-Zeit ging in verdeckter Form über Jahrzehnte weiter. Kurz sei dessen Hartnäckigkeit an einem Beispiel verdeutlicht. 1934 hat die junge Kinderärztin Johanna Haarer auf Veranlassung führender NS-Leute ein Erziehungsbuch herausgebracht, das zum Bestseller wurde: *Die deutsche Mutter und ihr erstes Kind.* Nach 1945 erschien es weiterhin, zwar „nur" noch als *Die Mutter und ihr erstes Kind*, aber stolz wurden die Auflagen der ersten elf Jahre mitgezählt! Erst Ende der 1980er Jahre wurde diese Kontinuität skandalisiert und der Druck des Buches endlich eingestellt. Wir wissen, dass es bis dahin viel Unheil gestiftet hat.

In dieser Zeit hat Jürgen die Bibliothek einer Kirchengemeinde von einem zufällig dort entdeckten Nachkriegsexemplar „befreit" und konnte so diese Ausgabe mit einer von 1939 vergleichen. Die Übereinstimmungen sind breit. Man meine aber nicht, das Buch triefe vor ideologischen Indoktrinationen. Nein, es folgte der Linie, auf dem Boden wissenschaftlicher Erkenntnisse den jungen, unsicheren Müttern klare Wege zu weisen zu ihrem Wohl und dem der Kinder. Mit großer Beharrlichkeit wurde dabei als Hauptgefahr hingestellt, dass kleine Tyrannen entstehen könnten, wenn man zu sehr auf die Babys einginge. Das Beste für sie wäre, wohlversorgt an einem ruhigen Ort sich selbst überlassen zu sein.

Sigrid Chamberlain hat dieses Werk sich wissenschaftlich gebender schwarzer Kinderheilkunde gründlich analysiert und dabei die zentrale Bedeutung des Zerschneidens von lebendigem, wechselseitigem Miteinander, von Verbundenheit herausgearbeitet.[185] Dabei sei noch vermerkt, dass ihr Buch eigentlich *Das verweigerte Antlitz* heißen sollte, was aber beim Verlag nicht durchkam. *Adolf Hitler, die deutsche Mutter und ihr erstes Kind* ziehe besser. Wir denken, siehe letztes Kapitel, an Lévinas und seine Worte zum Antlitz.

---

[185] Sigrid Chamberlain (1997).

Die Kontinuität von Haarers Buch über 1945 hinaus weist eindringlich darauf hin, dass nicht nur im Nationalsozialismus Verbundenheit systematisch zerschnitten wurde. Bis heute bestehen entsprechende Elemente fort, bzw. es sind in einer Zeit neoliberaler Zuspitzungen auch viele neue entstanden. Zugleich aber gibt es so viele Beispiele gelebter Verbundenheit und Solidarität.

Eine Familie in Verbundenheit

Diesen Abgründen politischer Gewalt stellen wir jetzt stellvertretend für viele andere das Leben einer Familie entgegen, die Jürgen familientherapeutisch begleitete im „Sozialen Brennpunkt" München Hasenbergl.

Außerordentlich bewegend war die tiefe Verbundenheit innerhalb des Paares und mit ihrer Tochter, wegen deren Schulproblemen sie ursprünglich die Beratungsstelle aufgesucht hatten. In beider Kindheit und Jugend war so viel an Verbundenheit zerschnitten worden, dass es ein großes Wunder bedeutete, was davon dennoch zwischen ihnen bestand und mit einiger Hilfe von außen noch weiter aufblühen konnte. Die Energie ihrer heftigen Konfliktstürme wandelte sich in eine große Kraft, ihr gemeinsames Leben aufzubauen. In einer dramatischen Aktion konnten sogar die erheblichen Altschulden in einen tragbaren Kredit überführt werden. So sehr sprach Jürgen die hier zu spürende Verbundenheit an, dass er ausnahmsweise über seine Beraterrolle hinausging und eine Bürgschaft übernahm.

Viele Jahre später eingeladen zu dieser Familie, konnten wir beide nur staunen über das dort Geschaffene. Am sichtbarsten trat es in Form des gemeinsam betriebenen Geschäfts hervor. Eine Familie in Verbundenheit.

Deren Kehrseite zeigte sich allerdings nach weiterer Zeit. Aufgrund der mittlerweile großen räumlichen Entfernung und der Pandemie konnten die jetzt wieder aufgetauchten Konflikte nur telefonisch und jeweils einzeln besprochen werden. Es wurde deutlich, dass sie sich zu sehr aneinander geklammert hatten, kein Wunder angesichts von Kindheit und Jugend und auch vielleicht einer Überanstrengung beim Aufbau des Geschäfts. Es ist sehr zu hoffen, dass die dann wieder eingetretene Beruhigung dauerhaft anhalten möge oder dass in den Krisen des Lebens nicht nur die enge Verbundenheit noch verstärkt wird, sondern auch ihre Verschiedenheit Platz hat. Daran hatte es nämlich gefehlt, immer in der Angst, es könnte „alles zuende sein“.

Verbundenheit droht zum Gefängnis zu werden, wenn zugleich Verschiedenheit nicht gelebt werden kann.

Bindungsforschung

Heute ist es kaum noch vorstellbar, wie sehr Bindung und Beziehung lange Zeit keine Themen waren. Der britische Psychoanalytiker John Bowlby bekam größte Schwierigkeiten mit seiner Fachgesellschaft, als er sich in diese Richtung vorwagte. So sehr waren Psychologie und Psychoanalyse in weiten Teilen individuumzentriert.[186]

Pioniere der Säuglingsforschung waren in den USA Joseph Lichtenberg und Daniel Stern. Das Buch des Letzteren wurde übrigens in der deutschen Übersetzung mit einem arg verkürzten Titel versehen. Statt *The Interpersonal World of the Infant* wurde es zu *Die Lebenserfahrung des Säuglings*. Diese Eliminierung des Zwischenmenschlichen, kann das ein Zufall sein?

In Frankreich entstand ebenfalls eine sehr veränderte Sicht auf die Babys. Hier wurde insbesondere die Ebene der Sprache als Zugang zu ihnen entdeckt. Françoise Dolto und Serge Lebovici schufen entscheidende Grundlagen. Weiterhin sehr lesenswert und bewegend

---

[186] Zugleich widersprechen wir, indem wir auf das bereits 1971 erschienene Buch des Psychoanalytikers und Familienforschers Helm Stierlin hinweisen: *Das Tun des Einen ist das Tun des Anderen. Versuch einer Dynamik menschlicher Beziehungen*. Inzwischen gibt es in der Psychoanalyse eine breite Strömung einer interpersonellen Ausrichtung, siehe etwa Chris Jaenicke (2006, 2014), Andreas Bachhofen (2012) oder Werner Bohleber (2012, S. 21-39).

sind die Bücher von Myriam Szejer *Platz für Anna* und von Caroline Eliacheff *Das Kind, das seine Mutter zu sehr liebte.*

Inzwischen ist auch in Deutschland das Bindungsthema in der breiten Öffentlichkeit angekommen. Erziehungs- und Familienberatung, Psychotherapie, Kinderheilkunde, Psychiatrie und weitere Disziplinen befassen sich damit in Praxis und Forschung. Sogenannte Schreibabyambulanzen finden sich an zahlreichen Orten. Martin Dornes hat bereits 1993 ein Buch mit dem bezeichnenden Titel *Der kompetente Säugling* vorgelegt. Ähnliches gilt z.B. für das Buch von Bettina Alberti *Die Seele fühlt von Anfang an*[187], ebenso für Franz Rengglis *Früheste Erfahrungen – ein Schlüssel zum Leben.*[188]

Exemplarisch wollen wir hier drei wichtige Stimmen zu Wort kommen lassen.

Mechthild und Hanus Papousek

In enger Zusammenarbeit haben Mechthild und Hanus Papousek die frühe Entwicklung des Babys intensiv erforscht. In München gründeten sie im Rahmen des Kinderzentrums die erste Schreibabyambulanz in Deutschland. In gewisser Weise war diese Bezeichnung ein Vorwand, bzw. entsprach sie dem drängendsten Bedarf verzweifelter junger Eltern. In Wirklichkeit richtete sich der Ansatz von vornherein auf die vielfältigen Interaktionsstörungen zwischen Eltern und Säuglingen. Mit der Zeit wurden umfangreiche Beratungs- und Therapiekonzepte entwickelt. Dabei geht es nicht nur um die Behebung entstandener Defizite, sondern ebenso um präventive Arbeit.

Aus einem Vortrag von Mechthild Papousek zitieren wir eine zentrale Passage:

---

[187] Bettina Alberti (2005): Hier wird bereits die pränatale Phase einbezogen.
[188] Franz Renggli (2018).

> „Im dynamischen Wechselspiel der psychobiologischen Voraussetzungen von Kind und Eltern entfaltet sich das in der Natur einzigartige System der Kommunikation. Es trägt Merkmale einer positiven Gegenseitigkeit im Sinne von Stierlin, die das System in sich stabilisieren, die die Entwicklung in ihrer Eigendynamik vorantreiben und fördern und bis zu einem gewissen Grade krisenfest machen. Ich denke, es verdient als Gegenstück zu den viel beschworenen Teufelskreisen die Bezeichnung Engelskreis."[189]

Der Mensch ist ein Stück Natur, und hier sind auch Voraussetzungen seiner Kommunikationsfähigkeiten angelegt. Zugleich ist diese hier beschriebene Wechselseitigkeit ganz spezifisch menschlich. Es handelt sich um vorgegebene Bereitschaften zum Austausch, zum Gestalten des Miteinander. Diese Bedingungen seien in der Menschheitsentwicklung erst spät erworben und von daher in der individuellen Entwicklung eher störbar als die basaleren Bereiche. Papousek bringt dazu als Beispiel, dass auch eine nach der Geburt depressiv gestimmte Mutter ihr Kind physisch versorgen kann, aber bei längerer Krankheitsdauer Schwierigkeiten bekommt hinsichtlich einer feinfühlig gesteuerten Interaktion. Diese aber ist das A und O einer gelingenden seelischen Entwicklung.

Im günstigen Fall geht diese so voran:

> „Mit fortschreitender Entwicklung kommen zentrale Entwicklungsthemen ins Spiel, der Aufbau einer gemeinsamen Erfahrungswelt, das Lernen im Spiel, die empfindliche Balance zwischen Bindungssicherheit und Exploration und zwischen Nähe und Distanz, Verbundenheit und Lösung, Abhängigkeit und Autonomie."[190]

Aus der Breite dieses Feldes wird uns im Weiteren die Polarität zwischen Verbundenheit und Autonomie beschäftigen.

---

[189] Mechthild Papousek (2003), Audiokassette.

[190] Ebda.

Hirnforschung – Gerald Hüther

Dazu sei exemplarisch eine Äußerung des bekannten Hirnforschers Gerald Hüther angefügt. In einer Podiumsdiskussion hat er die folgenden Erfahrungen als die zwei wichtigsten der vorgeburtlichen Zeit bezeichnet:

> „1. Sie waren mit jemandem aufs Engste verbunden.
> 2. Sie sind gewachsen, tagtäglich ein kleines Stück über sich hinausgewachsen.“[191]

Daraus, so fährt er fort, entwickeln sich diese beiden Grundbedürfnisse:

> „Ich möchte verbunden sein, auch weiterhin.
> Ich möchte weiterwachsen dürfen, autonom werden.“[192]

Diese eigentlich schlichten und doch so weisen Sätze begleiten uns seit Langem. Sie fassen zusammen, um was es uns mit einer Verbundenheit geht, in der das Andere der anderen, also deren Autonomie zugleich gesehen wird. Das ist auch die Autonomie des neugeborenen oder des dreimonatigen Kindes, das vor Glück über das Miteinander zu jauchzen beginnt, wie wir später berichten werden.

Karl Heinz Brisch

Ein weiterer wichtiger Bindungsforscher aus unserem Münchner Umfeld ist der Kinderarzt Karl Heinz Brisch. Ähnlich wie die Papouseks hat er sowohl Grundlagenforschung betrieben als auch spezifische Therapieformen und ein Präventionsprogramm entwickelt und eine ganze Reihe von Büchern zur kindlichen Entwicklung veröffentlicht. Wir zitieren einige Kernaussagen.

---

[191] Jesper Juul und Gerald Hüther (o.J.), Videokassette, 31.15-32.16.
[192] Ebda.

> „Ausführliche Längsschnittstudien zeigen, dass Bindungserfahrungen der Eltern aus der eigenen Kindheit in die Interaktionen mit ihrem Säugling und Kleinkind eingehen. Dies bedeutet, dass die Eltern im positiven Sinne Erfahrungen von Schutz, Sicherheit, Unterstützung, liebevoller Versorgung, feinfühliger Pflege, hilfreicher und feinfühliger Exploration der Welt mit ihrem Säugling wiederholen und entsprechend selbst feinfühlig auf die Signale ihres Säuglings oder Kleinkindes eingehen können."[193]

Das ist transgenerationale Übermittlung positiver Erfahrungen. Aber es gibt auch das Gegenteil:

> „Haben sie dagegen Erfahrungen gemacht, die von Angst, Zurückweisung, Einsamkeit, Alleinsein geprägt waren, bis hin zu Gewalt, Vernachlässigung, körperlichem und sexuellem Missbrauch, dann besteht ein großes Risiko, dass sie genau diese Erfahrungen mit ihrem Kind wiederholen, wenn sie diese nicht durch eine Beratung oder Psychotherapie verarbeiten können."[194]

Auch Brisch betont, dass Bindung überlebensnotwendig ist, dies übrigens nicht nur beim Menschen.[195] Ihre Grundlagen bilden sich schon vor der Geburt und dann besonders in den ersten drei Monaten. Zunehmend differenziert sich der Bezug zu den verschiedenen Akteuren der Umgebung aus, und es wird zwischen vertrauten und fremden Personen unterschieden.

> „In der Regel, so die Bindungsforschung, kann ein Kind im Laufe des ersten Lebensjahres zu etwa vier Bindungspersonen eine Bindungsbeziehung aufbauen."[196]

Dabei ist die Feinfühligkeit entscheidend, mit der die Erwachsenen

---

[193] Karl Heinz Brisch (2014), S. 28.
[194] Ebda.
[195] Ebda., S. 33.
[196] Ebda., S. 42.

auf das Kind eingehen, eine zwar ebenfalls biologisch fundierte, aber doch sehr störbare und auf intensive Lernprozesse angewiesene Haltung zum Kind. „Blutsverwandtschaft“ allein reicht hier nicht.[197]

> Anschließend wird das Kleinkind „im zweiten Lebensjahr (…) den Radius zwischen Bindungssicherheit und Erkundung immer mehr erweitern.“[198]

Sehr wichtig ist bei alledem die in der Bindungsforschung zentrale Unterscheidung zwischen sicherer, ambivalenter, bindungsvermeidender und desorganisierter Bindung.

Ein wichtiger Begriff findet sich in der bei Brisch wie auch anderswo verwendeten „Koregulation“. Das kleine Kind kann vieles nicht selbst regulieren, sondern ist dazu auf seine Bezugspersonen angewiesen. Erst auf der Grundlage der im Zusammenspiel erfolgenden gemeinsamen Regulation entsteht mehr und mehr ein sicherer Boden des Vertrauens nach außen und nach innen.

Der Paartherapeut Jürg Willi hat, bezogen auf Partnerschaft, Familie und Kultur, ganz parallel dazu den wunderbaren Ausdruck „Ko-Evolution“ geprägt.[199] Dieses „Ko“, dieses Miteinander durchzieht unser ganzes Leben, und das sogar, wenn wir es bekämpfen.

Verbunden sein und doch verschieden

Nur wenn wir die zuvor angeleuchtete Janusköpfigkeit im Sinn haben, können wir das Wunderbare von Verbundenheit realisieren. Der Hauptpunkt ist dabei: Dieses Potential entfaltet sich erst, wenn zugleich Respekt vor der Verschiedenheit der Anderen besteht.

Im christlich geprägten Deutschland hat die zentrale Lehre von der Nächstenliebe nur bei einer Minderheit zu dem Schritt geführt, auch in den Anderen, auch in Fernstehenden Nächste zu sehen. Vor

---

[197] Ebda., S. 43.
[198] Ebda., S. 35.
[199] Jürg Willi (1997).

dieser Aufgabe stehen wir bis heute, individuell und kollektiv. Daher beenden wir dieses Kapitel mit folgenden Sätzen von Emmanuel Lévinas:

> „Ich denke, daß die Analyse des Antlitzes, so wie ich sie vorgenommen habe, mit der Herrschaft des *Anderen* und seinem Elend, mit meiner Unterwerfung und meinem Reichtum primär ist, was auch immer die Motivation wäre, die eine solche Umkehrung erklärt. Sie ist Voraussetzung jeglicher menschlicher Beziehungen. Gäbe es das nicht, so würden wir nicht einmal vor einer offenen Tür sagen: ‚Nach Ihnen, mein Herr!'. Was ich versucht habe zu beschreiben, ist ein ursprüngliches ‚Nach Ihnen, mein Herr!'".[200]

---

[200] Emmanuel Lévinas (1992), S. 68.

Was also heißt Dialog?

Unser Verständnis von Dialog basiert auf den Dimensionen, die wir bisher dargestellt haben:

Zentral für Dialog ist die Anerkennung der anderen als anders, als Andere. Das ist allerdings kein leichtes Unterfangen. Wir haben keinen „objektiven" Zugang dorthin, sind vielmehr auf unser Einfühlen, unsere Empathie angewiesen. Diese aber kann trügerisch sein. Projektion, sich selbst der anderen Seite überzustülpen, ist eng verknüpft mit der hoch gepriesenen Empathie. Um dieser Gefahr nicht zu erliegen, ist es unerlässlich, sich selbst immer wieder zu befragen und sich auch kritisch anschauen zu lassen. Hängt das, was ich über jemanden meine, in Wirklichkeit nicht stärker mit mir selbst zusammen? Dies gehört als ständige Frage in jede Art von zwischenmenschlicher Beziehung, die den Anspruch erhebt, dialogisch zu sein. Das geht von der Partnerschaft bis in die große Politik. Deshalb ist Selbstreflexion untrennbar in allem enthalten, was sich Dialog nennen will und nicht nur aus der Abfolge von Monologen besteht.

Solcher Dialog aber ist nicht möglich, wenn wir einem zentralen Problem ausweichen: der Fremdheit der anderen als Andere. Bernhard Waldenfels hat das eindringlich vor uns hingestellt. Und damit sind wir mitten im Traumathema. Menschen Gewalt anzutun und sie zu traumatisieren, hat entscheidend mit einer Nicht-Anerkennung anderer als Andere zu tun. Ihnen unendlichen Schmerz zuzufügen, um eigenen Schmerz nicht zu fühlen und ihn hinter einer Rüstung von vermeintlicher Allmacht abzuschotten, ist ein zentraler Baustein unserer Zivilisation. Wenn das Antlitz der Anderen – und schon der kleinen Kinder – missachtet wird, ist es der Beginn ihrer Vernichtung.

Was es stattdessen braucht, ist neben der Selbstreflexion die Frage, die sich an die andere Seite richtet. Was meint sie zu dem, was wir über sie vermuten? Hier liegt der Anfang eines dialogischen Hin und Hers. Waldenfels hat das in seinem zentralen Konzept der

Responsivität gefasst, lehrreich für alle Lebensbereiche vom Psychologischen bis in die Politik.[201] Das sind Dialoge oder sogar Polyloge, also Austausch zwischen Mehreren, statt ritualisiertem Aufeinandertreffen von Monologen. Ohne ein Aushalten von Widersprüchlichkeit und von Widersprechen geht das nicht.

Und es kann Dialog nicht geben ohne wenigstens eine Basis, die alle Seiten verbindet. Ohne solch ein Netz droht bei jeder Auseinandersetzung der Fall ins Bodenlose. Die Bedeutung einer fundamentalen Verbundenheit ist in unserer westlichen Welt lange Zeit unterschätzt worden. Mittlerweile hat gerade die Erfahrung der Pandemie in breiterem Maße spürbar werden lassen, wie sehr wir uns brauchen und wie wichtig dabei ein Boden von Vertrauen und Miteinander ist.

Verbundenheit einerseits und das Anerkennen der anderen als Andere sind die beiden Hauptachsen von Dialog.

Zugleich haben wir im vorigen Kapitel gezeigt, dass Verbundenheit janusköpfig, zwiespältig ist. Und so ist es Dialog überhaupt. In jedem Augenblick kann er umkippen – in zwei Monologe oder auch in Gewalt. Wir haben es nicht völlig in der Hand.

Diese Abgründigkeit von Dialog lässt sich nicht wegwischen. Gerade deshalb aber macht es uns glücklich, wenn er gelingt. Hier findet sich das größte Glück unseres menschlichen Lebens.

Im Folgenden möchten wir das soeben Zusammengefasste in einigen uns besonders wichtigen Aspekten vor Ihnen, liebe Leserinnen und Leser, noch etwas näher beschreiben.

Beginnen wir mit dem Thema Glück.

---

[201] Zu diesem enormen Spannungsbogen mit Blick auf Fremdheit und Dialog ist es sehr informativ, das Buch von Barbara Schellhammer (2019) zu lesen, das auf den Spuren gerade auch von Bernhard Waldenfels das Thema, fremdheitsfähig zu werden, behandelt.

Eine sehr nahegehende Erfahrung

Mitbedingt durch die Pandemie waren wir beide in besonderer Weise einbezogen in die Sorge für Sophia, unser drittes Enkelkind, während seiner ersten vier Monate. Wir wohnten etliche Wochen für jeweils mehrere Tage bei der jungen Familie und waren intensiv beteiligt an allem, was solch ein kleines Kind braucht. Fast immer machten wir das zu dritt, mal mit dem Sohn, meistens mit der Schwiegertochter. Die vielen Aufgaben waren also auf mehrere Schultern verteilt, eine ideale Situation, von der insbesondere Alleinerziehende nur träumen können. Allerdings stand über dem allen ein dunkler Schatten durch zeitweilige gesundheitliche Probleme auf Seiten der Mutter sowie durch eine berufliche Gefährdung des Vaters, die mit der Pandemie zusammenhing. Trotzdem waren es alles in allem gute Startbedingungen für dieses kleine Wesen.

Von ihrer Seite her brachte Sophia eine ganze Menge an Ausgeglichenheit und Robustheit mit. Wenn sie quengelte oder ab und zu mal weinte, gab sie nicht viele Rätsel auf. So pendelte sich bald ein gutes Grundverständnis für ihre Bedürfnislagen ein. Trotzdem war das alles, wie bekannt, sehr anstrengend. Mehr als einmal äußerten wir unser Mitgefühl für sogenannte Schreibabys und ihre Eltern.

Durch unsere Großelternrolle hatten wir mehr Abstand als seinerzeit mit unseren Kindern. Dennoch war es frappierend, wie tief in uns Umstellungsprozesse vor sich gingen, die wir in dieser Intensität nicht erwartet hatten. Eigentlich waren wir mitten in der Arbeit an diesem Buch, und das hätten wir hier durchaus fortsetzen können – aber es ging nicht. Innerlich wandelte sich in uns beiden ganz fundamental etwas um: eine existenzielle Ausrichtung auf das Baby, ein Sich-Einschwingen in Richtung seiner Grundbefindlichkeiten. Das machten wir nicht mit Absicht und schon gar nicht als „Fachleute“. Nein, das Einzige, was wir mit unseren persönlichen und beruflichen Erfahrungen tun konnten, bestand darin, diese Vorgänge im Nachhinein miteinander zu reflektieren. Wir merkten, da vollzog sich in uns etwas ganz Kreatürliches.

Dabei, und jetzt kommen wir in Richtung Dialog, stellten wir mit einiger Überraschung fest, wie sehr in uns der „aberwitzige“ Wunsch Gestalt annahm, dieses kleine, einen oder zwei Monate alte Wesen möge unseren liebevollen Blick erwidern, möge uns anschauen, aber nicht irgendwie, sondern uns ganz persönlich meinen. Wir wussten vom Verstand her, das war Unsinn. Trotzdem verschwand diese Sehnsucht nicht. Angesehen zu werden, das ist ein großes Thema, das unser menschliches Leben durchzieht. Und der tiefe Schmerz, dies nicht genügend erfahren zu haben, kann über Jahrzehnte hinweg zerstörerisch wirken. Dieses Buch ist voll davon.

An dieser Stelle wurde uns erneut und ganz konkret spürbar, was für entscheidende, aber hochgradig fragile Weichenstellungen bereits in diesem frühen Lebensalter erfolgen. Können die Erwachsenen zum Beispiel genügend Abstand einnehmen zu ihrem existenziellen Wunsch, so fundamental angesehen zu werden? Können sie ihren im Hintergrund wirkenden Schmerz aushalten? Oder war die Nichterfüllung seinerzeit so schlimm, dass dies alles sich nur noch verdrängen ließ? Dann aber wirkt etwas Machtvolles aus dem Unbewussten in die Gegenwart hinein, kontaminiert den Kontakt mit diesem Kind und seiner Bedürftigkeit. Dann werden Wünsche auf das Baby gerichtet, die dieses unmöglich erfüllen kann. Die Verhältnisse kehren sich um. Hier beginnt Parentifizierung. Der Dialog entgleist, bevor er eigentlich begonnen hat.

Als Sophia etwa drei Monate alt war, hatte sich zwischen uns bereits ein Hin und Her entwickelt von betonter Mimik auf der Erwachsenenseite, Lächeln beim Kind, ersten wortähnlichen Lauten, die von uns imitierend aufgenommen und weitergesponnen wurden. Grundlagen bilden sich hier für das spätere Erwerben der Sprache.

Doch dann geschah etwas, das uns völlig überraschte. Bei besonderer Intensität der Ansprache bzw. des Austausches ging ihr Lächeln plötzlich in ein Strahlen über, und mit Armen und Beinen begann sie heftig zu strampeln! Ausdruck äußersten Wohlseins! So sehr genoss sie es, angesprochen zu sein und das erwidern zu können. Was sich uns zeigte, konnten wir nur als große Beglückung sehen. Sie erlebte Dialog als Glück! Und wir mit ihr!

Natürlich bestand auch an dieser Stelle die Gefahr, dass wir etwas von unseren erwachsenen Bildern eines Glücklichseins in sie hineinlegten. Ebenso war zu berücksichtigen: Für das Kind ging es um die Sicherung seines Überlebens. Aber das widerspricht dem dialogischen Charakter dieser Szenen in keiner Weise. Wir erlebten, mit welch wunderbaren Mitteln diese so hilflos wirkenden Babys es von sich aus schaffen, die Erwachsenen an sich zu binden. Und wir spürten, wie in uns etwas Machtvolles dem entgegenkam. Das stammte nicht allein aus unseren Erfahrungen und Konzepten des Erwachsenenlebens, auch wenn diese sicherlich nicht ganz unbeteiligt waren. Wir waren überzeugt vom Dialog und seiner grundlegenden Bedeutung, und doch erlebten wir etwas ganz Überraschendes.

Existenzielle Freude

Die enorme Freude in dem kleinen Baby rührte uns tief an. Sie zeigte: Hier geschah etwas fundamental Wichtiges für das Kind. Mit Blick auf diese Lebensphase, in der die Sicherung des Überlebens an erster Stelle steht, bringt uns das zu dem Satz: Dialog gehört mit zu dem, was überlebenswichtig ist.

Dieser Dialog in seiner frühen Form steht in einer Reihe mit dem in dieser Zeit natürlich noch fundamentaleren Gestillt-Werden, bei dem sich aber bereits im intensiven Kontakt von Auge zu Auge ein Vorläufer entwickelt hat. Und wir sehen ihn parallel zu so vielen weiteren Situationen im Laufe der Entwicklung, in denen Freude, Glück, Begeisterung entstehen. Wir denken an das Rollen auf die Seite, an Krabbeln, Sich Aufrichten, Anfassen, an Entdecken. Und immer wieder wird solche Freude miteinander geteilt.

Die im vorigen Kapitel zitierten Sätze des Hirnforschers Gerald Hüther passen hierher. Verbundenheit und Autonomie, so können wir hinzufügen, sind die beiden Seiten von Dialog. Miteinander zu sein, zugleich aber jede Seite in ihrem eigenen Recht gemäß dem jeweiligen Entwicklungsstand, darum geht es.

Was dabei entsteht, ist die Essenz von Glück. Dieses Glück können wir nicht festhalten, weder als Baby noch als Erwachsene. Aber danach suchen. Und vieles in unserem Leben besteht darin, nach verlorenem, vielleicht auch zerbrochenem Glück Ausschau zu halten, bewusst oder meist unbewusst. Dieses Buch ist voll von diesem Suchen.

Auf Augenhöhe

Oft wird ganz selbstverständlich davon ausgegangen, auf Augenhöhe könne man nur mit Gleichen sein. Da sind wir ganz anderer Auffassung. Wenn beide Seiten sich mit den Mitteln, die ihnen jeweils zur Verfügung stehen, auf ein gemeinsames Niveau einpendeln, dann spricht das für Augenhöhe. Bereits das Baby leistet dazu, wie zuvor gezeigt, einen enormen Beitrag. Dass wir ihm in so vielen Belangen weit voraus sind, widerspricht dem nicht. Und eigentlich hat es uns ganz schön in der Hand.

Unerlässliche Voraussetzung, um schon mit einem Baby auf Augenhöhe zusammen sein zu können, ist unsere Bereitschaft, seine Andersheit anzuerkennen. Alles dazu bereits Ausgeführte hat hier Bedeutung. Ähnliches gilt hinsichtlich Selbstreflexion. Wenn wir zum Beispiel unsere manchmal überbordenden Bedürfnisse nach Gesehen-Werden nicht kanalisieren, stülpen wir dem kleinen Kind etwas Unverdauliches über und behindern seine Entwicklung. Damit droht es zu einem Teil oder Fortsatz von uns selbst zu werden. Das Leuchten in seinen Augen missdeuten wir dann als Interesse an unserer Person als solcher oder gar als Liebesangebot, suchen immer wieder seine Verzückung und sind tief enttäuscht, wenn es des Blickaustauschs bald schon überdrüssig wird oder sich anderen Personen zuwendet.

Spezielle Bindungsberatungen und -therapien, wie sie mittlerweile an vielen Orten entwickelt wurden, können hier schon frühzeitig fatale Weichenstellungen erkennen lassen. Aus traumatischen oder sehr belasteten Erfahrungen der Eltern müssen nicht fast automatisch auch solche der Kinder entstehen.[202]

Das Ringen um Begegnungen auf Augenhöhe begleitet uns das ganze Leben. Das gilt für Partnerschaft und Familie ebenso wie für Arbeitswelt, soziale Bezüge, Politik. Immer ist es dabei entscheidend, mit der Andersheit unserer Gegenüber leben zu lernen und uns daran entlang zu entwickeln.

„Wir haben viel gelacht"

So steht es, geschrieben von unserer Enkelin Clara, in der Einleitung eines Kinderbuches, das wir zu dritt ausgedacht und aufgeschrieben haben in ihrer Altersspanne zwischen acht und zehn Jahren.[203] Seinen Ursprung hatte es in Gutenachtgeschichten, die Ingeborg spontan für sie erfand. „Die sollten wir aufschreiben," dieser Impuls kam zuerst von Clara. Und später: „Können wir nicht ein Buch daraus machen?"

Dessen Entwicklung verlief völlig zu dritt, wenn auch natürlich mit unterschiedlichen Akzenten. Gerade das Neuerfinden und Ausgestalten der Geschichten war Sache von uns dreien. Wir haben abgestimmt, welche Ideen wir annahmen oder verwarfen. Und: Wir haben viel gelacht.

Dabei freuten wir uns über witzige Inhalte, klar. Zugleich aber gab es noch etwas anderes: Wir waren so beglückt über dieses kreative, spontane Miteinander. Das verlief durchaus nicht ohne gelegentliche Spannungen, es herrschte keine rosarote Idylle. Doch dann: Wir mussten einfach lachen. Über bestimmte Passagen immer wieder. Bis heute.

Jetzt erst, beim Schreiben dieses Kapitels, ging uns auf: Das war Beglückung über unsere Gemeinsamkeit in Augenhöhe. Es war ein

---

[202] Siehe unter anderem die im vorigen Kapitel genannten Arbeiten von Mechthild Papousek und Karl Heinz Brisch.

[203] Ingeborg Müller-Hohagen, Clara Hohagen, Jürgen Müller-Hohagen (2018).

ähnliches Glück wie das mit Sophia. Auf Augenhöhe zu sein macht glücklich.

Dialog und Augenhöhe gehören zusammen. Dann stimmt es zwischen uns. Augenhöhe in Verschiedenheit.

Dialog und Trauma

Alles im ersten Teil Ausgeführte läuft auf diese Kernaussage hinaus: Traumatisierungen und andere schwere Verletzungen durch zwischenmenschliche Gewalt schließen die Gefährdung oder sogar die Zerstörung von Dialog ein. Und an den Stellen, wo wir traumatisiert sind, rutschen wir auch später oft unversehens in einen Überlebensmodus, in dem ein lebendiger Bezug zu unseren Mitmenschen sehr erschwert ist.

Wenn dieser Bereich berührt wird, sind wir von einem Augenblick auf den anderen nur noch auf der Flucht oder schlagen wild um uns oder verkriechen uns in dunkle Höhlen. Der Mitmensch kommt nicht mehr vor. Das entspricht genau dem, was in der Gewaltzufügung geschehen ist. Eindrücklich hat Jean Améry Letzteres mit seinem Wort vom Gegenmenschen ausgedrückt.

Dabei vergessen wir nicht, dass Améry sich trotz dieser Erfahrungen als nicht traumatisiert bezeichnet hat. Es gibt hier keinen Automatismus. Sogar Menschen, die extremer Gewalt ausgesetzt waren, können ihren Bezug zu den Mitmenschen aufrechterhalten, jedenfalls im größten Teil ihres Lebens. Das schließt allerdings nicht aus, dass es bei ihnen doch begrenzte Zonen gibt, in denen auch viel später noch die menschliche Umwelt verschwindet. Wir denken an einen KZ-Überlebenden, der die Umgänglichkeit in Person war – aber in bestimmten Situationen, die ihn offenbar an das für ihn Schlimmste erinnerten, begann er wildfremde Menschen zu attackieren.

Zerstörung von Dialog, das ist die Nichtanerkennung als anderer Mensch.

Das ist Zerschneiden von Verbundenheit.

Das ist Projizieren von bei sich selbst abgewehrten „Mängeln“ auf andere, das Überstülpen eigener Schuld oder Scham auf Sündenböcke. Das ist Weglaufen vor selbst erfahrenem Schmerz, indem anderen solcher Schmerz zugefügt wird.

Dialog und Gewalt

Wir widmen uns in diesem Buch Erfahrungen, die mit dem Erleiden von Gewalt zu tun haben. Dabei gleichzeitig sich eingehendere Gedanken zu machen, was in den Täter:innen vor sich gegangen ist, würde ablenken. Gleichwohl ist es ab und zu wichtig, einen Blick dorthin zu werfen. Wir machen das an dieser Stelle in Form folgender Kernthese:

Bei der Ausübung zwischenmenschlicher Gewalt spielen Erfahrungen von zerschnittenem Dialog eine entscheidende Rolle. Anderen wird das zugefügt, was man selbst nicht aushalten konnte.

Wir möchten das mit einem Beispiel aus Jürgens Arbeit verdeutlichen.

Geschwisterkampf

Ein verzweifeltes Elternpaar wandte sich an die Beratungsstelle. Der achtjährige Sohn verhielt sich äußerst aggressiv gegenüber der drei Jahre jüngeren Schwester. Was die Eltern schilderten, war erschreckend und bizarr. Was war hier nur los? Die Schulsituation wurde besprochen, aber hier beständen keine Probleme, weder leistungsmäßig noch im Verhalten. Oder lag es an Schwierigkeiten zwischen den Eltern? Doch was hier zur Sprache kam, wirkte nicht gravierend.

Der Junge selbst war bei der Diagnostik kooperativ und freundlich. Die Intelligenz lag erheblich über dem Durchschnitt. Die projektiven Tests, in denen sich die emotionale und soziale Seite deutlicher zeigen konnte, blieben fast schon auffällig „normal“. Im Gespräch allein oder mit den Eltern zeigte er sich durchaus offen. Auf seine Schwester angesprochen, zuckte er mit den Schultern. Die interessiere ihn nicht, murmelte er. Näher war nicht an ihn heranzukommen. Ein Treffen zusammen mit dem Mädchen erschien von daher wenig aussichtsreich, würde eher sein Abblocken verstärken.

Aber die häusliche Situation spitzte sich weiter zu. Auch Jürgen begann sich hilflos zu fühlen und an seinen Möglichkeiten zu zweifeln. Lag bei dem Jungen vielleicht ein Krankheitssyndrom vor, das Jürgen nur nicht bekannt war? So schlug er eine Untersuchung in der Kinder- und Jugendpsychiatrie vor. Fast schon zu seiner Überraschung stimmten die Eltern zu. Und auch der Junge verweigerte sich nicht. Doch was kam am Ende heraus: „Störung des Sozialverhaltens". Reine Beschreibung, auch im Bericht nichts Greifbareres. So schlau waren Eltern und Berater schon lange gewesen.

Resignation lag in der Luft. Der Vater zog sich zurück, schützte berufliche Termine vor. Die Mutter kam weiterhin, aber vielleicht nur mit dem halbbewussten Motiv, auch den Berater in Hilflosigkeit zu erleben, damit also nicht so allein zu sein.

Doch dann, eines Tages tauchte etwas Neues auf. Sie sagte: „Mir ist gestern etwas eingefallen, daran habe ich schon lange nicht mehr gedacht. Das war nach der Entbindung unserer Tochter. Ich hatte meinem Mann extra eingeschärft, er solle mich vorher anrufen, wenn er zusammen mit Tom herkommen wolle. Doch was machte er in seiner ‚begriffsstutzigen' Art: Die beiden platzten bei mir herein, und dies gerade in dem Moment, als ich am Stillen war. Genau das hatte ich doch verhindern wollen. Tom war in der letzten Zeit der Schwangerschaft irgendwie unausgeglichen geworden, anders als vorher. Er kämpfte ganz offensichtlich mit zunehmender Eifersucht. Und jetzt, in diesem Moment, als er in der Tür stand, sah ich, wie ihm das Gesicht herunterfiel. Das war schrecklich. Ich war ganz geschockt."

Jürgen saß erst einmal sprachlos da. Was die Mutter berichtete, war so einleuchtend wie nur selten etwas. Aber wie hatte sie es so lange „vergessen" können?

In der Folge führte diese Mitteilung zu einer Neuformulierung für Toms wahrscheinliche innere Geschichte. Seine bisherige Entwicklung unter dem Gesichtspunkt eines für ihn massiv gestörten oder sogar zerstörten Dialogs zu betrachten, ließ Verstehen und Mitgefühl entstehen. Hilfloser Zorn milderte sich ab, Ideen ergaben sich für einen anderen Umgang mit ihm…

Dies ist ein Beispiel, wie an bestimmten Punkten unserer Entwicklung plötzlich ein Umschlag in Richtung Gewalt erfolgen kann. Es gibt viele solche Weichen. Hier wurde das klar, oft aber bleibt das ein Leben lang im Dunkeln.

Unsere Conditio humana

Jener Vorfall, als dem kleinen Tom mit seinen drei Jahren das Gesicht herunterfiel, beleuchtet etwas Grundsätzliches in unserem menschlichen Leben, etwas unter Umständen sehr Tragisches. Es ereignen sich Situationen, die gravierend sind, denen wir aber von unserer geistigen Entwicklung her noch nicht gewachsen sind, die wir, wenn überhaupt, nur in der Nachträglichkeit begreifen können. Aber dann haben sich die Wirkungen schon verfestigt.

Niemand hatte Tom Böses tun wollen. Die Mutter war sogar sehr achtsam. Und wer kann den Vater verurteilen wegen seiner „begriffsstutzigen Art“ in jener aufwühlenden Situation nach der Geburt des zweiten Kindes? Aber für Tom war es offensichtlich die größte Katastrophe. Sein bisheriges Miteinander, Zentrum seiner Sicherheit im Leben, brach von einem Moment auf den anderen zusammen. Sein Platz war verloren. Der extreme Schmerz, der in ihm aufzusteigen drohte, wem hätte er sich damit anvertrauen können? So schaltete es in ihm um auf ein Notprogramm: Nichts mehr sich anmerken lassen, stattdessen sich panzern, in einen Kampfmodus gehen, Rache üben, es der Schwester „zeigen“ und damit zugleich den Eltern, diesen treulosen Figuren, in der Außenwelt dagegen vorbildlich sein und beim Psychologen den Kooperativen geben… Ungefähr so könnte die Entwicklung ausgesehen haben.

Während unserer gesamten Lebensspanne, besonders aber am Anfang, kann so etwas auftreten und dann zu nachhaltigen Fixierungen führen. Als Babys, Kinder, Jugendliche oder auch Erwachsene sind wir einerseits sehr robust, um mit Versagungen umzugehen. Aber im falschen Moment kann ein einziges Wort oder Ereignis verheerend wirken, das wir zu anderen Zeiten mit Leichtigkeit wegstecken würden.

Ein entscheidender Grund liegt in unserem unfertigen Zustand, in dem wir auf die Welt kommen. So vieles wirkt auf uns ein, dem wir nur mit mehr als unvollkommenen Mitteln begegnen können. Lange bevor wir davon etwas zu begreifen vermögen, ist es schon geschehen und hat uns geprägt. Hierin sehen wir den Kern unserer Conditio humana, unserer Grundbeschaffenheit als Menschen und gerade als geistige Wesen. Auch was wir für unser Ich halten, für unsere Persönlichkeit, ist in verschiedenen Teilen schon vorgeformt, bevor es sich überhaupt näher ausbildet. Wir können das als Schicksal oder göttliche Fügung zu umschreiben suchen, das Rätselhafte unserer Existenz wird davon nicht wirklich gelöst. Wir meinen, dass Dialog hier zentral ist.

Zwischen Liebe und Hass

So vieles an Grundlagen oder Vorläufern des Dialogs entwickelt sich schon in der Schwangerschaft, kann da bereits aus den Fugen geraten, ohne dass es erkennbar ist. So kommt das eine Kind voller Zuversicht auf die Welt, das andere mit einem Desaster im Hintergrund.

Der Maler Marc Chagall hat eine erstaunliche Mitteilung gemacht:

> „Als ich noch im Bauch meiner Mutter war, habe ich gelernt, daß der Lebensweg besser liebend als hassend zurückgelegt wird.“[204]

[204] Marc Chagall (2007), S. 5.

Das ist wunderbar, auch wenn es vielleicht „nur" eine Rückprojektion aus seinem späteren Leben darstellt. Auf jeden Fall halten wir solche frühen Weichenstellungen für grundsätzlich möglich. Durch welche Gunst des richtigen Moments mögen sie entstanden sein?

Ein junger Mann wandte sich an Jürgen, um mit seiner Hilfe zu erkunden, ob verborgene Familienhintergründe aus der NS-Zeit ursächlich für seine Beklemmungen im Beziehungsbereich sein könnten. Es fand sich aber nichts Gravierendes. Dann gab er sich einen Ruck, vergewisserte sich, hier auch eine „verrückte Idee" äußern zu dürfen. Er sei überzeugt, schon im Mutterleib eine wichtige Entscheidung getroffen zu haben, nämlich für seine Mutter da zu sein. Allerdings, er habe keinerlei Wahlmöglichkeit gehabt dabei. Von all dem sei ein dunkles Wissen in ihm geblieben. Dann aber, in der Pubertät, sei es wohl diese untergründige Bindung gewesen, die ihn in größte Schwierigkeiten stieß, als er sich in ein Mädchen verliebte. Mit niemandem konnte er darüber sprechen und der Angebeteten auch nicht das geringste Zeichen geben. Erst jetzt öffne sich dazu etwas in ihm. Er sei unendlich dankbar, das nun ansprechen zu können. Später wurde das auch der Mutter gegenüber möglich.

Die Parallele mit Chagalls Bericht ist frappierend. Zugleich wird das eventuell Beklemmende solch früher Weichenstellungen sichtbar. Sich für die Liebe zu „entscheiden", muss nicht heißen, ein wunderbarer Lebensweg sei damit sicher.

Und es stellt sich die Frage: Wenn jemand sich so früh – wann auch immer – für die Liebe entscheiden konnte, dann gälte dasselbe für die Alternative, den Hass. Dann käme unter Umständen ein Mensch schon bei der Geburt mit einer Prädisposition zu Hass und Gewalt auf die Welt oder würde sie bereits im Babyalter entwickeln, ohne dass ihm von seiner Umwelt Böses angetan worden wäre. Es wäre „irgendwie" dazu gekommen.

In diesem „irgendwie" steckt der Ansatz für viele Deutungsrichtungen, religiöse, psychologische, philosophische. Wir belassen es hier nur dabei, dass neben Traumatisierungen und verstörenden Lebenserfahrungen, die beide wesentlich von außen bedingt sind, auch solche Entgleisungen unserer Dialoghaftigkeit vorliegen können, für die einzig und allein unsere Conditio humana als Ursache anzusehen ist. Wir sagen das nicht, um elterliches oder sonstiges Fehlverhalten zu bagatellisieren, aber wir wenden uns gegen die Illusion, alles würde gut, wenn man sich nur genug Mühe gäbe. Oder umgekehrt: An allen kindlichen Fehlentwicklungen wären die Eltern und insbesondere die Mütter „schuld".

Entgleister Dialog

Die bahnbrechenden Erkenntnisse des Psychoanalytikers René Spitz zum Dialog begleiten uns seit Langem. Er hat schon früh entdeckt, dass Kinder auch bei guter äußerlicher Pflege eventuell verkümmern oder sogar sterben, wenn eine kontinuierliche und einigermaßen auf sie eingehende Betreuung nicht gegeben ist. Er nannte dies Hospitalismus.

In diesem Zusammenhang hat er die Bedeutung des frühen Dialogs zwischen Mutter bzw. Eltern und Kind prägnant herausgearbeitet und damit Grundlagen geschaffen für das, was Bindungs- und Säuglingsforschung mittlerweile an weiteren Ausdifferenzierungen gebracht haben. Er hat Folgendes geschrieben:

> „Dieser Dialog ist natürlich nicht verbal. Es ist ein Dialog des Tuns und Reagierens, der in Form eines Kreisprozesses innerhalb der Dyade (Zweierbeziehung; J. M.-H.) vor sich geht, als fortgesetzter, wechselseitig stimulierender Rückkoppelungsstromkreis. Um den Puristen unter meinen Lesern entgegenzukommen, bin ich bereit, diese Interaktion einen Vorläufer des Dialogs, eine archaische Form des Gesprächs zu nennen."[205]

Nach allem, was wir zuvor über die Entwicklung des Babys gesagt haben, können wir allerdings auf solch einen Vorläufer verzichten. Vielmehr entwickelt sich in unserer Sicht Dialog kontinuierlich von

---

[205] René Spitz (1976), S. 16.

den archaischsten „Formen des Gesprächs“ bis hin zu seinen „höchsten“ Ausprägungen.

Ans Ende seines bahnbrechenden Artikels hat Spitz diese Frage gestellt:

> „Ist es möglich, dass wir vor einer chronischen Entgleisung des Dialogs beim Menschen stehen?“[206]

Dramen der Verständigung

„Entgleisung des Dialogs“ ist eine passende Metapher. Sich Dialog als einfach gelingende Kommunikation vorzustellen, würde viele Fallstricke übersehen. Entgleisung ist seit unserer frühesten Lebenszeit eine stets drohende Möglichkeit. In der Folge kommt es zu offenen oder meist verdeckten Dramen der Verständigung.

Wie verwickelt und hartnäckig Entgleisungen der Vergangenheit nachwirken können und was für ein Ringen um Dialog sie im Hier und Jetzt erforderlich machen, belegt das folgende Beispiel aus Jürgens Praxis.

Frau N. entschloss sich mit etwa vierzig Jahren, einen lang gehegten Traum in die Wirklichkeit umzusetzen. Sie veränderte ihre Berufstätigkeit radikal. Von reiner Schreibtischtätigkeit wechselte sie über zu einem Arbeitgeber, bei dem der Kontakt mit Menschen im Mittelpunkt stehen würde, mit Kundschaft, Untergebenen und vor allem im Team. An Jürgen wandte sie sich in dieser Zeit wegen aktueller Partnerschaftskonflikte. Diese lösten sich bald schon weitgehend auf. Das beflügelte Frau N., und sie bat, auf dieser Basis auch über ihre Arbeit sprechen zu können. Da braue sich eventuell etwas zusammen. Also wurde ein Coaching vereinbart.

Auch das schien gut zu verlaufen. Dabei kam sie allerdings zunehmend auf Themen aus Kindheit und Jugend. Zeitweilig wurde deshalb ein stärker psychotherapeutischer Fokus gewählt, ohne aber

---

[206] Ebda., S. 102.

die berufsbezogene Zielsetzung aus dem Blick zu verlieren. Vielmehr blieb diese Perspektive für die gesamte weitere Arbeit entscheidend. Sie bot den Halt, um nicht in den traumatischen Vorerfahrungen zu versinken, die während dieser Phase zum Teil erstmalig auftauchten. Dabei war immer miteinander abzustimmen, wieweit dieses Arbeiten an ihren Untergründen letztlich hilfreich war mit Blick auf ihre aktuelle Lebenssituation oder ob destruktive Tendenzen die Oberhand übernähmen. Aus dieser turbulenten Zeit stammen die folgenden Ausschnitte.

1. Bei Frau N. zeigte sich eine große Begabung für ihre neue Tätigkeit. Dafür erhielt sie viel Anerkennung. Zugleich aber stiegen ihre inneren Spannungen. „Ich werde mir immer unsicherer, ob ich das schaffe.“ – „Ob Sie was schaffen?“ – „Gute Frage. Ich weiß es nicht.“ Hier zeichnete sich schon mehr ab als die üblichen Schwierigkeiten während der Einarbeitung.

2. Ihre Untergebenen und sie kamen offensichtlich gut zurecht. Doch mit den Vorgesetzten bauten sich Spannungen auf. Zu deren Klärung reichte der Rahmen eines Coachings nicht aus. Also waren ihre persönlichen Hintergründe stärker in den Blick zu nehmen. Verschiedene Ähnlichkeiten mit zentralen Personen ihrer Kindheit wurden deutlich. Aber das führte zu keinen schnellen Lösungen. Skeptisch meinte sie: „Mir kommt das zu oberflächlich vor. Irgendwie fehlt da die Brisanz?“ – „Was für eine Brisanz?“ – „Ich weiß es nicht. Aber da ist so was. Es fühlt sich an wie ein Sog.“ War das eine Warnung, oder deutete sich ein notwendiger Weg in die Tiefe an?

3. Im Team schien es weiterhin bestens zu laufen. Bald schon war Frau N. dank ihrer gewinnenden Art ein beliebtes und bei Schwierigkeiten gern konsultiertes Mitglied. Im Gegensatz dazu stand aber der zunehmende Missmut, mit dem sie im Coaching über diese Kontakte sprach. Die Frage lag nahe: „Fühlen Sie sich dort ausgebeutet?“ – „Nein, niemals, wie kommen Sie darauf? Aber eigenartig ist es schon, irgendwie bin ich dort nicht ganz bei mir.“

4. In der Therapie entwickelten sich Schwierigkeiten. So sagte sie in einer kritischen Phase ihrer Berufstätigkeit einen Termin ab, meldete sich wochenlang nicht für einen neuen. Jürgen überlegte hin

und her. Schließlich schickte er eine Mail. Sie bedankte sich in aller Freundlichkeit und bat dringend um Entschuldigung. Beim Reflektieren dieser Szene konnte sie sagen: „Diese Verbindung, dass Sie sich Sorgen machen aus Mitgefühl oder Professionalität, das berührt mich so." Das änderte aber nichts daran, dass sie in der Folgezeit Jürgens Geduld erheblich strapazierte, indem sie die Bezahlung der Rechnungen sehr hinauszögerte. Zugleich verstanden sich durch dieses Agieren verschiedene Schwierigkeiten in der Firma besser: Auch ihren Chefs blieb sie etwas schuldig. Die Situation spitzte sich zu: In der Arbeit drohte ihr die Kündigung, und auch in der Therapie provozierte sie – freundlich lächelnd – deren vorzeitige Beendigung. In beiden Feldern verletzte sie den Vertrag. Ihr Kopf verstand das, aber nur er. So wie sie Jürgens Sorge wegen ihres Wegbleibens genossen hatte, konnte sie jetzt auf Nachfrage ihre große Bedürftigkeit „gestehen", umsonst, ohne Gegenleistung, akzeptiert zu werden. In der Therapie und im Beruf!

5. Es war die an dieser Stelle in beiden Feldern sichtbar werdende Missachtung der anderen in ihrem eigenen Recht, was Jürgen auf den Gedanken brachte, dass bei Frau N. eine weitaus tiefere Traumatisierung vorliegen könnte, als bisher gesehen. Wie so oft gab es wohl auch hier keinen sprachlich vermittelten Zugang zu wichtigen seelischen Untergründen, vielmehr meldeten sich diese nur über Deformationen im Verhalten. Der Ausdruck „Deformationen" passt mit Blick auf Frau N. angesichts ihrer ansonsten bestechenden Sozialkompetenz besonders gut. Da gab es nicht nur „normale" Verwerfungen, vielmehr taten sich plötzlich Abgründe auf. Hier war wieder der Sog am Werk, und zwar in aller Ambivalenz. Einerseits konnten sich wohl nur über dieses Coaching mit seinem Fokus auf der Arbeitssituation Türen zu diesen traumatischen Untergründen öffnen, sozusagen von der Seite her. In einer früheren Therapie war davon nichts angeklungen. Andererseits lag hier eine Verführung in die Tiefe, die sich für die heutige Realität verheerend auswirken könnte. Deshalb kamen Jürgen und Frau N. überein, sich weiterhin auf das Coaching zu konzentrieren, dabei aber Irritationen aus der

Tiefe wahrzunehmen, ohne sich jedoch übermäßig damit zu befassen. Dafür wäre später eventuell eine gezielte Traumatherapie angezeigt.

6. In dieser gerafften Darstellung lassen sich bereits verschiedene Komplikationen im Dialog erahnen. Sowohl gegenüber der Arbeitsstelle als auch in der Therapie drohte er wiederholt zu entgleisen. Dies noch plastischer werden zu lassen, soll anhand einer bestimmten Szene versucht werden.

Frau N. hatte ein Meeting vor sich mit demjenigen ihrer Chefs, der für sie der schwierigste war. Wieweit lag das an ihm, wieweit an ihr? Was konstellierte sie hier unbewusst? Es sei einiges wiedergegeben, was ihr dabei durch den Kopf schoss und das sich glücklicherweise jetzt in Worte fassen ließ.

„Damals, als Sie mich angemailt haben, ist mir so deutlich geworden: Genau das hätte ich mir von meiner Mutter gewünscht. Mich ansprechen, was mit mir los ist. Aber sie hat es nicht gemacht. Und genau so ist der Chef drauf. Er fragt mich nicht, er zitiert mich zu sich. Der will mich doch nur rauswerfen." – „Haben Sie schon einmal bedacht, dass er vielleicht genau das machen will in dem Meeting, nämlich Sie fragen?" – „Nein, das kann nicht sein. Er schaut mich immer so grimmig an." – „Grimmig? Oder nur ernst?"

„Irgendwas hat sich in mir zurückgezogen damals als Kind. Das tat alles so wahnsinnig weh. Da ist bis heute so eine Art Lähmung. In diesem Zustand kann ich mir überhaupt nicht vorstellen, dass jemand es gut mit mir meint. Und ich liebe mich doch auch nicht. Wie soll so eine denn diesem strengen Chef gegenübertreten?"

„Liebe heißt für mich, ich muss in Ordnung sein. Ich muss jederzeit ordentlich arbeiten, alle Anforderungen obersuper erfüllen, alle Ihre Rechnungen auf den Punkt bezahlen… Das kotzt mich so an. Aber das darf ich ja nicht zeigen. Immer höflich bleiben, das war die oberste Devise bei uns. Am liebsten würde ich bei dem Chef reinplatzen wie Watzlawicks Mann mit dem Hammer und ihn anschreien:

‚Dann kündigen Sie mir doch!‘“[207] Sie musste selbst lachen bei diesem drastischen Vergleich.

„Thema Ordnung, Sie glauben ja nicht, wie sehr ich mich da schäme. Immer war es meine Schuld, wenn was nicht stimmte. So habe ich es jedenfalls erlebt. Allerdings, jetzt, als Sie mir dabei geholfen haben, den Vorfall im Team von letzter Woche mal anders zu betrachten, da ist mir ein Licht aufgegangen. Tatsächlich. Ich bin nicht immer schuld! Nicht ich muss mich ewig schämen. Das war unendlich erleichternd. Ja, hier auf der Geschwisterebene, da tut sich was. Aber mit dem Chef, diesem Idioten? Der will doch immer nur recht haben!“

„Ich weiß genau, was der Chef von mir denkt. Er schätzt, wie ich mit der Kundschaft zurechtkomme. Aber was ich dafür an schlaflosen Stunden hinter mir habe, davon hat er nicht die geringste Ahnung. Neulich, als ich Ringe unter den Augen hatte, fragte er mich flapsig, ob mit meinem Makeup was nicht stimme. So könne ich mich doch nicht draußen präsentieren. Aber er hat ja recht, ich bin so daneben.“

„Ich würde mir so sehr wünschen, dass endlich mal jemand hinter mir stände…“

„Mein Mann hat mich neulich gefragt, ob ich das neue Projekt schon genug vorbereitet habe. Nein, habe ich nicht. Aber was geht das ihn an? Am liebsten hätte ich ihn angeschrien. Aber das traue ich mich nicht einmal bei ihm. Also habe ich brav die Schultern eingezogen.“

„Sie haben mich vor einem Jahr gefragt, wovor ich so große Angst habe? Inzwischen ist mir immerhin so viel klar: Es ist nicht die Sorge vor sachlicher Kritik. Nein, ich habe Angst, in Dialog zu treten. Ich weiß einfach nicht, wie das geht.“ – „Und das treibt Sie

---

[207] Der Kommunikationsforscher Paul Watzlawik beschrieb einen Mann, der sich von seinem Nachbarn einen Hammer leihen wollte, dann aber innerlich eine Situation nach der anderen hervorkramte, in denen er sich von dem anderen missachtet geglaubt hatte. Am Ende klingelte er heftig und schrie den nichtsahnenden Nachbarn an: „Ihren Hammer brauche ich nicht!“

um mit Blick auch auf Ihren Chef?“ Sie weinte. „Ich habe doch solche Angst, den Anforderungen nicht zu genügen. Angst, aus dem Kontakt zu fallen. Ins Bodenlose. Ich weiß nicht, aber es fühlt sich so an, als sei mein Vertrauen ganz schlimm missbraucht worden. Oder lag das nur an mir? Nur wenn ich mich nicht wirklich zeige, habe ich eine Chance. Vielleicht die letzte.“

Was für verwickelte innere Szenen waren das, aufgespannt zwischen gegenwärtigen Herausforderungen und schrecklichen, schmerzgetränkten, nicht einmal sich selbst mitteilbaren Vergangenheiten. Die Grenzen zwischen Innen und Außen brachen zusammen. So viel gab es an entgleisten Dialogen.

All das lässt sich hier nur unvollständig wiedergeben. Worte reichen nicht. Vielleicht am ehesten mit Bildern: Was sich in dieser Situation so zuspitzte, aber nicht nur da, war wie eine Kombination aus rasendem Kettenkarussell in der Horizontalen und dem Albtraum einer Achterbahn in der Vertikalen.

Und wie würde das noch eskalieren, wenn es bei dem Chef vergleichbar aussähe?

In dem Meeting ging es dann nur darum, ob der Zeitrahmen für das neue Projekt nicht doch etwas zu eng gesteckt wäre.

Diese von ihrer Erwartung völlig abweichende Erfahrung wurde für Frau N. zu einem Schlüssel hin zu einer anderen Realitätswahrnehmung, zu einer Weltsicht, in der Dialoge zwar weiterhin von Deformationen bedroht sein würden, von Dramen der Verständigung, Angst vor Beziehung, Angst, ins Bodenlose zu fallen – aber wo sich doch so etwas wie ein Halteseil zu bilden begann, ihr eigenes Halteseil.

Ein vorläufiges „Fazit“

Dieses Kapitel beschreibt einen weiten Bogen. Am Anfang steht die beglückende Erfahrung des Dialogs mit einem Baby. Und es endet mit dem Beispiel eines der unzähligen tagtäglichen Dramen um Verständigung nach innen und nach außen.

Dialog verstehen wir also nicht als Idylle, ebenso wenig als zwei nebeneinander ablaufende Monologe. Der Bezug zu den anderen als Andere ist entscheidend. Das schließt nun einmal große Spannungspotenziale mit ein.

In dieser Sicht fühlen wir uns sehr verbunden mit dem kürzlich verstorbenen Zürcher Kinder- und Jugendpsychiater Heinz Stefan Herzka. Den roten Faden seines bedeutenden Schaffens in Theorie und Praxis bildete die von ihm weiterentwickelte Dialogik. Er hat sie so definiert:

> „In sehr allgemeiner Form ist Dialogik die Beziehung zwischen zwei Gegenübern, deren jedes eine Einheit für sich ist und die erst gemeinsam ein neues Ganzes bilden. Für jedes dieser beiden Gegenüber gelten eigene Regeln. Zwischen beiden besteht eine Spannung und oft ein Widerspruch. Ohne Spannung und Widerspruch würde das eine in dem andern aufgehen oder wäre das eine durch das andere ersetzbar. (…) Die dialogische Beziehung wird verunmöglicht, sofern sich das eine dem anderen über- oder unterordnet.“[208]

Am Ende dieses Buches von 1989, in dem er den Bogen von der Geburt bis zum Erwachsenenalter spannt, stehen diese fast prophetischen Worte:

> „Das Verständnis der Entwicklung als dialogischem Prozess und die Beachtung einer autoritätskritischen Erziehungshaltung scheinen mir wichtige Möglichkeiten, um besser als bisher auf die Erwachsenheit vorzubereiten, die notwendig ist, um angesichts der ökologischen Probleme und der weltweiten Rüstung die Zukunft zu gewährleisten.“[209]

---

[208] Heinz Stefan Herzka (1989), S. 19.
[209] Ebda., S. 174.

Psychotherapie: Dialog statt Trauma

Dieses Kapitel hat Jürgen in Ichform geschrieben. Wie alles in diesem Buch wurde es miteinander diskutiert und bearbeitet.

Wer bekommt welche Therapie?

Während der Arbeit an diesem Text habe ich Ingeborg gefragt, was sie als besonderes Kennzeichen meines therapeutischen Arbeitens sehe. Die Antwort kam prompt: „Du stellst Dich auf jede Person ganz unterschiedlich ein. Das gefällt mir sehr." Sie fügte hinzu: „Und das ist es, was ich von Maria Montessori kenne und das mir in meiner pädagogischen Arbeit so wichtig ist."

Nun kann gesagt werden, solch ein Blick auf die einzelne Person sei doch selbstverständlich in der Arbeit mit Menschen. Dem stellt sich in mir folgender Satz entgegen: „Wir geben Ihnen die Therapie, die wir für richtig halten." Das wurde gesagt in einer psychiatrischen Anstalt des Jahres 1969. Adressat war ein junger Mann, dessen „Krankheit" vor allem darin bestand, etwas renitent zu sein. Aber er war nun einmal in die Mühlen einer damaligen „totalen Institution" geraten, einer nach außen hin fast hermetisch abgeriegelten Welt. Er widersetzte sich. Ich begleitete ihn nach dem Ende meines Praktikums noch längere Zeit. Auf diese Weise bekam ich sogar einen Fasching auf der Station der Sicherungsverwahrten mit. Ansonsten „umgängliche" Fachleute hatten ihn dorthin verlegt, wohl auch noch als eine „therapeutische Maßnahme".

Liebe Kolleginnen und Kollegen: Wenn Sie dies lesen, bitte runzeln Sie nicht zu sehr die Stirn. Ich will mich nicht in die Höhe heben. Und Ingeborg ist als eine sehr kritische Frau auch nicht in Gefahr, mich zu idealisieren. Vielmehr stelle ich jenen Satz als warnenden Hinweis vor uns alle hin.

Natürlich hat sich viel geändert seit dem Jahr 1969. Aber die folgenden Sätze wurden 2013 von Fenya Finnegan veröffentlicht:

> „Im Nachhinein habe ich das Gefühl, dass sehr lange niemand danach gefragt hat, was los ist, sondern alle ihre Meinung hatten, was los sein könnte. Da war jede Diagnose dabei, aber ich habe mich da nicht wiedergefunden."[210]

Diagnosen – unerlässlich oder Wahnsinn?

Eine junge Frau im Amerika der 1970er Jahre war es leid, sich irgendwie eigenartig zu fühlen mit Vorstellungen, Phantasien, Ängsten, die sie nicht verstand. Die Eltern waren immer schon ihren tastenden Fragen ausgewichen. Schließlich kam sie auf eine Idee: Sie wollte sich mit Menschen treffen, die den gleichen Hintergrund hatten wie sie.

Sie war inzwischen Journalistin, und so begann sie mit beruflichen Mitteln ein Projekt, das ihr über die Spiegelung in anderen Menschen Zugang zu ihren eigenen bis dahin unzugänglichen Arealen verschaffen sollte. *Kinder des Holocaust* heißt das aus dieser Reise entstandene, 1979 in den USA und 1987 in Deutschland erschienene Buch von Helen Epstein. Es beginnt so:

> „Lange Jahre war es in einer Art Kasten tief in mir vergraben. Ich wußte, daß ich – verborgen in diesem Kasten – schwer zu erfassende Dinge in mir herumtrug. Sie waren feuergefährlich, sie waren intimer als die Liebe, bedrohlicher als jede Chimäre, jedes Gespenst. Gespenster aber hatten immerhin eine Gestalt, einen Namen."[211]

Sie merkte, dass sie Menschen brauchte, um an das Verborgene heranzukommen. Oder war denn alles nur Phantasie?

---

[210] Fenya Finnegan (2016), S. 57f.

[211] Helen Epstein (1987), S. 9.

> „Meine Eltern konnten mir nicht helfen, sie waren ja selbst ein Teil davon. Zu Psychiatern hatte ich kein Vertrauen; sie verfügten über noch mehr Namen für all das, als ich selbst schon ausprobiert hatte, um die Dinge zu umschreiben, zu verhüllen. Es musste Menschen geben wie mich, die ebenfalls einen eisernen Kasten, ähnlich dem meinen, in sich herumtrugen.“[212]

Helen Epstein suchte also nach einer Art Selbsthilfegruppe, während sie zu den Fachleuten, in diesem Fall Psychiatern, kein Vertrauen hatte. So etwas betrifft sicherlich auch andere Fachdisziplinen, unsere eigenen eingeschlossen. Dieser Satz, dass sich mit Hilfe von Fachbegriffen und Diagnosen auch etwas verhüllen lässt, hat sich mir tief eingeprägt und war eine wichtige Orientierung bei meiner Erforschung von seelischen Nachwirkungen der NS-Zeit.

Es ist nicht unproblematisch, mit dem Finger auf andere zu zeigen, jedenfalls wenn man damit suggerieren wollte, man selbst sei davor gefeit. Deshalb möchte ich an dieser Stelle als ein Beispiel langanhaltender eigener Blindheit „bekennen“, dass ich erst kürzlich auf das Schicksal der Verschickungskinder aufmerksam geworden bin, nämlich durch die großen Aktivitäten von Anja Röhl und anderen.[213] Nach Schätzungen sind in den Jahrzehnten nach 1945 bis zu zwölf Millionen Kinder über Monate hinweg, in „Kurheime“ verschickt worden, wo viele von ihnen massiver Gewalt ausgeliefert waren. Verschiedentlich haben mir früher Klient:innen von solchen Kuren erzählt. Nie bin ich auf den Gedanken gekommen, näher nachzufragen. Und genau das hat sich mittlerweile als typisch herausgestellt: Therapeut:innen fragten nicht, und Betroffene kamen nicht auf die „Idee“, vergrabene Erinnerungen zuzulassen. Erst jetzt, durch Öffentlichmachung und das Zusammenfinden in Selbsthilfeaktivitäten, gingen Schleusen auf, konnten dunkle, weggeschobene

[212] Ebda., S. 13.

[213] Siehe Anja Röhl (2021) und Hilke Lorenz (2021).

Erinnerungen sich artikulieren. Das ist ganz vergleichbar mit dem, was Helen Epstein berichtet hat.

Wer will welche Therapie?

Es kann auch von der anderen Seite her ein ziemlich spezielles Umgehen mit Diagnosen geben. Da möchten zum Beispiel bestimmte Eltern auf keinen Fall mit ihrem Kind in die Erziehungsberatungsstelle. Denn deren zugegebenermaßen nicht idealer Name suggeriert ihnen, die Probleme des Kindes lägen an ihrer „Erziehung". Lieber wenden sie sich an den benachbarten Sozialpsychiatrischen Dienst. Oder es kann genau umgekehrt verlaufen – alles, aber nicht Psychiatrie!

In ähnlicher Weise möchten manche Menschen auf keinen Fall das „Etikett" Trauma erhalten, obwohl das, bei Licht betrachtet, zuträfe und für sie hilfreich wäre. Andere sind dahinterher, als traumatisiert zu gelten, ohne dass aber ein Trauma vorliegt. Was soll wo verborgen werden?

Hier wie auch in vielen anderen Situationen ist das wichtig, was ich schon im Kapitel *Psychotherapie und Trauma* angesprochen habe, nämlich zu „pendeln" zwischen verschiedenen Sichtweisen, Konzepten und Strategien. Und ebenso gilt es, Kooperationen mit anderen Einrichtungen zu pflegen.

Mit alldem sind wir mitten im Dialog.

Filme im Hinterkopf

Am Ende des letzten Kapitels habe ich über Frau N. berichtet. Exemplarisch gab ich dabei etwas von dem inneren Chaos wieder, das in einer bestimmten Phase in ihr tobte. Gedanken- und Gefühlsfetzen aus längst vergangenen Zeiten mischten sich mit aktuellen Befürchtungen. Wieweit letztere etwas mit tatsächlichen Absichten des Chefs zu tun hatten, war lange Zeit völlig offen. Nicht nur von den Inhalten her handelte es sich um ein Drama der Verständigung. Die Strukturen, Unterscheidungen zwischen Ich und Du drohten sich aufzulösen. Es bestand die große Gefahr, dass der innere Aufruhr sich in äußere Realität umwandeln würde. Mehrfach schon hatte Frau N. in solchen Verfassungen wichtige Arbeiten nicht zeitgerecht fertiggestellt. Oder sie könnte wirklich wie Watzlawiks Mann mit dem Hammer ins Zimmer ihres vielleicht ahnungslosen Chefs stürzen und ihn anschreien: „Dann kündigen Sie mir doch!"

Was lässt sich hier psychotherapeutisch tun? Etwa zu sagen, dass wohl einige Projektionen dabei seien und der Chef vielleicht ganz andere Ziele habe, würde den Tumult wahrscheinlich noch erhöhen und zu dem Ausruf führen: „Sie verstehen mich überhaupt nicht!"

In solchen Situationen hat sich folgender Vergleich bewährt: „Ihre innere Verfassung, in der Sie sich gerade befinden, lässt sich vielleicht so sehen, dass durch dieses bevorstehende Meeting verschiedene Filme in Ihnen abgerufen werden." – „Was für Filme?" – „Zum Beispiel, so könnte ich mir vorstellen, die Situation damals, als Ihre Mutter Sie vor allen Anwesenden zur Ordnung rief." – „Was soll das denn hier?" – „Nun ja, Sie befürchten doch, vom Chef wegen fehlender Pünktlichkeit zur Rede gestellt zu werden." – „Ach so. Meinen Sie?" – „Ich weiß es ja auch nicht, aber könnte es nicht sein, dass solch ein Filmfetzen gerade in Ihnen herumflog? Und noch manch ein anderer?" – „Hhm."

Nach dieser ersten Beruhigung könnte man versuchen, einen Film nach dem anderen zu entdecken. Oft reicht aber allein schon dieses Bild und führt zu dem Schluss: „Ach so, ich befinde mich teilweise wohl in einem Film. In vielen Filmen gleichzeitig. Klar, dass ich mich davon überfordert gefühlt habe. Aber sehr interessant, hier mögliche Zusammenhänge zwischen damals und heute zu entdecken."

Dieser Vergleich, den ich gelegentlich verwende, hat sich über Jahre hinweg in mir herausgebildet. Ich behaupte dabei nicht, dass die jeweiligen Szenen auf jeden Fall die entscheidenden Ursachen sein müssten. Vielleicht stehen sie nur für andere, noch viel mehr mit Schmerzen und Verwirrungen beladene. Aber sie können die Richtung weisen.

Kürzlich kam mir beim Schreiben dieses Buches erstmals der so naheliegende Gedanke: Diese inneren Filme, das sind doch immer Szenen, Begegnungen zwischen konkreten Menschen – es sind Dialoge!

Natürlich wirken vielfältige Kräfte und Mechanismen in uns, ererbte und erworbene. Doch das mit den Filmen ist nichts Abstraktes, Theoretisches, ist vielmehr ganz dicht bei uns und unserem Erleben. Viele zunächst unverständliche Gedanken und erst recht so manches „irrationale" Gefühl entpuppen sich bei näherem Betrachten als logisches Ergebnis von Szenen, die wir in uns tragen bis tief in unser Unbewusstes hinein. Sie machen den versteckten Sinn aus in dem, was unserem Kopf zunächst so unverständlich scheint.[214]

Vielleicht kann man sogar sagen: Wir in unserem „Selbst" sind das Insgesamt dieser Szenen.[215]

Das aber heißt im Umkehrschluss: Dialog ist unser „Wesen". Wir bestehen aus Dialog, aus unendlich vielen Dialogen.

Umgehen mit „Fremden"

Als ich 1986 an die Familienberatungsstelle im „Sozialen Brennpunkt" München Hasenbergl kam, wunderte ich mich etwas, hier auf relativ wenige „Ausländer" zu treffen, wie es damals noch hieß. „Fremdheit" allerdings zeigte sich allenthalben. Dieses Stadtviertel war erst in den 1960er Jahren entstanden, und zwar weniger für die „einheimische" Bevölkerung als für die vielen Menschen, die im Zuge des Zweiten Weltkriegs durch Flucht und Vertreibung nach

---

[214] Annedore Hirblinger (2019) beschreibt ein ähnliches dialogisches Arbeiten an Szenen in ihrem psychoanalytischen Vorgehen (siehe etwa S. 10).

[215] Zusammenhänge darzustellen zwischen Dialog und dem, was wir als unser Selbst ansehen, könnte ganze Bücher füllen. Hier verweise ich nur auf die bewegenden Bücher von Albrecht Boeck (2019), Michaela Huber u.a. (2019), Werner Theobald (2020).

München geraten waren. Im Laufe der nächsten Jahre änderte sich die Bevölkerungsstruktur grundlegend. Freiwerdende Wohnungen wurden mit kinderreichen Familien belegt, und das waren jetzt in der Regel solche aus anderen Ländern. Es dauerte eine Zeitlang, bis wir Fachkräfte diesen Wandel begriffen. So kam es zum Beispiel 1998 endlich zur Gründung eines Facharbeitskreises Migration, woran ich maßgeblich beteiligt war.

Auch an der Beratungsstelle schlugen sich diese Veränderungen nieder. So gab es dort bei Beginn meines Ruhestands im Jahr 2011 in etwa sechzig Prozent unserer Familien mindestens einen Elternteil mit Migrationshintergrund. Diesen Entwicklungen haben wir schon früh Rechnung getragen unter anderem durch die Einbindung von entsprechenden Fachkräften – griechisch, türkisch, ukrainisch. Aber die Arbeit mit den Migrantenfamilien haben wir nicht an sie abgeschoben.

Dennoch: Fremdheit in meiner Arbeit habe ich eher weniger durch „die Fremden", sprich Migrant:innen erlebt. Sie konnte viel ausgeprägter auftreten bei „rein" deutschen Klient:innen – und vor allem in so manchen institutionellen Herausforderungen. In dieser Richtung habe ich bereits im Jahr 1998 auf einer bundesweiten Erziehungsberatungstagung einige kritische Thesen vorgetragen.[216]

Vieles in der Arbeit mit migrantischen Familien war nicht anders als mit Familien ausschließlich deutscher Herkunft. Gleichwohl habe ich viel erfahren über dann doch spezielle Probleme, die aber weniger an den Familien selbst lagen als an der von ihnen erfahrenen Isolation. Speziell an den Schulen wurden viele von ihnen damals missachtet, konnten das dort nicht genug artikulieren, was dann aber durch Hilfe von außen besser wurde.

Nie vergessen werde ich die langdauernde therapeutische Arbeit mit einer türkischen Mutter, bei der eine Schicht der Traumatisierung nach der anderen auftauchte, von der frühen Scheidung der Eltern über das Leben in der dortigen Großstadt, den Wechsel nach

---

[216] Jürgen Müller-Hohagen (2000).

Deutschland bis hin zu schwierigen Erfahrungen in der Arbeit, aber auch in der Partnerschaft. Doch ebenso zeigten sich vielfältige Erlebnisse, unterstützt worden zu sein. Insgesamt passt unser Buchtitel gerade hier: Dialog statt Trauma. Wiedergewinnung von Dialog. Aber bitte ohne Schönfärberei.

Zwischen

Was zwischen uns Menschen geschieht, beschäftigt mich sehr. Mit Sachlogik ist es oft nicht zu fassen. Aber im Zwischen geschieht „es“, so wie zwischen dem Baby Sophia und uns.

In Therapien begegnen wir, die zwei physisch getrennten Personen, uns im Zwischen. Stimmungen entstehen, Erinnerungen oder Impulse kommen hoch – aber von wem stammen sie? „Letztes Mal haben Sie mir gesagt…“ – aber ich weiß nichts davon, meine mir sicher zu sein, das sei nicht von mir, doch es wird mir zugeschrieben, dem „Experten“. Von woher ist es aufgetaucht?

Vor Längerem hatte ich Gelegenheit, mich genauer mit dem psychoanalytischen Konzept von Übertragung und Gegenübertragung auseinanderzusetzen.[217] Dabei störte mich schon damals diese starre Gegenüberstellung im Sinne von Subjekt und Objekt. Vor allem beschäftigte mich die Frage nach eigenen, also nicht nur reaktiven Übertragungen auf therapeutischer Seite. Die Verhältnisse sind einfach komplexer. Was in dieser Dichotomie zu kurz kommt, ist das Zwischen.

Genau darauf läuft es für mich hinaus, wenn ich hier im Zusammenhang mit Dialog über das kritische Potenzial von Psychotherapie nachdenke. Zwar mag die heute manchmal überbetonte „faktenorientierte Evidenzbasierung“ in vielen Bereichen hilfreich sein,

---

[217] Jürgen Müller-Hohagen (1995).

aber als Gegengewicht braucht sie auch das offene, nicht sofort zielgerichtete Fragen – und Demut. Und das liegt gerade in der Wahrnehmung des Zwischen.

„Wir“ und „die da“, diesem Motto folgen die zunehmenden Spaltungsprozesse in unseren Gesellschaften. Es wäre so gut, wenn bei aller Unausweichlichkeit von Konflikten auch das Zwischen mehr an Stimme fände und wenn in Dialogen unabdingbar die Andersheit der anderen eingeschlossen wäre.

Dafür sollten wir unser Menschenbild wohl ein klein wenig verändern…

In Abwandlung von Freuds bekanntem Diktum[218] lässt sich über dieses Kapitel wie auch über das ganze Buch als Motto stellen:

Wo Trauma war, möge Dialog wachsen.

„Sie wurden da herausgekickt“

Mehrere Jahre nach Beginn ihres Ruhestands begann Frau P. eine Therapie. Sie erschien mit der Frage, ob die NS-Hintergründe ihrer väterlichen Familie nicht doch von größerer Bedeutung sein könnten, als bisher gedacht. „Ich will endlich leben. Irgendetwas drückt mich nieder.“ Mit großem Ernst und bemerkenswerter Offenheit ging sie an die Arbeit. Dabei kamen ihr die Erfahrungen aus einer langjährigen Analyse sehr zu Hilfe, die sie vor zwanzig Jahren während einer beruflichen Umbruchszeit absolviert hatte.

Bedeutsame NS-Hintergründe zeigten sich dann aber vor allem mit Blick auf ihre Mutter. Deren Umgang mit den Kindern war offensichtlich ganz im Sinne von Johanna Haarers NS-Erziehungslehre gewesen, deren Kernmaxime darin bestand, die Babys auf keinen Fall zu „kleinen Tyrannen“ werden zu lassen.[219] Ein zweiter Einfluss trat während unserer Arbeit immer deutlicher hervor: Die Mutter war entsprechend ihrer Familientradition fundamentalistisch

---

[218] „Wo Es war, soll Ich werden“, Sigmund Freud (1932), S. 86.
[219] Näheres siehe Chamberlain (1997).

christlich eingestellt gewesen. Beide Einflüsse hatten sich offensichtlich gegenseitig verstärkt. Jedenfalls war es für Frau P. weiterhin sehr schwer, sich aus diesem Zwangssystem zu lösen.

„Jetzt habe ich dich ertappt", dieser Ausruf ihres Mannes, eines ehemaligen Vorstandsvorsitzenden, sei der Beginn eines Wortgefechts zwischen ihnen gewesen, das so heftig verlief wie noch nie. Eigentlich war sie seit Tagen niedergedrückt gewesen, aber jetzt reichte es ihr! Sie hatte Musik gehört, anstatt den Haushalt zu versorgen. Er kam nach Hause, fuhr sie ohne jedes Nachfragen an, und alles in ihr drohte zusammenzubrechen. Er sei so erbarmungslos auf sie losgegangen. „Da konnte ich nicht anders, da musste ich ihn endlich in die Schranken weisen, dass ich so nicht behandelt werden will. Niemals mehr!"

Angesichts der Heftigkeit ihrer Reaktion kam mir spontan der Einfall: „Da haben Sie sich regelrecht herausgekickt gefühlt." Sie stutzte. Und dann: Ja, genau so sei es gewesen. Er habe sie herausgekickt. „Einfach so mit einer Handbewegung." So jedenfalls hatte sie es empfunden. Nahtlos zog sie jetzt eine Linie zu ihrer Mutter. „Ich habe Ihnen doch erzählt, wie hart sie sein konnte. Dieser Ausdruck, herausgekickt zu werden, der trifft es auf den Punkt. Von einem Moment auf den anderen konnte das gehen. Ich war einfach nur noch draußen."

In unserer weiteren Arbeit wurde immer deutlicher, dass hinter den bisher erinnerten Vorfällen mit ihrer Mutter noch etwas Früheres liegen musste. Die Heftigkeit ihres Gefühlsausbruchs während jenes Konflikts mit ihrem Mann ließ uns an ganz frühe Kontaktunterbrechungen denken. Im Weiteren wurde das noch plausibler.

„Ich will doch leben", rief sie aus. Das hieß: „Ich will in Dialog leben."

In der Beziehung zwischen Frau P. und ihrem Mann gab es zum Glück noch einige Potenziale, sich in Gemeinsamkeit aus alten Verhärtungen zu lösen. So etwa ließ sich klären, dass er in jener Situation nicht ganz so erbarmungslos gestimmt gewesen war, wie sie es empfunden hatte.

Spuren des Nichts

An der Beratungsstelle bekamen wir immer mehr mit Trennungen und Scheidungen zu tun. Da begegneten uns große Dramen. Oft hatten wir alle Mühe, das Wohl der Kinder einigermaßen zur Geltung zu bringen. Mehr konnten wir vielfach nicht tun.

Aus solch einer Beratung ergab sich auf dringenden Wunsch von Herrn T. eine intensivierte Arbeit mit ihm, die nach Beginn meines Ruhestands in eine Psychotherapie innerhalb meiner Privatpraxis überging.

Dort blieben die Schuldzuschreibungen an seine Exfrau zunächst ein großes Thema. Es kostete Mühe, dabei seine Anteile mit in den Blick zu nehmen. Er beharrte an dieser Stelle ungewohnt starr auf dem, was sie ihm angetan hätte. Wir drehten uns im Kreis. Eines Tages, ich war selbst schon recht entmutigt, fiel mir erstmals eine Eigenart in seinem Reden über die Frau auf – eine Häufung des Wortes „nicht". Das verlief etwa in diesem Sinne: „Sie hat mir nicht zugehört." „Sie war für mich nicht erreichbar." „Es ging ihr nicht darum, mich zu verstehen."

Sollte ich das ansprechen? War das nicht eine bloße Angewohnheit ohne tiefere Bedeutung? Ich wagte es. Er war überrascht. Ich beharrte: „Mir ist klar, dass Sie dies jetzt banal finden, aber bitte, könnte da nicht etwas liegen bei diesem ‚nicht'? Oder vielleicht: bei ‚Nichts'?" Seine Verwunderung wuchs. Und auch meine Verunsicherung. Wir ließen es so stehen.

Beim nächsten Mal lag die Überraschung auf meiner Seite. Atemlos begann er die Sitzung: „Sie haben ins Schwarze getroffen! Ich habe in alten Dokumenten geblättert, und plötzlich war sie da, die Erinnerung! Mein Vater kam ins Krankenhaus, da war ich fünf. Meine Mutter war so anders, als sie mich vom Kindergarten abholte. Ich fragte: ‚Was ist mit Papa?' Sie erwiderte: ‚Da ist nichts.' Die Art, wie die Mutter das sagte, ließ mich völlig verstummen. Besuchen durfte ich den Vater nicht, dafür sei ich zu klein. Als er nach einer Ewigkeit zurückkam, fiel ich ihm in die Arme. Aber ohne Worte. Er sagte ebenfalls nichts. Und so blieb es. Erst viele Jahre später habe ich erfahren, dass es sich um eine schwere Blutvergiftung gehandelt hatte. Sie war lebensgefährlich. Ich glaube, das habe ich genau gespürt. Gerade dadurch, dass meine Mutter so gar nicht redete. Es war völlig unheimlich."

Im Weiteren wurde immer deutlicher: Dieses „da ist nichts" hatte ihn, wie Herr T. sagte, aus der Welt fallen lassen. Seine Seele war erstarrt. Sicherlich hatte es noch weitere solche Erfahrungen gegeben, wahrscheinlich von früh an. Dafür sprach gerade auch sein hochallergisches Empfinden gegenüber der seinerzeitigen Ehefrau in Situationen, in denen er sie als „nicht da für ihn" erlebte. Dieses „Nicht" war offensichtlich unbewusst assoziiert mit Todesangst, mit tiefem Alleinsein. In der Verschiebung auf die Frau aktualisierte sich das unbewusst gewordene alte Drama. Mit solchem Nichts lässt sich noch viel schwerer umgehen als mit konkreten Verletzungen. Das Nichts entzieht sich allem. Es ist nicht zu greifen. Insofern war es geradezu ein Wunder, was hier zwischen uns möglich geworden war.

Dialog statt Nichts

Von jetzt an verlief seine Entwicklung rasant. Den Kern seines verborgenen Desasters hatte er zu fassen bekommen. Jetzt konnte er sich Schritt für Schritt davon ablösen, konnte im Sinne Freuds die vielen damit verknüpften Problematiken durcharbeiten. Seine Zustände von Resignation und Vergeblichkeit tauchten immer seltener auf. Schließlich wagte er eine neue Beziehung. Zugleich intensivierte sich der Kontakt mit den Kindern, die erleichtert waren, endlich einen unbelasteten Bezug zum Vater und ähnlich auch zur Mutter haben zu können.

Befreiung ist möglich.

Sogar vom Nichts.

Es muss nicht immer Therapie sein

Wenn jemand viel Traumatisches in sich trägt aus dem eigenen Leben oder dem der Vorfahren, wird heute fast automatisch zur Abhilfe an Therapie gedacht. Es gibt aber viele Wege. Einen davon zeigt das folgende Beispiel.

Herr I. wandte sich an mich wegen meiner Beschäftigung mit Folgen aus NS-Zeit und Krieg. Vielleicht läge hier ja mit ein Grund für seine schon lange andauernden depressiven Verstimmungen. Sein Vater sei im Unterschied zu ihm ein sehr tatkräftiger Mann gewesen. Also ein erdrückendes Vorbild? Vielleicht ein wenig. Dann erst kam die Mitteilung: Der Vater war mehrere Jahre im KZ gewesen, weil er sich innerhalb seines Arbeitsfeldes kritisch mit dem Nationalsozialismus auseinandergesetzt hatte. Einzelheiten über die Haft habe er nicht mitgeteilt. Erst nach seinem Tod stieß Herr I. auf Dokumente, die ihm etwas mehr Einblick vermittelten. Ob hier Ursachen für seine eigenen Schwierigkeiten liegen könnten?

Wir haben das in den folgenden zwei Gesprächen näher betrachtet und insgesamt seine Lebenssituation in Familie und Beruf zur Sprache gebracht. Er war ganz offen und vertrauensvoll. Aber Therapie? Wäre das wirklich eine Lösung? Er wirkte recht verhalten. Sollte ich ihn zu überzeugen versuchen?

In mir entstand eine andere Idee. Ein wenig zögernd präsentierte ich sie: „Lesen Sie! Suchen Sie sich Literatur zur NS-Zeit." „Was schlagen Sie vor?" „Da gäbe es unendlich viel, aber besser ist es, Sie lassen sich inspirieren." Der Abschied war nicht gerade euphorisch.

Ein paar Monate später kam eine Mail. Er sei meinem Vorschlag gefolgt, und zu seinem eigenen Erstaunen habe das Lesen ihn mehr und mehr gepackt. Ob er bei einem erneuten Besuch auch mal in meiner Bibliothek stöbern dürfe? Das machte er dann tatsächlich. Es war bewegend, ihn dabei ganz vertieft zu sehen.

Dieser Mann, der vorher so depressiv gewirkt hatte, erforschte jetzt intensiv den Lebensweg seines Vaters und überwand sich sogar, darüber mit einem Vortrag an die Öffentlichkeit zu treten. Er nahm Kontakt zu anderen Nachkommen von Menschen aus dem

Widerstand auf, beteiligte sich an der Gründung und Organisation einer entsprechenden Gruppe und baute darüber hinaus einen Nachrichtendienst über einschlägige Informationen auf.

Das alles beflügelte ihn wohl so, dass er sich zu einer spezifischen traumatherapeutischen Kurzbehandlung entschloss. Diese sei sehr erfolgreich gewesen, schrieb er in einer weiteren Mail. Er habe gemerkt, wie das Schicksal seines Vaters ihn immer noch heruntergedrückt habe. Diesen Rucksack habe er abnehmen und in aller Verbundenheit dorthin zurückgeben können, wohin er gehörte, also zum Vater.

In der Hauptsache also war er es, der den Weg fand. Aber ohne einige Anregungen und gelegentliche Begleitung wäre das wahrscheinlich nicht in dieser Weise gelungen. Auf jeden Fall lief es nicht nach dem Muster, Therapie sei die einzig richtige Hilfe. Gerade im Zusammenhang mit traumatischen Hintergründen ist es oft noch wichtiger als sonst, den jeweils eigenen Weg zu finden, und, so wie hier, in einen Aktivitäts-Modus zu kommen.

Vorbilder

Es ist mir ein Bedürfnis, hier noch drei Kolleg:innen etwas näher darzustellen, für deren Arbeit ganz besonders das Motto unseres Buches gilt: Dialog statt Trauma.

Léon Wurmser

Diesem aus der Schweiz stammenden US-amerikanischen Psychoanalytiker fühle ich mich sehr verbunden, seit ich vor langer Zeit dessen Bücher *Flucht vor dem Gewissen* und *Die zerbrochene Wirklichkeit* gelesen habe. Hier nähert sich jemand auf dem Boden der klassischen Psychoanalyse subtil und mit großer Genauigkeit den Abgründen der menschlichen Existenz im Individuellen und Gesellschaftlichen.

Wurmser zeigt sich sehr offen für die Kombination verschiedener therapeutischer Ansätze.[220] Er tut dies, ohne damit die Konzepte der Psychoanalyse zu verwässern, insbesondere nicht den Blick auf die grundlegende Konfliktnatur des Menschen. Aber der Mittelpunkt seines Bemühens ist es, den individuellen Belangen der Patient:innen so gerecht zu werden wie nur möglich. Diese hier geäußerte Einstellung zur Vielfalt der Ansätze hat mir damals sehr geholfen, Reste eines rigiden psychoanalytischen Über-Ichs noch mehr abzustreifen. Und solch ein multiperspektivisches Arbeiten finde ich im Zusammenhang mit Traumabezügen geradezu unerlässlich.

Sodann spricht mich bei Wurmser sein dringender Hinweis an, sich auch schon im Konzeptionellen vor unter Umständen ganz subtilen, aber wirksamen Abwertungen zu hüten. So schreibt er:

> „Es war v.a. das Verurteilende im Defekt- und Defizitbegriff, das mich veranlasste, ihn nur mit größter Zurückhaltung zu gebrauchen; die Gefahr ist dabei immer, dass man in ein Vorwerfen, ‚blaming', in ein Anklagen zu verfallen droht."[221]

Leicht wird auch nach meiner Erfahrung gerade traumatisierten Menschen oder solchen mit Behinderungen eine derartige „Mangelhaftigkeit" zugeschrieben, von außen wie von ihnen selbst.

Damit drückt man sich aber davor, sowohl die Wucht der traumatisierenden Einwirkungen wahrzuhaben als auch die dadurch ausgelösten oder zugespitzten inneren Vorgänge in all ihrer Komplexität. Wurmser vielmehr sieht es so:

> „Je schwerer die Traumatisierung, desto globaler die traumatogenen Affekte und desto schroffer die Konflikte,

---

[220] Prägnant ist hier diese Äußerung: „Auch ist es immer wieder hilfreich, wenn andere Behandlungsmodalitäten mit der auf Einsicht gerichteten, analytischen Therapie kombiniert werden können. Wie in der somatischen Medizin ist oft die gleichzeitige und gezielte Anwendung verschiedener Agentien entscheidend", Léon Wurmser (1996), S. 47.

[221] Léon Wurmser (1996a), S. 23.

> damit auch desto umfassender sowohl Abwehr wie Abgewehrtes, desto archaischer und grausamer das Über-Ich, desto intensiver die masochistischen und narzisstischen Phantasien und Neigungen, und desto stärker schließlich die Grundzüge des neurotischen Prozesses von Zwanghaftigkeit, Polarisierung und Absolutheit (oder Globalität).“[222]

Weil ich solch ein teilweises Ausklinken gegenüber bedrängenden Realitäten kenne, möchte ich das große Potenzial eines solchen psychoanalytischen Verständnisses noch durch ein weiteres Wurmser-Zitat belegen.

> „Warum sind die Zusammenhänge zerrissen? (…) Ich glaube, dass die Antwort in der absoluten, überwältigenden, mithin traumatischen Natur dessen liegt, was zuerst von außen und später von innen her der Bearbeitung und Beantwortung bedarf – ob diese Traumata nun äußere Verurteilungen und Brutalität oder völliges Verkennen oder Überstimulierung seien – eben Seelenblindheit und Seelenmord – oder ob die Globalität und Totalität in den eigenen Reaktionen auf diese Gefahren und Schädigung liegen. Die Abwehr auf das Trauma oder auf die chronisch traumatische Umwelt ist ebenso radikal wie die Traumatisierung selbst. Das Resultat ist eine Unfähigkeit des Ich, diese Affekte symbolisch zu integrieren.“[223]

Wenn so wie hier bei Léon Wurmser äußere Verursachungen von Traumatisierungen klar gesehen werden, dann bedeutet die subtile Erforschung von Innenwelten keine Verleugnung individueller und gesellschaftlicher Gewalt und ist ein großer Beitrag für die Wiedergewinnung von Dialog nach innen und nach außen.

---

[222] Ebda., S. 25f.

[223] Ebda., S. 32.

Ilany Kogan
Diese israelische Psychoanalytikerin hat sich in der therapeutischen Praxis und Theorie intensiv mit den Folgen der Shoah befasst und dazu 1995 das bewegende Buch *Der stumme Schrei der Kinder* vorgelegt. Darauf kamen wir bereits im Kapitel *Transgenerationales Weiterwirken* zu sprechen. Hier möchte ich noch zweierlei ergänzen.

Zum einen sind ihre Beschreibungen dessen hervorzuheben, wie die traumatischen Erfahrungen der Eltern weit in die therapeutische Beziehung mit den Nachkommen, ihren Patient:innen, einfließen können. Dabei hält sie es aus, bis hin in ihre eigene therapeutische oder gar menschliche Kompetenz in Frage gestellt zu sein – und kann aus diesem Erleben dann ein tieferes gemeinsames Verständnis entstehen helfen. Die Übermittlung traumatischer Hintergründe versteht sie ähnlich wie Wurmser als einen hochkomplexen, von Eltern wie Nachkommen, also von beiden Seiten bestimmten und vielfach unbewusst ablaufenden Prozess.

Was die therapeutische Arbeit betrifft, so sehe ich Kogans Unterscheidung von drei Phasen als sehr aussagekräftig und hilfreich an. In der ersten geht es vor allem um ein grundlegendes Halten, um ein empathisches, sich hinter den gesprochenen Worten abspielendes Miteinander.

> Das ist eine „aufbauende, vertrauensvolle und widerspiegelnde Beziehung, die sich durch eine starke emotionale Bindung und tief einfühlende Art der Kommunikation auszeichnet."[224]

In der zweiten Phase kommt es dann zu heftigen Kämpfen.

> „Die Analyse durchläuft eine Reihe von Krisen – eine Prüfung, ob der Analytiker tatsächlich ‚präsent' und stark genug ist, um sich der ‚Bestie' zu stellen; eine Prüfung, ob das Leben den Tod zu besiegen vermöge."[225]

---

[224] Ilany Kogan (1995), S. 254.
[225] Ebda., S. 255.

Diese „Bestie", das ist

> „die psychische Repräsentanz der Scheußlichkeiten des Holocaust, die oft mit einem wirklichen Trauma im Leben des Patienten zusammenhängt."[226]

In der dritten Phase kommt ein vorsichtig deutendes Vorgehen hinzu.

> „Meine Deutungen bringen nicht nur zum Ausdruck, dass ich die tiefsten Ängste verstehe, die der Patient in seiner Konfrontation mit der ‚Bestie' erlebt, sondern vermitteln auch, wie eine Mutter, die ihr verängstigtes Kleinkind im Arm hält, eine tröstende, lebenspendende Umarmung. Mit den Worten Freuds aus einem Brief an Jung: Die Psychoanalyse ist im Grunde eine Heilung durch Liebe."[227]

Die fundamentale Bedeutung von Vertrauen zu sehen und dann vorsichtig sogar „Heilung durch Liebe" einzuschließen, das ist, so denke ich, ein Kern dieser schweren Arbeit.

Judith Herman

Diese Pionierin der Traumaforschung hat in ihrem 1992 erstmals erschienenen Buch *Narben der Gewalt* ähnlich wie Ilany Kogan drei Phasen der Therapie unterschieden. Im Nachwort zur Ausgabe von 2015 schreibt sie, dieses Modell habe mittlerweile weite Verbreitung gefunden.[228] In Phase 1 gehe es vor allem um „den Aufbau des therapeutischen Bündnisses und die Schaffung von Sicherheit in der

---

[226] Ebda., S. 257.
[227] Ebda.
[228] Judith Herman (2018), S. 304.

Gegenwart“, erst dann in Phase 2 um „die Erforschung der traumatischen Erinnerungen“[229], und schließlich steht in Phase 3 die Neuorientierung oder „Wiederanknüpfung“ an Gegenwart und Zukunft im Mittelpunkt.[230]

Sie hat auch mit anderen zusammen in einer Klinik ein spezielles Gewaltopferprogramm aufgebaut:

> Es „basiert auf psychodynamischen beziehungsorientierten Konzepten, die durch eine eklektische Mischung von anderen Techniken ergänzt werden.“[231]

Durchgängig betont auch Herman die entscheidende Bedeutung des Aufbaus von Vertrauen und beschreibt die dabei oft auftretenden großen Schwierigkeiten im therapeutischen Prozess. Ihre entsprechenden Darstellungen bezüglich Übertragung und Gegenübertragung vor dem Hintergrund schwerer Traumatisierungen geben dazu plastische Einblicke.

Mit großem Nachdruck und mit jahrzehntelanger Erfahrung hebt sie die zentrale Bedeutung der Beziehungsdimension hervor, denn gerade diese wurde nachhaltig beschädigt. Unaufgeregt, aber nachdrücklich steht sie auf Seiten derer, die furchtbare Gewalt zu erleiden hatten, und benennt auch die Verharmlosungsstrategien so mancher Kolleg:innen, meist Männer. Zugleich verliert sie nicht das grundsätzliche Verständnis dafür, wie schwer es ist, sich traumatischen Erfahrungen zu stellen. Umfassend gibt sie die Vielzahl einschlägiger Studien wieder, benennt klar auch deren zuweilen allzu objektivistische Ausrichtung.

Ähnlich wie Wurmser weist sie darauf hin, dass es zum Verleugnen traumatischer Hintergründe gehört, in Kategorien von Defekt zu denken, auf Seiten der Fachleute wie auch bei den von Gewalt Getroffenen.

---

[229] Ebda., ausführlich S. 171ff und 195ff.
[230] Ebda., S. 308, ausführlich S. 221ff.
[231] Ebda., S. 306.

„Wenn sie die Misshandlung in der Kindheit als Ursprung ihrer psychischen Schwierigkeiten erkennen, müssen sie diese nicht mehr auf einen angeborenen Persönlichkeitsdefekt zurückführen. Damit ist der Weg frei für die Entstehung neuer Erfahrungen und einer neuen, nicht beeinträchtigten Identität.“[232]

Mit Blick auf das therapeutische Arbeiten fährt sie fort:

„Wenn man sich vor Augen führt, welche Rolle das Kindheitstrauma bei der Entstehung schwerer Störungen spielt, beeinflusst dies auch die Therapie positiv. Verständnis ist die Grundlage des therapeutischen Arbeitsbündnisses. In der gemeinsamen Arbeit werden die emotionalen Reaktionen des Opfers auf die Ereignisse in der Vergangenheit als normal und richtig anerkannt, aber gleichzeitig wird deutlich gemacht, dass sie für die Gegenwart falsch und der Bewältigung nicht dienlich sind.“[233]

So viele Konzepte für Trauma-Therapien gibt es inzwischen. Ohne dabei Verfahren abzuwerten, die strikt unpersönlich vorgehen, das heißt weitgehende Standardisierung betreiben, gehören Kopf und Herz von Judith Herman eindeutig einer grundsätzlichen Ausrichtung, in der Beziehung und Dialog[234] das Tragende sind. Und so beendet sie den Epilog von 2015 mit diesen Worten:

„Die Barrieren der Scham und Geheimhaltung werden überwunden, unerträgliche Gefühle werden durch die Verbindung mit anderen Menschen erträglich gemacht, die Vergangenheit wird betrauert und man gelangt zu einer neuen Sichtweise, einem mitfühlenderen Selbstbild in der Gegenwart. Es ist die positive Verwandlung von Leben während dieses Genesungsprozesses, die uns alte

---

[232] Ebda., S. 141.
[233] Ebda.
[234] Zum Thema *Dialog* siehe S. 307.

> Hasen, die die ‚schlichte klassische Therapie' praktizieren, zum Weitermachen befähigt."[235]

Das sind Worte, denen ich nichts mehr hinzufügen möchte. Sie sprechen mir aus dem Herzen.

[235] Ebda., S. 312.

Befreiungen – aus dem Schatten treten

Auch ohne dass es immer benannt wurde, geht es an vielen Stellen dieses Buches um Befreiungen. Oder wie ein Klient von Jürgen es einmal genannt hat angesichts all dessen, was ihm von den Eltern her übergestülpt worden war: „Wie kann ich mich entstülpen?“ Das ist ein sehr treffender, bisher unbekannter Ausdruck.

Die Wege für Befreiungen sind vielfältig. Dazu gehört das künstlerische Schaffen. Das möchten wir stellvertretend anführen und aus dem Gedicht von Lilly Habelsberger *Der Rock meiner Mutter* zitieren, auf das wir schon im Kapitel *Transgenerationales Weiterwirken* zu sprechen kamen. Jetzt geben wir den Teil ihrer Reise wieder, in dem es um ihre schließlich doch erreichte Selbstfindung und ihre Befreiung geht:

> Dachte viel nach,
> war verzweifelt.
> Machte Therapie,
> las viele Bücher.
> Erst aus der Distanzierung heraus:
> „Mama, ich muss auch überleben.“
> Lachen über manche Dunkelheit.
> So dass sie wie eine Seifenblase verweht.
> Auferstanden bin ich nun wie der Phönix aus der Asche.
> Kraft und Macht verspüre ich.
> Ich ließ Mama gehen und entschied mich für mich. (…)
> Wusste nicht, woher ich komme,
> der Bezug auf dies sind einzig böse Träume.
> Das, was mich schuf,
> ist, was ich bin.
> Die Liebe hat obsiegt.
> Meine Fähigkeit zur Abgrenzung hab ich gestärkt.
> Meine eingeschüchterte Seite erlöst.
> Jetzt geh ich aufs Ganze.
> Will nicht mehr, dass mich etwas besetzt.
> Vernichtung löschen,
> in neue Sprachbilder verzaubern.

Der alte Faden neu gewebt.
Schwere Muster relativieren.
Neu geordnet.
Mich immer wieder lösen.
Nun herrsche ich selber über mein Königreich.
Über meinen Geist.
Lange gab ich diesem Rock zu viel Bedeutung.
Ich hab dein Leid eingefasst,
und in die Gegenwart gezogen.
Niemand muss mir sagen, wer ich bin.
Ich hab nun mich und bin frei!
Selber geb ich mir, was ich nie hatte. (…)
Mama, ich hab dich gerne.
Mama, ich hab dich gerne,
ich vergesse dich nicht!
Dein Rock war das Sternenzelt für mich!
Aber nun bin ich frei,
frei
für dich und mich.
Ich bin nicht ich ohne dich![236]

Das Gedicht lässt nachvollziehen, wie schwer und langdauernd der Weg war, sich aus der machtvollen Umhüllung durch das Schicksal der Mutter zu lösen. Dabei berührt uns die darin gleichwohl zum Ausdruck gebrachte Verbundenheit: „Ich bin nicht ich ohne dich." Doch das ist jetzt nicht mehr eine fesselnde Verbundenheit. Ich und Du haben Raum zum Atmen. Für diese Art von Befreiung braucht es erst einmal einen Rückzug aus dem alten Miteinander, dem Leben unter dem Rock. Doch dann werden neue Verbindungen geknüpft. Das ist Dialog.

Innerhalb des hier nicht zitierten Teils des langen Gedichts wird eindrucksvoll auch die Schwierigkeit angesprochen, sich aus den Verklammerungen durch die Sinti-Kultur so weit zu lösen, dass eigenes Leben möglich wird. Das ist beispielhaft auch für die Mehrheitsgesellschaft. Ebenso benennt sie dort die besondere Schärfe, die

---

[236] Lilly Habelsberger (2021), S. 107ff.

sich aus der ehemaligen SS-Zugehörigkeit ihres Vaters ergab. Dieser hatte allerdings die Familie bereits verlassen, als sie geboren wurde.

Auch ihr Bruder, Alfred Ullrich, über den wir ebenfalls im Kapitel *Transgenerationales Weiterwirken* geschrieben haben, schlug einen künstlerischen Weg ein. Mit Blick auf Befreiungen zitieren wir von ihm folgende Aussagen aus einem Interview:

> „Am Anfang meiner künstlerischen Tätigkeit thematisierte ich meinen Sinti-Hintergrund nicht, um Diskussionen über die gesellschaftlichen Positionen von Sinti:ze und Rom:nja zu vermeiden. Ich hatte den Eindruck, dass in den künstlerischen Kreisen, in denen ich mich bewegte, kein Bewusstsein für die Benachteiligungen oder die NS-Verfolgung von Rom:nja und Sinti:ze bestand. Erst ab der Jahrtausendwende habe ich begonnen, meine Herkunft künstlerisch zu thematisieren, als ich erfahren habe, dass drei meiner Angehörigen im KZ-Dachau interniert waren. Selbst lebe ich seit Jahrzehnten im Landkreis Dachau."[237]

Alfred Ullrich hat sich in ganz unterschiedlichen Werken mit der NS-Vergangenheit und deren anschließender Verschleierung befasst. In einer seiner Kunstinstallationen ging es um sogenannte „Persilscheine", wie die Bestätigungen genannt wurden, die sich ehemalige Nazis nach 1945 massenhaft gegenseitig ausstellten oder sie von NS-Gegnern erbaten.

> „Ich habe die Installation in Berlin 2011 und München 2013 arrangiert. Auf einem braunen, weiß getünchten Wabenkarton die Frottage einer Persilpackung. Die braune Vergangenheit mit weiß überdeckt, das war's dann mit der ‚Entnazifizierung'. Ich habe dort einen Schreibtisch aufgebaut und für 9,99 Euro Persilscheine verkauft. Dort konnte jeder einen Schein erwerben. Das war für mich ein Hinweis darauf, wie einfach man sich

[237] Alfred Ullrich (2021), S. 51.

> der eigenen Vergangenheit entledigen konnte. Das E-RIAC European Roma Institute for Arts and Culture lud viele Künstlerinnen und Künstler zu deren Gründungs-Eröffnung im Auswärtigen Amt ein. Dort habe ich den Persilkarton auch ausgestellt.“[238]

Wege der Befreiung – und der Konfrontation mit ausgebliebener Selbstreflexion in der Mehrheitsgesellschaft.

Dialoge über Abgründe hinweg

Peter Pogany-Wnendt, Sohn ungarischer Holocaust-Überlebender, hat in seinem Buch *Der Wert der Menschlichkeit* geschrieben:

> „So können die Nachkommen der Täter und Opfer die Feindschaft zwischen ihren Eltern und Großeltern überwinden und die zerbrochenen menschlichen Bindungen wieder herstellen. Nichts anderes versuchen wir seit 1995 durch Dialogarbeit im PAKH.“[239]

Auf dieser Basis unternahm Peter Pogany-Wnendt 2015 eine Reise nach Auschwitz. Sich diesem Ort in der Beteiligung beider Seiten ausgesetzt zu haben, brachte ihn zu diesen Sätzen:

> „Wir tragen weder die Schuld an den unmenschlichen Taten, noch können wir das Leid wiedergutmachen oder beheben. Aber wir können verhindern, dass die Nazis mit ihrem mörderischen Erbe auch noch unsere Seelen und die unserer Kinder vergiften.“[240]

Was hier ausgedrückt wird, ist kein „schneller Dialog“, sondern ba-

---

[238] Ebda.
[239] Peter Pogany-Wnendt (2019), S. 376f. Näheres zum *PAKH* im Kapitel *Räume für Dialog.*
[240] Ebda., S. 379.

siert auf langjähriger und mit vielen Schmerzen verbundener gemeinsamer und doch für beide Seiten unaufhebbar verschiedener Begegnung mit dem, wofür Auschwitz steht.

Und es kann nicht in einem simplen Sinn von „Befreiung" die Rede sein. Zugleich denken wir an folgende Sätze von Claude Lanzmann in seinem 1986 veröffentlichten Buch zum Film *Shoah*:

> „Ich bin sehr gespannt auf die Rezeption von *Shoah* in Deutschland. Ich bin gespannt, was der Film in Deutschland auslösen wird. Ich glaube, daß *Shoah* für die Deutschen ein befreiender Film sein wird. Der erste befreiende Film seit 1945."[241]

Das sind Sätze, die uns nicht aus dem Kopf gehen, wenn wir an Befreiung denken. Ausgerechnet dieser Film, durch den der Horror so deutlich wurde wie kaum irgendwo sonst, deutlich gerade durch Nicht-Zeigen von „Dokumentarischem"…

„Es lohnt sich, sich einzusetzen."

Über das Thema von Befreiungen könnten wir mit Blick auf viele Verfolgtengruppen und ihre Nachkommen schreiben – und natürlich auch über die davon zu unterscheidende Lebenssituation von NS-Nachgeborenen. Aber gerade angesichts der speziellen Diskriminierung von Sinti und Roma kommen wir doch noch auf sie zurück.

Im Zentrum der von Alexander Diepold gegründeten und geleiteten Münchner Einrichtung *Madhouse* steht der Einsatz für diese Volksgruppe. Doch werden zusätzlich auch Jugendhilfeangebote für die Gesamtbevölkerung erbracht. 1987 entstanden als heilpädagogisch-therapeutisches Kleinstheim, ist daraus inzwischen eine mit 33 Festangestellten sowie Ehrenamtlichen und auf Honorarbasis Tätigen eine in Deutschland einzigartige Institution gewachsen.

---

[241] Claude Lanzmann (1986), S. 277.

Die Bezeichnung „Madhouse“ geht auf Jugendliche der Anfangszeit zurück, „die es als verrückt ansahen, dass sie trotz unterschiedlicher Charaktere, Erwartungen und Zielsetzungen als Gruppe harmonieren konnten“[242].

Dieses Zusammenwirken in großer Vielfalt durchzieht die Arbeit von *Madhouse* bis heute. Sie reicht von psychosozialen Hilfen für Kinder, Jugendliche und Familien über Unterstützung gegenüber verschiedenen Ämtern bis hin zu kulturellen Veranstaltungen. Und ganz wichtig ist es, Verwaltung und Politik immer wieder aufmerksam zu machen für die Belange von Sinti und Roma, um weiterhin bestehende Ausgrenzungen aufzuheben. Dazu sind verschiedenste Kooperationen aufgebaut.[243]

In München erfahren diese Aktivitäten großes Entgegenkommen von verbandlicher und vor allem kommunaler Seite bis hin zum Oberbürgermeister Dieter Reiter und seinem Vorgänger Christian Ude. Seit 2018 ist in München der 13. März offizieller Gedenktag. An diesem Tag fand 1943 die erste Deportation Münchner Sinti und Roma in die Vernichtungslager statt. Auch ein zentrales Mahnmal befindet sich zurzeit in Vorbereitung. Bei alledem ist *Madhouse* eng beteiligt.

Um den aktuellen Stand dieser Arbeit zu erfahren, erneuerte Jürgen seinen seit vielen Jahren bestehenden Kontakt mit Alexander Diepold. Besonders folgende Punkte ergaben sich im Gespräch:

1. Angesichts der Pandemie wurde es noch wichtiger als zuvor, Familien bei der Existenzsicherung beizustehen. Alexander Diepold ließ sich den Satz entlocken: „Wir haben viele Familien gerettet.“ Zu stolz oder zu unerfahren im Umgang mit Ämtern, hätten viele von ihnen es ohne tatkräftige Begleitung nicht geschafft, ihre berechtigten Ansprüche zur Geltung zu bringen. Dabei seien nicht etwa Unwille oder gar Vorurteile einzelner Sachbearbeiter:innen das

[242] www.madhouse-munich.com/über-uns

[243] Etwa zur *Hildegard Lagrenne Stiftung*, die sich für Bildung, Inklusion und Teilhabe von Sinti und Roma in Deutschland einsetzt (www.lagrenne-stiftung.de).

entscheidende Hindernis, sondern strukturelle Barrieren. Da könne bereits bei der Abfassung von Bundesgesetzen zu wenig an die konkreten Belange von Menschen gedacht worden sein, die in Armut leben. Dies betreffe bei weitem nicht nur Sinti und Roma. „Das sind strukturelle Benachteiligungen. Zum Beispiel sind die Anträge auf Existenzsicherung viel zu kompliziert."

2. „Wenn wir inzwischen immerhin eine anerkannte Minderheit sind, dann müsste man auch unsere traditionellen Berufe viel mehr als gleichberechtigt anerkennen." Probleme gebe es diesbezüglich etwa im Zirkus- und Schaustellerbereich. *Madhouse* arbeitet unverdrossen daran, auch in der Berufsbildung hin und her zu erklären.

3. Das Projekt *Khetni*, das *Madhouse* in Kooperation mit einer anderen Einrichtung betreibt, ist ein hervorragendes Beispiel für die Weiterentwicklung von Dialog in der Gesellschaft. Hier werden Mediationsangebote zwischen Lehrkräften einerseits und Familien aus der Volksgruppe angeboten. Schule soll, so heißt es auf der Homepage, „zu einem Ort werden, an dem sich die Kinder und deren Familien willkommen fühlen"[244]. „Khetni" heißt auf Romanes „miteinander". Jürgen weiß aus vielen Erfahrungen im „Sozialen Brennpunkt" München Hasenbergl, wie bitter notwendig solche Vermittlungen und generell die Überwindung struktureller Defizite im Schulbereich sind. Das gilt weit über Sinti und Roma hinaus.

4. Zur allgemeinen Einschätzung seien diese Sätze von Alexander Diepold wiedergegeben:

„Zur Befreiung gehört, dass man auf Augenhöhe gesehen wird."

„Es gilt, Sinti und Roma als Partner anzuerkennen und nicht als Problemfall."

„Es ist so wichtig, die Eltern einzubinden, damit sie Unterstützung wie die von uns akzeptieren können. Wir haben da eine Brückenfunktion."

---

[244] www.madhouse-munich.com/unsere-projekte

„Der Staatsvertrag vom 20.2.2018 in Bayern schützt nur die einheimischen Sinti und Roma, nicht die zugewanderten."[245]

„Einrichtungen aus der Community der Sinti und Roma müssten von vornherein mehr einbezogen werden – und sich auch mehr einmischen."

„Bundesweit beobachten wir eine Zunahme von Diskriminierung. Dies gilt besonders für den strukturellen Bereich. Wenn dann aber von strukturellem Rassismus gesprochen wird, reagieren Behörden und Politik überempfindlich, statt sich damit näher auseinanderzusetzen."[246]

„Es sollte Antiziganismus-Beauftragte geben im Bund und in den Ländern."

Alexander Diepolds Ausführungen zeigen, dass Dialog nicht nur etwas Individuelles ist, sondern wie sehr er auf strukturelle Bedingungen angewiesen ist. Um nachhaltige Verbesserungen auf beiden Ebenen kämpft *Madhouse*.

Sein „Schlusswort" in diesem Gespräch:

„Es lohnt sich, sich einzusetzen."

---

[245] Um letztere mehr zu unterstützen, wurde, auch dies mit Beteiligung von *Madhouse*, in Baden-Württemberg die Organisation *ReFIT* gegründet (Regionale Förderung von Inklusion und Teilhabe: www.sinti-roma.com/refit).

[246] In welch hohem Maße auch nach 1945 und bis heute strukturelle Diskriminierungen von Sinti und Roma bestehen, zeigt auf 500 Seiten in beklemmender Deutlichkeit der am 21.5.2021 in der Fachöffentlichkeit und am 13.7.2021 vom Innenminister offiziell vorgestellte Bericht der Unabhängigen Kommission Antiziganismus, die vom Bundestag eingesetzt worden war. Es wird ein Bundesbeauftragter gegen Antiziganismus empfohlen und eine Bund-Länder-Kommission. Die Forderung allerdings, „dass aus dem Balkan zugewanderte Roma als besonders schutzbedürftig und ihre Heimatländer nicht länger als ‚sichere Herkunftsländer' eingestuft werden", wird von den Unions-Parteien abgelehnt (Süddeutsche Zeitung, *Roter Faden des Rassismus*, 14.7.2021, S. 5).

Schule: Dialog statt Trauma

Dieses Kapitel ist von Ingeborg in der Ichform geschrieben. Aber wir haben alles gemeinsam besprochen.

Wie schon im Kapitel *Schule und Trauma* vorausgeschickt, ist Ingeborgs große Wertschätzung für die Montessori-Pädagogik nicht so misszuverstehen, als wollte sie die vielen Ansätze für eine zeitgerechte Schule missachten, die es auch im staatlichen System gibt. Immer wieder allerdings wundert sie sich doch sehr, dass in öffentlichen Debatten zwar ein großer Reformbedarf benannt wird, aber die oft schon jahrzehntelang etwa an Montessori-Schulen erfolgreich praktizierten Veränderungen nicht in den Blick kommen. Muss das Rad denn immer wieder neu erfunden werden?

Ein Beispiel

Ich erinnere mich an Martina, sie wollte unbedingt auf die Montessori-Schule, zurzeit war sie in der 7. Klasse einer staatlichen Hauptschule. Sie hatte in Mathematik die Note Sechs und war voll von Angst vor diesem Fach, aber auch vor allem anderen, wenn es um richtig oder falsch ging. Das wirkte sich fatal besonders auf das Fach Deutsch aus, in dem sie wegen ihrer Schwierigkeiten in der Rechtschreibung seit Jahren die Note Fünf erhielt.

Ihre generalisierten Leistungsängste waren das, was uns bei ihrer Vorstellung an der Schule am meisten auffiel. Als wir aber die Eltern fragten, ob sie diagnostisch auf eine Dyskalkulie oder Legasthenie untersucht worden sei, reagierten diese verwundert. An so etwas hatte nie jemand gedacht.

Warum wir Martina in dieser Situation trotzdem aufnahmen, hatte einen ganz klaren Grund: Das war ihre Motivation. Sie hatte trotz aller Schwierigkeiten den großen Wunsch, nach der 9. Klasse den Qualifizierenden Hauptschulabschluss zu machen.

Unmöglich? Illusionen? Wie sollte sie ihre seit Jahren eingeübte Vermeidungshaltung vor der Mathematik überwinden und dann noch all ihre Ängste vor den vielen Fehlern in der Rechtschreibung? Wie sollte sie ihre Wissenslücken in diesen Feldern auffüllen? Es war ein großes Wagnis, für uns alle.

Wir nahmen Martina auf.

Vom ersten Tag an genoss sie die gute, ruhige Atmosphäre unserer Montessori-Schule in Wertingen, in der Freiarbeitsphase entdeckte sie das Montessori-Material zur Mathematik, das Goldene Perlenmaterial, das Schachbrett, das Wurzelbrett und das Material zu den Wortarten.

Sie vertiefte sich in die Arbeit, scheute sich auch nicht, ihre Mitschüler:innen zu fragen, und geriet in einen regelrechten FLOW. Sie genoss es, dass es keinen Druck gab, sie konnte ihre Ängste in den nächsten Wochen nach und nach abbauen, sie lernte, dass Fehler keine Katastrophe sein müssen, dass sie diese in aller Ruhe und nach ihrem Tempo überwinden konnte.

Nach zwei Jahren der kontinuierlichen, motivierten Arbeit wagte es Martina, sich zusammen mit den anderen für den Qualifizierenden Hauptschulabschluss anzumelden. Die Prüfung fand in einer staatlichen Schule statt, das heißt unter ungewohnten Bedingungen und an einem fremden Ort.

Zur großen Freude aller haben damals sämtliche Schülerinnen und Schüler der Klasse diese schwierige Prüfung bestanden, auch Martina.

War das ein Wunder? Etwas Singuläres?

Nein.

Vielmehr ließ sich hier etwas sehen, dem ich wieder und wieder begegnet bin: Motivation kann Berge versetzen.

Der Hauptberg von Martina, das war ihre über die Jahre hinweg entstandene generalisierte Leistungsangst.

Demgegenüber war es eher ein kleinerer Berg, was sich bei der nachträglichen Diagnostik als eine mittelgradige Dyskalkulie herausstellte.

Gerade mit Hilfe des Montessori-Materials ließen sich deren Wirkungen deutlich abmildern, auch wenn die Störung nicht völlig verschwand. In Mathematik kam Martina in der Prüfung nicht über eine Vier hinaus, doch mit ihrem inzwischen wiedergewonnenen Lebensmut, mit ihrem Lerneifer und dem großen Wissen, das sie sich in allen Fächern angeeignet hatte, konnte sie diesen Schwachpunkt in der Prüfung wunderbar ausgleichen.

Was ich hier über ihre Motivation gesagt habe, ist nur die eine Seite. Dahinter aber stand: Sie hat aus ihrer verzweifelten Isolation herauskommen können dank vielen Dialogen auf Augenhöhe.

Das Kind als Baumeister des Menschen

An diesem Thema scheiden sich die Geister. Das Kind als Baumeister des Menschen, das sich nach seinem individuellen Bauplan entwickelt, ist die große Sensation in der Pädagogik. Maria Montessori hat geschrieben:

> „Das Kind ist nicht ein leeres Gefäß, das wir mit unserem Wissen angefüllt haben und das uns alles verdankt. Nein, es gibt niemanden, der nicht von dem Kind, das er selbst einmal war, gebildet wurde."[247]

Als Beispiel fällt mir dazu Harald ein. Er musste in der 6. Klasse die bisherige Schule verlassen wegen Rücksichtslosigkeit seinen Klassenkamerad:innen gegenüber und wegen Verweigerung schulischer Arbeiten. Die Mutter hatte von der Montessori-Schule gehört – eine Chance für ihren Sohn?

Nach einigen Tagen Hospitation sagte ich Harald: „Wir können dich hier nur aufnehmen, wenn du dich entschließt zu arbeiten. Du hast die Verantwortung für dein Lernen. Weder deine Mutter noch ich können dies für dich tun!"

---

[247] Maria Montessori (1972), S. 13.

Er blickte mich erstaunt an. Er selbst verantwortlich für sich? Das war ihm neu. Er war es gewohnt, dass die Lehrer:innen ihm sagten, was er zu tun hatte – und genau dagegen hat er rebelliert, wie sich jetzt herausstellte.

Harald hat staunend beobachtet, wie die Mitschüler:innen sich in der Freiarbeit selbstständig Arbeit holten, zum Beispiel Bücher oder Materialien. Er sah, wie die anderen konzentriert und intensiv arbeiteten, allein oder in kleinen Gruppen. Er beobachtete, dass sie sich frei im Raum bewegten, manche sich Mathematikaufgaben vornahmen, zum Teil mit Material, während andere Referate verfassten. Er merkte: Ich muss mich entscheiden. Will ich was erreichen? Die ruhige Atmosphäre in der Klasse gefiel ihm. Er fand Freunde.

Der Baumeister in ihm war erwacht. Er nahm die Herausforderung an.

In der 9. Klasse meldete er sich zum Qualifizierenden Hauptschulabschluss, was für Privatschüler:innen extern, also an einer staatlichen Schule stattzufinden hatte. Und er bestand die Prüfung!

„Das war gut – super, dass ich alles mit Euch besprechen konnte!" Viele Dialoge!

Die Froschmutter

Maria Montessori ist bekannt dafür, dass sie ihre Gedanken sehr deutlich und manchmal sogar krass ausgedrückt hat – besonders wenn man ihre Vorträge in Italienisch liest.

Doch die Parabel von der Froschmutter ist auch in deutscher Sprache recht drastisch.

> „Angenommen, eine närrische Froschmutter würde ihren kleinen Kaulquappen im Teich sagen: ‚Kommt heraus aus dem Wasser, atmet die frische Luft ein, vergnügt Euch im grünen Gras, dann werdet ihr alle zu starken, gesunden kleinen Fröschen heranwachsen. Kommt schon mit, Mutter weiß es am besten!' Wenn dann die kleinen

> Kaulquappen versuchten zu gehorchen, würde es gewiss ihr Ende bedeuten.
> Und doch ist dies die Art, wie so viele von uns versuchen, ihre Kinder zu erziehen. Wir sind darauf bedacht, sie zu intelligenten und nützlichen Bürgern zu machen, die guten Charakter und gute Manieren an den Tag legen. Und so verwenden wir viel Zeit und Geduld darauf, sie zu korrigieren, ihnen zu sagen: ‚Dies tu, und dies lasse!' Und wenn sie fragen: ‚Warum, Mammi?' – dann halten wir nicht inne, um zu bedenken, warum wir eingreifen, sondern schieben sie beiseite mit dem Wort: ‚Mutter weiß es am besten.'
> Wir sind genau in derselben Position wie der törichte Frosch, wenn wir es nur sehen könnten. Dieses kleine Leben, das wir zu modellieren bemüht sind, braucht kein Drängen und Quetschen, kein Verbessern und Bemäkeln, um seine Intelligenz und seinen Charakter zu entwickeln. Die Schöpfung achtet auf die Kinder ebenso, wie sie dafür sorgt, dass die Kaulquappe zu einem Frosch wird, wenn die Zeit dazu da ist."[248]

Hat Maria Montessori mit dieser Parabel überzogen? Wir sollten dazu über eigene Erfahrungen nachdenken. Haben wir es als Eltern in der Hand, wann unser Kind zu sprechen anfängt und welche Worte es sagt? Haben wir es in der Hand, wann es zu laufen beginnt? Wie oft denken wir so wie die Froschmutter, dass nur wir es am besten wissen, was für unsere Kinder, unsere Schüler:innen das Beste sei?

Beobachten – ein Dialog?

Täuschen wir uns nicht: Beobachten ist ein äußerst schwieriges Unterfangen. Es gibt neben emotionaler Verstrickung viele weitere Fallen. Das können vorgefasste Konzepte und Meinungen sein, unklare Gefühle, untergründige Verzweiflung oder Ängste.

---

[248] Maria Montessori (1979), S. 12.

Der dänische Familientherapeut Jesper Juul hat in einem Interview zum Erscheinen seines Buchs *Das kompetente Kind* gesagt,

> dass wir „heute dem Kind auf eine andere Art und Weise begegnen. Mein Konzept ist, zu versuchen, herauszufinden, ‚wer das Kind ist', und nicht zu erklären, ‚warum es sich so verhält, wie Psychologen und Pädagogen es herkömmlich tun. Das ist der einzige Weg, eine Beziehung zum Kind herzustellen, die trägt."[249]

Wie Jesper Juul hat auch Maria Montessori größten Wert auf die Beobachtung gelegt. Deshalb fordern wir von Seiten der Montessori Bildungsakademie in unseren Kursen von den Teilnehmenden eine Beobachtungsaufgabe:

- 20 bis 30 Minuten Beobachtung eines einzelnen Kindes oder Jugendlichen;
- Schriftliche Aufzeichnungen sehr detailliert, ohne Bewertungen, ohne Deutung, lediglich Beschreibung der Tätigkeiten;
- sich nicht unterbrechen lassen, sondern vorher mitteilen, dass man in der Zeit nicht zu sprechen sei;
- anschließend ein Gespräch mit dem Schüler, der Schülerin, wenn diese es wollen.

Nach diesen Informationen herrschte große Unruhe in einer Seminargruppe. Viele Kolleg:innen, besonders die von staatlichen Schulen, meinten, so etwas ginge bei ihnen nicht.

Ein Lehrer sagte dann spontan: „Ich weiß schon, wen ich beobachte. Ich habe einen Schüler in der 9. Klasse, der mich immer provoziert."

Einen Monat später fand der nächste Seminartag mit dieser Gruppe statt. Die Reflexion der Beobachtungen stand im Mittelpunkt.

---

[249] Jesper Juul (1998), o. S.

„Das war vielleicht spannend, das mit dem Beobachten", so begann jener Kollege seinen Bericht. „Also, ich beobachtete: Sven saß über einer Mathematikaufgabe, er gähnte, kratzte sich am Kopf, schaute aus dem Fenster, dann auch mal aufs Blatt." Das Vorurteil des Kollegen schien bestätigt: „Der Junge ist unmotiviert, leicht ablenkbar, lustlos!" Aber der Kollege hielt sich an die Regel und notierte lediglich, was er sah – nicht, was er dachte.

Nach fünfundzwanzig Minuten griff Sven zum Füller, schaute in sein Mathematikheft, blickte nicht mehr auf, rieb sich kurz die Stirn, schrieb in sein Heft, klappte es zu und stand von seinem Platz auf.

Der Kollege sagte ihm, dass er ihn beobachtet hatte und ob der Junge sich für die Aufzeichnungen interessieren würde. Sie setzten sich zusammen, und der Lehrer las seine Notizen vor.

Dann aber staunte er nicht wenig, nämlich als ihm der Junge zeigte, was er in den letzten fünf Minuten geschrieben hatte. Es war die Lösung einer komplizierten Mathematikaufgabe aus dem Vorbereitungsheft für den Qualifizierenden Hauptschulabschluss. „Und was hast du in der Zeit davor gemacht?" „Nachgedacht!"

Der Kollege war fast geschockt – und geheilt von seinen Vorurteilen. Er war, wie er sagte, heilfroh, dass er diese Beobachtung gemacht hatte. Sie veränderte sein Bild des Jungen tiefgehend. Er sagte: „Es war ein gutes Gefühl zwischen uns!" Und Sven habe die Beobachtung nicht etwa als Kontrolle aufgefasst, sondern als Zuwendung. Bei dem Gespräch hätten sie beide lachen müssen. Sven ahnte die Vorurteile des Kollegen, und dieser erschrak über seine Verstrickung. Das war eine wichtige Erfahrung für beide – ein schöner Dialog!

Ähnlich äußerten sich die anderen Kolleginnen und Kollegen im Seminar. Besonders überrascht zeigten sie sich davon, dass es nach Ankündigung tatsächlich möglich war, sich zur Beobachtung „zurückzuziehen", auch an staatlichen Schulen. Eine fast andächtige Stille habe während dieser ganzen Zeit in der gesamten Lerngruppe geherrscht.

Auf Augenhöhe

In einem Montessori-Kurs, den ich gab, fragte ein junger Kollege, wie es denn möglich sei, mit einem Kind auf Augenhöhe zu sein. Er, erwachsen und ausgebildeter Lehrer mit zwei Staatsprüfungen – demgegenüber das Kind, nicht erwachsen, nicht ausgebildet, noch so jung?

Was ist damit gemeint – auf Augenhöhe?

Es bedeutet ein Ernstnehmen des Kindes oder Jugendlichen, eine empathische Haltung zu ihnen, keine Überlegenheitsattitüde der Erwachsenen.

Nach meiner Erfahrung spüren Kinder und Jugendliche, ob Erwachsene sie manipulieren, befehligen, kontrollieren oder sie in ihrer Persönlichkeit achten. Im ersteren Fall weckt das Widerstand, Rebellion, im zweiten Fall eröffnet es Entwicklung, Kreativität, Vertrauen, Dialog.

Ich denke an Ernst. Er kam in der 7. Klasse zu uns in die Montessori-Schule. Er hatte ADHS (Aufmerksamkeitsdefizit-/Hyperaktivitätsstörung), war entsprechend getestet, Lernen und Konzentration fielen ihm schwer. Er nahm regelmäßig das Medikament Ritalin.

Eines Tages bat er mich um ein Gespräch – er war jetzt ein halbes Jahr in der Klasse. „Ich bin es leid, von dem Ritalin abhängig zu sein – ich will es nicht mehr nehmen!“ So eröffnete er das Gespräch.

„Ja, es ist mir vom Arzt verschrieben worden. Trotzdem!“

Ich fragte ihn, was seine Eltern davon hielten, es abzusetzen. „Sie verbieten es mir!“ Auf meine Frage, was er sich von mir wünsche, sagte er nur: „Hilfe!“

Nach einigem Überlegen fragte ich ihn, ob ich mal mit seinen Eltern sprechen sollte. Vielleicht könne ich etwas erreichen? Er stimmte zu.

Nach einem langen Telefonat waren die Eltern zu einem Treffen bereit. Das Gespräch zusammen mit Ernst fand in der Schule statt. Er schilderte seinen Abscheu, immer diese Tabletten nehmen zu müssen, die ihn, wie er sagte, ständig müde machten. Es war zu merken, wie schwer es ihm fiel, dies so deutlich zu sagen. So sehr hatte er sich die Sicht der Erwachsenen zu eigen gemacht. Konnte er dem entgegensetzen, dass er sich irgendwie nicht zu Hause fühlte in sich selbst?

Die Eltern stimmten schließlich einem Experiment zu. Ernst sollte eine Woche lang nur die halbe Dosis einnehmen, die Eltern und ich sollten ihn besonders beobachten, wie sein Verhalten und seine Gefühlslage waren.

Das Experiment verlief so, dass sowohl die Eltern als auch Ernst einer weiteren Reduzierung der Medikation zustimmen konnten. Das wurde dann eine längere Entwicklung, in die natürlich auch der Arzt einbezogen war. Er meinte schließlich, vielleicht sei es ein Grenzfall von ADHS gewesen, er würde aber jederzeit zur Verfügung stehen, wenn doch wieder eine Medikation erforderlich wäre. „Aber dann bitte nur als Unterstützung."

„Ich bin so froh!" Ernst genoss es, er freute sich, dass er sich getraut hatte, sein Problem anzusprechen. Er schätzte den Dialog.

Das war insgesamt eine Verständigung auf Augenhöhe zwischen Kind, Eltern, Lehrkraft und Arzt.

Freiarbeit – entgegen von Trauma

Aus dem Konzept des Kindes als Baumeister ergibt sich logisch die hohe Bedeutung von Freiarbeit, wie sie in Schulen praktiziert wird, die sich am Montessori-Konzept orientieren. Kinder wollen arbeiten. Ihre Arbeit ist es, sich und ihre Welt aufzubauen. Und damit sie das nach ihren inneren Potenzialen und entsprechend der jeweiligen Entwicklungsphase tun können, brauchen sie möglichst viel Freiheit. Das ist der Kern des Konzepts der Freiarbeit.

Diese bedeutet die höchste und anspruchsvollste Form für sinnvolles, Geist und Emotionen berührendes Lernen. Freiarbeit verlangt immer wieder Reflexion, Standort- und Zielbestimmung. Sie verlangt Dialog, zwischen den Schüler:innen und mit den Pädagog:innen.

Freiarbeit, die freie Wahl der Arbeit, ist das Herzstück der Montessori-Praxis. Sie bedeutet:

- eigene Wahl der Lerninhalte, der Arbeitsmittel und Materialien;
- individueller Lern- und Arbeitsrhythmus;
- frei gewählte Sozialform (Einzel-, Partner-, Gruppenarbeit);
- Dokumentation der geleisteten Arbeit (Tagebuch, Portfolio, Karteikarten) auf Seiten der Kinder/Jugendlichen und der Pädagog:innen, um einen Überblick über den Lernfortschritt zu behalten.

Ziel der Freiarbeit ist selbständiges, eigenverantwortliches Arbeiten und Lernen seitens der Kinder und Jugendlichen.

Einige Zitate von Jugendlichen zeigen die Ernsthaftigkeit der Auseinandersetzung mit der eigenen Arbeitshaltung und der persönlichen Befindlichkeit im Zusammenhang mit dieser Freiarbeit:

> „Die FA ist die Chance des Lernens, wenn man lernen ‚will', dann lernt man auch was… Es macht manchmal auch richtig Spaß zu arbeiten, wenn man in die Arbeit hineinversinkt."
> „Ich finde die FA echt super, weil man machen kann, was man will, also Englisch ½ Stunde, Mathematik dafür eine ganze Stunde und Deutsch auch eine Stunde und danach Tagebuch. Man kann sich den Tag einteilen, wie man will… Ich kann viel besser lernen und mich besser konzentrieren, weil ich hier ohne Stress arbeiten kann."
> „Ich finde die Freiarbeit gut, weil man sich seine Arbeit raussuchen kann."[250]

Die hier angesprochene Chance zu freier Selbsttätigkeit gibt den Schüler:innen die Gewissheit, Verantwortung für sich und das eigene Lernen zu haben. So können sich Geist und Seele im Dialog nach außen und innen entfalten. Demgegenüber würden Fremdbe-

[250] *Blau 19*, Montessori-Schule Wertingen (2001), Heft 1, S. 22.

stimmung, Bevormundung und Unterdrückung der kindlichen Spontaneität bereits vorhandene Traumatisierungen oder Belastungen nur noch verstärken helfen.

Vorbereitete Umgebung

Die Bedeutung des Dialogs in dieser Art moderner Pädagogik wird noch deutlicher, wenn wir die andere Seite der Freiarbeit betrachten, die Vorbereitete Umgebung. Beide gehören untrennbar zusammen.

In aller Klarheit bewusst wurde mir das in meinen Montessori-Anfangszeiten. Denn: Ein leerer Raum, nur mit Stühlen und Tischen eingerichtet, was sollen Kinder oder Jugendliche da in Freiheit arbeiten? Woraus will er oder sie sich etwas auswählen?

Im Montessori-Kurs hatte ich erfahren, dass es Grundvoraussetzung für selbstbestimmtes Lernen ist, eine Vorbereitete Umgebung zu schaffen und diese kontinuierlich auf die Lebens- und Lernbedürfnisse der Schüler:innen abzustimmen.

> „Wir bereiten eine Umgebung vor, die reich an interessanten Aktivitätsmomenten ist. Wir eröffnen einen Arbeitsweg, der höhere Dinge aufweist als die, von denen man bis jetzt annahm, sie seien für dieses Alter genügend. Das Kind weiß nicht, wie es sich diese Umgebung schaffen soll. Nur der Erwachsene kann es tun, und das ist die einzige tatsächliche Hilfe, die man dem Kind geben kann."[251]

Die Einteilung des Raumes soll so gestaltet sein, dass Kinder und Jugendliche sich frei bewegen, verschiedene Plätze einnehmen und das jeweils geeignete Material oder Bücher, die gerade von Interesse sind, leicht erreichen können.

---

[251] Maria Montessori (1968), S. 20.

In der Vorbereiteten Umgebung findet Maria Montessori die geeignete Möglichkeit, weil sie den Selbstaufbau der Kinder und Jugendlichen als das grundlegende Merkmal in deren Entwicklungs- und Lernprozess ansieht.

Vorbereitete Umgebung ist mehr als nur die Gestaltung des Klassenraums und die Bereitstellung von Materialien. Zu ihr gehört ganz entscheidend auch die innere Vorbereitung der Pädagoginnen und Pädagogen, ein Offensein in Augenhöhe, ein Bereitsein für den Dialog – mit den Kindern, mit den Jugendlichen. Wichtig ist dabei, sie alle in gleicher Intensität zu begleiten.

Selbstreflexion, Austausch mit Kolleg:innen und Supervision sind wichtige Hilfen dabei.

Altersmischung – Chance für Dialog und Kooperation

Der kleine Michael, 2. Jahrgangsstufe, hockt auf dem Teppich und kommt langsam ins Schwitzen. Er hat das Markenspiel, ein Mathematik-Material, aus dem Regal geholt und hat daraus Auftragskarten mit Additionen und Subtraktionen vor sich liegen. Die Aufgaben gehen weit über den Tausenderraum hinaus.

Andreas, 3. Jahrgangsstufe, beobachtet ihn von seinem Tisch aus. Seit ein paar Tagen ist er neu an der Montessori-Schule. Er ist begeistert von dem Markenspiel und kann seine Augen einfach nicht von Michael und seiner Arbeit lassen.

„Darf ich zuschauen?“ „Ja.“ „Die nächste Aufgabe, darf ich die legen?“ Beide sind aufgeregt. Schon zwei Aufgaben waren richtig!

Als Michael nach der Schule heimkommt, sagt er ganz stolz: „Heute habe ich einem größeren Jungen das Markenspiel gezeigt.“ Und Andreas überrascht seine Eltern mit der Neuigkeit: „Rechnen ist super! Und der Michael, der ist mein Freund!“

Altersmischung ist hier eigentlich Jahrgangsmischung. Es sind jeweils drei oder vier Jahrgänge in einer Klasse.

> „Die Rollen wechseln. Jeder ist einmal klein, einmal in der Mitte und dann groß – und jeder empfindet es anders. Es gibt Kinder, die genießen das ‚Kleinsein' und etwas ‚Umsorgtwerden', andere sind heilfroh, wenn sie ‚größer' geworden sind."[252]

Das sagte eine Grundschullehrerin der Montessori-Schule Wertingen, nachdem sie bereits seit vier Jahren eine jahrgangsgemischte Klasse geführt hatte.

> „Das Lernen in altersheterogenen Gruppen ist effektiver und umfassender als in altershomogenen Gruppen. Die Kinder beraten sich untereinander, helfen und korrigieren sich gegenseitig. Die vielfältigen Sozialerfahrungen ermöglichen den Kindern – zumeist unbewusst –, entsprechende Rollen einzunehmen und eine Sensibilität für Probleme anderer zu entwickeln. Anstelle eines Konkurrenzverhaltens wächst ein kooperatives Lernverhalten innerhalb der Gruppe heran."[253]

Erst nach dem Urteil des Bundesverwaltungsgerichts in Berlin vom 13.12.2000 war die Altersmischung unbeschränkt erlaubt. Daraufhin war der Weg frei, sie bzw. die Jahrgangsmischung auch in der Sekundarstufe einzuführen.

In Wertingen haben wir damals die Umstellung gut vorbereitet. Wir setzten uns mit den Ängsten und Vorbehalten aller Beteiligten auseinander. Die Schülerinnen und Schüler waren voll in den Veränderungsprozess eingebunden. So ging es doch für sie bei der neuen Klassenzusammenstellung entscheidend auch darum, mit ihren Freundinnen und Freunden zusammenzubleiben. Also machten sie Vorschläge, also bestimmten sie mit – und es gelang!

Die Erfahrungen waren dann außerordentlich positiv: Das Konkurrieren und der damit verbundene Leistungsdruck sanken spürbar.

---

[252] Angelika Dettenhofer-Demmer (2001) in *blau 19*, Nr. 2, S. 20 (Montessori-Schule Wertingen).

[253] Ebda., S. 23 (Zitat von Tassilo Knauf, erschienen in Ralf Laging,1999, S. 153).

Das Thema, besser sein zu „müssen“ als andere, verlor an Bedeutung, ebenso die Angst, „schlechter“ zu sein.

Welch tiefe Wirkung die Einführung der Jahrgangsmischung bis ins Sozialverhalten hatte, zeigte sich besonders deutlich bei der Vorbereitung einer Reise nach Berlin in einer Klasse 7 bis 10. Ich fragte die älteren Jugendlichen, wie sie es mit Rauchen und Alkoholgenuss halten wollten. Nach längeren Gesprächen und Überlegungen untereinander sagten sie von sich aus: „Auf dieser Reise verzichten wir aufs Rauchen und jeden Schluck Alkohol – was sollen denn die Siebtklässler denken?“

Die blaue Couch – Ort für Dialog

Schon ein paar Tage war mir Maximilian aufgefallen. Er verhielt sich unruhig, unstet. Sein Gesichtsausdruck war – anders als sonst – finster, traurig, fast depressiv. Seine Unkonzentriertheit schien ihn selbst zu nerven, er bekomme „nichts auf die Reihe“.

Ich fragte ihn, was los sei. Wir setzten uns auf die blaue Couch in einer Ecke des Klassenzimmers – ein guter Ort für Gespräche.

Maximilian brauchte keine Einleitung. Er redete schnell, es quoll aus ihm heraus: „Es geht um meinen Freund. Sein Vater ist schwer erkrankt. Er hat Krebs. Er muss wohl bald sterben. Vor drei Tagen ist er aus dem Krankenhaus gekommen. Jeden Tag geht es ihm schlechter. Das macht mich fertig. Ich gehe täglich zu ihm. Das tue ich auch für meinen Freund. Der schafft das alles nicht. Aber der Vater freut sich so, wenn jemand kommt.“

Maximilian wirkte so verantwortungsvoll und zugleich hilflos. Das hat mich sehr angerührt. Ich sagte ihm, dass es jetzt wichtig sei, sich auf diese Besuche konzentrieren zu können. „Wir geben dir eine Auszeit fürs Lernen.“ Damit wurde ihm der Druck genommen, auch noch etwas Schulisches „schaffen“ zu müssen in dieser Zeit. Unser Gespräch beruhigte ihn wohl etwas: „Das war jetzt gut.“ Ich dankte ihm für sein Vertrauen. In den nächsten Tagen hatten wir viel Blickkontakt.

Nach dem Tod des Vaters seines Freundes brauchte er noch etwas Zeit, bis er wieder Kräfte gesammelt hatte. Die zurückgelassenen Arbeiten holte er auf – das war das geringste Problem. Aber jetzt erst konnte er sich der Klasse mitteilen. Im Kreis ergriff er das Wort: „Ich möchte euch etwas sagen…"

Ferne Heimat

Carlos war adoptiert. Seine Adoptiveltern hatten ihn aus einem Kinderheim in Argentinien mit nach Deutschland gebracht. Sie meldeten ihn bei uns an der Montessori-Schule an – als Quereinsteiger. Er war zwölf Jahre alt, wirkte aber viel älter.

Zuerst einmal musste er Deutsch lernen, er konnte sich nur mit etwas Englisch verständigen. In der Freiarbeit wirkte er oft depressiv. Lediglich die Materialarbeit begeisterte ihn. Obwohl er sehr dicke Finger hatte, konnte er die Perlen des Montessori-Materials für Mathematik gut bewältigen. Es zeigte sich dabei, dass er schnell auffasste und kombinierte.

Ein Anruf der Adoptivmutter erschreckte mich. Sie sagte, dass Carlos sich jede Nacht heimlich aus dem Haus schlich und durch München lief – und erst am Morgen wieder nach Hause kam. Hatte er etwa noch den Tag-Nacht-Rhythmus von Südamerika in sich und sich noch nicht wirklich umgestellt auf Mitteleuropa? Konnte das sein? Was suchte er nachts? Was sollten wir tun?

Ich versprach der Mutter, mit Carlos zu reden. Ob das helfen würde?

Am nächsten Tag bat ich den Jungen, mit mir zu sprechen. Das war jetzt schon möglich in einer Mischung aus Deutsch und Englisch. „Ich habe gehört, dass du nachts durch München läufst. Bitte erkläre mir das."

Er fing an zu weinen. Ein großer Junge, der weinte. Das ging mir nahe. Ich wusste nicht so recht, was ich sagen sollte. „Hast du Heimweh?" Er weinte noch stärker. Ich fasste ihn an der Hand. „Das verstehe ich, das tut mir leid für dich."

„Ich dir was zeigen“, erwiderte er. Er kramte in seiner Hosentasche und zog etwas Zusammengefaltetes heraus. Er blätterte es auf. Es war eine Fotografie. Eine junge Frau. Sehr schön anzusehen. „Mama.“

Das war also seine Mutter. Wie ich von den Adoptiveltern gehört hatte, war sie tot. Und der Vater hatte die Familie verlassen. Ich fasste beide Hände des Jungen: „Ich danke dir für dein Vertrauen. Ich will dir helfen, hier in Deutschland zurechtzukommen.“

Ich weiß nicht, was er davon verstanden hat. Er hörte auf zu weinen und schaute mir direkt in die Augen. Dann lächelte er.

Vertrauen / Geheimnis

Es ist eine weit zurückliegende Erinnerung, die mich immer noch beschäftigt.

Irene war eine intelligente Schülerin im 9., dem damals letzten Schuljahr. Doch zunehmend wirkte sie abwesend, als ob sie mit ihren Gedanken und Gefühlen ganz woanders wäre. Ich machte mir viele Gedanken und beobachtete sie oft. Irgendwie hatte ich das Gefühl, dass ich sie nicht ansprechen sollte. Manchmal wirkte sie sehr distanziert.

Dann kam sie auf mich zu: „Darf ich dich heute nach dem Unterricht einmal sprechen?“ Das überraschte mich.

Später setzten wir uns also zusammen. Sofort schoss es aus ihr heraus: „Das muss aber unter uns bleiben. Mein Vater missbraucht mich.“

Ich war erschreckt, geschockt.

„Weiß das deine Mutter?“

„Nein, sie merkt nichts.“

„Wie lange geht das schon?“

„Mindestens zwei Jahre.“

„Was erwartest du von mir?“

„Es war gut, mit jemandem darüber zu reden. Sonst weiß das niemand.“

Ich bot ihr an, gemeinsam mit ihrer Mutter zu reden. Es gäbe ja die Möglichkeit, dass sie in eine Wohngemeinschaft für Jugendliche zöge. Aber dagegen wehrte sie sich.

„Ich habe ja nur noch vier Monate bis zum Abschluss. Danach verlasse ich die Schule und suche mir eine Ausbildungsmöglichkeit, wo ich auch wohnen kann. Ich habe da schon recherchiert. Bitte reden Sie nicht mit meiner Mutter. Sonst trennt sie sich von meinem Vater. Ich halte das noch vier Monate aus."

Ich war geschockt. Zugleich bewunderte ich Irene. Das Gespräch mit mir war wichtig für sie. „Ich bin erleichtert – und danke!"

Meinerseits dankte ich ihr für ihr Vertrauen. Wir blieben die vier Monate in stetigem Kontakt. Und auch danach noch.

Ein Glück, dass Irene den Dialog gewagt hat. Sie wollte dann eine Therapie beginnen. Das war in jenen Zeiten noch etwas sehr Neues.

Möglichkeit für Dialog: der Kreis

Ein Kreis in einer Schulklasse? Das ist doch etwas für den Kindergarten! Oder ist das ein Disziplinierungsweg?

Nein, der Kreis bietet die Möglichkeit, eigene Meinungen zu äußern, sich mit anderen auszutauschen, eine Bindung in der Gruppe zu erleben, gemeinsame Projekte zu planen.

In Montessori-Klassen findet mindestens einmal am Tag ein solcher Kreis statt, in dem Themen und Konflikte besprochen werden, die von den Schülern und Schülerinnen oder der Lehrkraft eingegeben werden und in denen jeder und jede sich zu Wort melden muss, auch die Erwachsenen.

- der Kreis – ein Symbol für Bindung, Halt und Nähe;
- der Kreis – eine Möglichkeit für Auseinandersetzung, für Diskussion, für das Ansprechen von Konflikten, für Dialog;
- der Kreise – eine Chance, eine eigene Meinung zu entwickeln und diese vor anderen frei zu äußern;
- der Kreis – ein Weg, nach Lösungen zu suchen – im Dialog.

Stille-Übungen

Von Maria Montessori stammen diese Sätze:

> „Diese Stille war eine Offenbarung. Ich hätte doch nie gedacht, dass Kinder diese geheimnisvolle, einfache Sache, welche die Stille ist, derart lieben würden.“[254]

Auch ich habe in der Arbeit mit Schülerinnen und Schülern gemerkt, dass Stille, Lautlosigkeit, Ruhe, Versenkung ein natürliches Bedürfnis von Kindern und Jugendlichen sind. Doch vielen von ihnen fällt es schwer, sich zu vertiefen, sich zu finden, sich zu spüren, sich auf eine Sache zu konzentrieren. Das ist nicht verwunderlich in einer unruhigen Zeit mit vielen Ablenkungen.

Als Ritual habe ich deshalb jeden Morgen Stille-Übungen angeboten, die nach kurzer Eingewöhnungszeit gern angenommen wurden. Je nach Altersstufe können diese Übungen freie oder gelenkte Phantasiereisen sein, es kann das Hören meditativer Musik sein, oder es sind Körperübungen aus dem Schauspielbereich, dem Tai-Chi, dem Yoga oder dem Qi-Gong.

Vor den Prüfungen für den Qualifizierenden Hauptschulabschluss oder den Mittleren Bildungsabschluss haben Jugendliche mich oft gefragt, ob ich mit ihnen noch vorher am Morgen eine solche Übung machen könnte. „Danach fühle ich mich gut – da kann ich mich besser konzentrieren.“

Nicht an der Pädagogischen Hochschule, nicht im schulischen Alltag, nicht bei Vorträgen oder Gesprächen in der Kollegenschaft bin ich aber auf dieses Thema aufmerksam geworden. Nur ganz am Rande hatte ich im Kopf: Maria Montessori hat etwas über Stille-Übungen gesagt.

Aufgegangen ist mir die Bedeutung von Stille ganz woanders: in den Kursen des chinesischen Meisters Zhi Chang Li über Stilles Qi Gong. Diese Energiearbeit erfolgt nicht durch Bewegung, sondern

---

[254] Maria Montessori (1979), S. 71.

ausschließlich in der Vorstellung. Mit großem Erstaunen, auch mit anfänglichem Widerstand, dann mit zunehmender Begeisterung habe ich diesen Weg erfahren. Das brachte mich auf die Idee, davon etwas an meine Schülerinnen und Schüler weiterzugeben. Die Resonanz war so positiv, dass Stille-Übungen zu einem festen Bestandteil des Tages wurden. Auch in meine Montessori-Kurse bringe ich diese Erfahrungen seit Langem ein.

Es ist sehr schade, dass bis heute die Arbeit mit der Stille eigentlich kaum in die Lehrpläne der Universitäten oder der Referendarsausbildung in den Schulen eingegangen ist. Hier lägen so viele Möglichkeiten, belastende oder sogar traumatische Erfahrungen aufzufangen. Auch das gemeinsame Umgehen mit Stille ist eine Form des Dialogs zwischen Menschen.

Leistungsfeststellung im Dialog

Es wird immer wieder die Frage gestellt: „Leisten Kinder und Jugendliche auch etwas ohne Notendruck?“ Und dann reagieren die Fragenden recht verblüfft, wenn sie hören, wie der Prozess der Leistungsfeststellung auch auf ganz andere Weise vor sich gehen kann.

Mit Hilfe von Wissenschaftler:innen und vielen Montessori-Pädagog:innen (mich eingeschlossen) wurden in Bayern die IzEL entwickelt, „Informationen zum Entwicklungs- und Lernprozess“. Grundgedanken dazu waren:

> „Leistung bezieht sich immer auf den einzelnen Menschen und muss die individuellen Gegebenheiten berücksichtigen.
> Leistung ist immer eingebettet in den Prozess der konkreten Arbeit und ist in Verbindung mit dem jeweiligen Entwicklungsstand zu sehen.
> Leistung kann sich nur entfalten, wenn Motivation und Lernbereitschaft gegeben oder erarbeitet sind.
> Leistung zählt nicht nur als Prozess und Ergebnis einer individuellen Arbeit, sondern auch als Prozess und Ergebnis einer Partner- oder Gruppenarbeit.

Leistung erfährt eine wesentliche Vertiefung durch die emotionale Verbundenheit mit der Arbeit.
Leistung wird nicht nur von außen, sondern in einem Prozess der Selbstkontrolle und Selbsteinschätzung von den Schülerinnen und Schülern selbst festgestellt und bewertet.
Leistung braucht Sinngebung und Möglichkeit, Verantwortung zu übernehmen."[255]

Die IzEL sind für jede Altersstufe ein etwa zehnseitiges DIN-A4-Heft mit einer Vielzahl von Kategorien, zum Beispiel bei Mathematik: Rechnen mit Brüchen, Rechnen mit Dezimalzahlen, Umformen von Gleichungen und Termen, Prozentrechnung und Promillerechnung. Angekreuzt wird jeweils nach Kriterien wie:

Anfänge
Basiskenntnisse
Gesicherte Kenntnisse
Vertiefte Kenntnisse
Oder es geht nach diesen Kriterien:
Selten
Wechselnd
Häufig
Fast immer

Diese Bögen füllen nicht nur die Lehrkräfte aus, sondern zuerst die Kinder und Jugendlichen. Anschließend setzen sie sich zusammen und vergleichen. „Da wird doch sicher recht gefeilscht?" Nein, diese Dialoge verlaufen meist in ernsthafter und gesammelter Atmosphäre. Nicht selten kommt es vor, dass die Selbsteinschätzung der Kinder und Jugendlichen strenger ist als die der Erwachsenen.
Die Schülerinnen und Schüler lernen in diesem Dialog etwas außerordentlich Wichtiges für ihr ganzes Leben, nämlich sich selbst einzuschätzen und dies mit den Eindrücken von außen zu vergleichen

---

[255] Montessori-Landesverband Bayern (2005), S. 72.

und dann zu einem gemeinsamen Ergebnis zu kommen. Nicht nur Fachwissen wird dabei dokumentiert, sondern auch das Sozial- und Arbeitsverhalten.

Diese Arbeit an der Dokumentation der Leistungen war in einer meiner Klassen so selbstverständlich, so normal, dass wir am letzten Tag vor den Sommerferien, dem traditionellen Termin der Zeugnisausgabe, fast vergessen hätten, die IzEL den Schülern auch noch in ihrer Endform mitzugeben.

Portfolio – Leistungsbewertung im Dialog

In einem Handbuch zu diesem relativ neuen Konzept heißt es:

> „Portfolioarbeit gewinnt seit dem Ende der neunziger Jahre in der Unterrichtspraxis in den deutschsprachigen Ländern an Bedeutung. Portfolios werden als Medium der Dokumentation und als Grundlage für die Darstellung eigener Kompetenzen genutzt. Sie dienen zur Steuerung des Lernens und Lehrens sowie zur Leistungsbewertung."[256]

Anstatt mit Tests und Schulaufgaben das „Wissen" und die Kompetenzen der Schüler:innen zu überprüfen, kann dies anhand der Portfolios erfolgen. Diese sind eine Sammlung verschiedener Schüler:innenarbeiten. Die Idee des Portfolios ist eine Dokumentation der erarbeiteten Inhalte, die vom Schüler, von der Schülerin kritisch reflektiert und sorgfältig zusammengestellt wurde. Dadurch wird die Verantwortung für den Lernprozess auf beide Seiten verteilt.

> „Die Schüler müssen an der Leistungsbewertung beteiligt werden. Einmal, weil sie diese selbst erlernen sollen, andererseits auch deshalb, weil sie in diesem Zusammenhang über ihre Lernvorgänge, ihre handlungsleitenden Konzepte, ihre Ziele und Interessen Aufschluss geben

[256] Ilse Brunner, Thomas Häcker, Felix Winter (Hg.) (2006), S. 7.

> können und diese Hinweise für das Verstehen bzw. die Diagnose ihrer Leistungen gebraucht werden.“[257]

Weiter heißt es:

> „Die Leistungsbewertung muss zumindest zum Teil zu einem öffentlichen Vorgang werden. Sie darf nicht mehr vorwiegend darin bestehen, dass Lehrer in Heimarbeit Korrekturen machen und Noten festlegen.“[258]

Meine Erfahrung mit Portfolioarbeit ist, dass sich Schülerinnen und Schüler sehr selbstkritisch äußern, wenn sie merken, dass die Erwachsenen mit ihnen fair umgehen und offen sind im Gespräch.

Hanni Lötscher und René Schar betonen im dortigen Kapitel *Rahel erzählt ihre Lerngeschichte*:

> „Die Verständigung über die Lernentwicklung und den Leistungsstand des Kindes wird im Dialog angestrebt.“[259]

Der Dialog bei der Portfolioarbeit ist meiner Meinung nach außerordentlich wichtig. Mir haben Studierende gesagt, dass sie das Portfolio vom Studium her kennen, dass sie aber an der Beurteilung nicht beteiligt sind.

Stattdessen ist meine Erfahrung, dass solche Dialoge schon in der Primarstufe möglich sind. So hat Bernd gesagt: „Ich habe mir solche Mühe gegeben. Doch ich weiß nicht, ob ich alles richtig erklärt habe in meinem Referat *Meine Katze*. Was meinst du?“

Diese Dialoge sind intim, vertrauensvoll, manchmal fröhlich. Es gibt keinen Druck, keine Angst.

Das ist für nachhaltiges Lernen so wichtig, wie der Hirnforscher Gerald Hüther in einem Zeitungsartikel schreibt. Unter der Überschrift *Angst vertreibt die Lust* heißt es:

---

[257] Ebda.: Felix Winter im Kapitel *Wir sprechen über Qualitäten*, S. 167.
[258] Ebda.
[259] Ebda., S. 190.

> „Lernende Kinder benötigen eine Kultur der Wertschätzung und Anerkennung. Sie brauchen Aufgaben, an denen sie wachsen können, und keinen Druck und keine Strafen, die sie klein machen. Das gilt nicht nur für Schulverweigerer, sondern für alle. Statistiken sagen, dass mindestens jedes zweite Kind mit Angst zur Schule geht – ein ungeheurer Vorgang!"[260]

Im Dialog – der Fehler ein Freund

Maria Montessori hat es so gesagt:

> „Betrachten wir den Fehler an sich. Es muss zugegeben werden, dass alle irren können; es ist eine Lebensrealität; und wird das zugegeben, ist das ein bedeutender Schritt auf dem Weg zum Fortschritt. (…) So wird es besser sein, dem Fehler gegenüber ein freundschaftliches Verhalten an den Tag zu legen und ihn als einen Gefährten zu betrachten, der mit uns lebt und einen Sinn hat – und den hat er wirklich. Viele Fehler korrigieren sich spontan im Laufe des Lebens."[261]

Es ist nach Montessori wichtig, den Kindern und Jugendlichen die Möglichkeit zu geben, ihre Fehler selbst zu entdecken und sie ohne besondere Emotionen zu kontrollieren und zu verbessern. Damit behält der junge Mensch seine Würde und verliert nicht seine Motivation zu lernen.

Mit einer Gruppe von zwanzig Studentinnen und Studenten des Studiengangs Grundschuldidaktik war ich als Lehrbeauftragte der Universität Augsburg in meiner „alten" Montessori-Schule Wertingen zur Hospitation.

Kinder der Grundstufe hatten sich vorbereitet, uns in zwei Gruppen die Arbeit mit Montessori-Material vorzustellen. Tom, so will

---

[260] Süddeutsche Zeitung, 6. 3. 2008, S. 31.
[261] Maria Montessori (1972), S. 222.

ich ihn nennen, ein Junge von acht Jahren, hatte sich das Schachbrett zur Multiplikation vorgenommen.

Tom arbeitete äußerst konzentriert und erklärte seine Arbeitsschritte deutlich. Alle Studierenden folgten gebannt. Am Ende verglich er sein Ergebnis mit der Lösung auf der Rückseite der Aufgabenkarte und wandte sich an die Zuschauer:innen: „Da habe ich einen Fehler gemacht." Ganz selbstbewusst sagte er das, lächelte dazu, fand das Ganze nicht tragisch und meinte zu seiner Lehrerin: „Das mache ich gleich noch mal." Leider reichte dafür unsere Zeit nicht mehr. Daraufhin sagte er in aller Ruhe: „Dann mache ich es gleich morgen früh in der Freiarbeit!"

Das war für die Studierenden ein fast unglaubliches Erlebnis! So ein selbstverständlicher Umgang mit Fehlern, keine Angst, kein Stress, keine Verzweiflung! Tom hatte sich freiwillig und freudig dazu gemeldet, ihnen ein Material zu zeigen, er fühlte sich sehr zu Hause an der Montessori-Schule, die er seit der 1. Klasse besuchte, er war sich seiner selbst sicher. Das strahlte er aus. Er war bei sich. Fehler gemacht zu haben – na und! Davon geht die Welt nicht unter. Im Gegenteil: Da kann ich was lernen. So ungefähr wird er es sich gesagt haben. Am liebsten hätte er sich sofort darangemacht.

Ich glaube, Tom führte innerlich einen Dialog mit seinem Fehler. Dieser hat ihm vielleicht gezeigt, dass er vorsichtiger und achtsamer mit den Aufgaben umgehen könnte. Tom fühlte sich aber ganz offensichtlich dadurch nicht beschämt, sondern angeregt!

Der Fehler – sein Freund!

Team-Work – im Dialog

Bei meinem Beginn in der Münchner Montessori-Schule erlebte ich erstmals, dass ich circa fünfzehn Stunden während der Freiarbeit nicht allein in der Klasse war. Ich hatte eine Assistentin oder einen Assistenten.

Das gibt den Schülerinnen und Schülern die Möglichkeit, auszuwählen, an wen sie sich wenden möchten. Nicht zu allen Menschen finden sie den gleichen Zugang. Sie sind nicht einem Lehrer, einer Lehrerin ausgeliefert in vielen Stunden am Morgen. So aber, mit zwei „Hauptpersonen" zur Auswahl, ist das ganz anders.

Und uns Pädagog:innen eröffnet sich damit die Chance eines viel intensiveren Austauschs, etwa über unsere Beobachtungen einzelner Kinder. Wir können Konflikte genauer erleben und besprechen, können neue Lösungsstrategien finden. Team-Work war ich nicht gewohnt, aber ich war sofort begeistert davon. Mit vielen Assistent:innen habe ich dann zusammengearbeitet.

Ich denke zurück an die langdauernde, sehr vertrauensvolle Arbeit mit Esther Schumann. Sie als Erzieherin hatte in ihrer Ausbildung Dinge gelernt, die in meinem Pädagogikstudium nicht vorgekommen waren, zum Beispiel Gesprächsführung, Arbeiten an Konflikten, Kooperation im Team. „Ihr seid ein Dream-Team", das sagten Schülerinnen und Schüler oft.

In Wertingen habe ich als Schulleiterin die Lehrer:innen von Parallelklassen ermuntert, sich regelmäßig zu treffen und sich über Planungen, Projekte und schwierige Situationen kollegial auszutauschen. Das haben sie gern aufgegriffen und sich dabei auch Energie gespart. Dieses dialogische Miteinander hat allen geholfen.

Dialog Eltern – Schule

Jedes Elternpaar ist interessiert daran, wie es seinem Kind in der Schule geht. Manche Schüler:innen erzählen viel zu Hause, manche aber auch gar nichts. Die privaten Schulen in Deutschland halten in der Regel guten Kontakt mit den Eltern. Manche von ihnen, so die Montessori-Schulen, speziell in Bayern, sind von Eltern gegründet. Diese haben auch weiterhin als Vorstände und Elternsprecher:innen Einfluss auf das Arbeiten in der Schule. Sie planen Projekte zusammen mit den Fachkräften, sind im Alltag der Schule „zu sehen".

Eine Mutter schrieb in *blau 19*, der Zeitschrift der Wertinger Montessori-Schule:

> „Als unsere Jungs an der Montessori-Schule anfingen, war ich hocherfreut über die vielfältigen Möglichkeiten, die ihnen nun offen standen. Durch die Montessori-Pädagogik konnten sie ihre Stärken und Begabungen entdecken und weiterentwickeln und so mehr Selbstvertrauen gewinnen.
> Was mich aber am meisten begeisterte war, dass auch ich als Mutter die Chance bekam, ungeahnte Talente in mir zu entdecken und sie auch ausüben durfte, und zwar im Rahmen der Elternarbeit. Ich fand dort Aufnahme und Anerkennung und es machte viel Spaß, mit anderen Müttern und Vätern zusammen etwas zu ‚schaffen'."[262]

Natürlich spüren Kinder und Jugendliche sensibel heraus, ob zwischen Schule und Elternhaus ehrlich zusammengearbeitet oder ob „getuschelt" und hinter dem Rücken abfällig übereinander geredet wird.

Manchmal verhalten sich Schüler:innen in bestimmten Situationen so, wie sie annehmen, dass die Bezugspersonen es haben wollen. So hatte ich einen Schüler, der sich im Klassenverband recht fröhlich und selbstbewusst gab, seine Arbeiten aktiv anging und sich, wenn nötig, von mir und der Assistentin Hilfe holte. Zu Hause dagegen zeigte er sich ganz anders, hilflos, ängstlich und äußerst unselbstständig. Die Eltern kamen fast zwangsläufig zu dem Eindruck, ihr Kind sei überfordert – in der Schule. So entstanden erst einmal

[262] *Blau 19*, Montessori-Schule Wertingen (2004), Heft 5, S. 47.

erhebliche Spannungen zwischen Schule und Elternhaus. Das benötigte eine Reihe von Gesprächen, in denen wir die Situation klären konnten. Im gleichen Zuge wurde es möglich, Ängste, Vorbehalte, Befürchtungen auszusprechen, Missverständnisse zu entdecken, ohne dass dadurch die Zusammenarbeit in Frage gestellt war, im Gegenteil, das Vertrauen wuchs.

Manchmal vermitteln Kinder zu Hause ein schiefes Bild vom schulischen Geschehen, bauschen Winzigkeiten auf, fühlen sich schlecht behandelt von Kindern oder Erwachsenen, sehen nicht, wie auf sie eingegangen wird. Sich Zeit zu nehmen, darüber in Ruhe zu sprechen, ist unerlässlich. Nur so kann wirkliches Vertrauen entstehen.

Oft haben mir Eltern nach einiger Zeit oder beim Abschluss gesagt, dass auch unter diesen Gesichtspunkten die Montessori-Schule für sie und die ganze Familie ein Riesengewinn geworden ist.

Dialogischer Umgang mit den Herausforderungen der Zeit

Auf der Grundlage des bisher Gesagten beschreibe ich einige Projekte, und dies gerade mit Blick auf Dialog.

1. Theaterarbeit

Alle Theaterstücke, die ich mit meinen Klassen zur Aufführung brachte, wurden gemeinsam entwickelt. Nicht ich, die Lehrerin, war es, von der die entscheidenden Impulse ausgegangen sind.

Gutes Theater, wie ich es von Schauspieler:innen und einem Intendanten gelernt habe, kommt von innen heraus. Es kann sich dadurch ein großes Feld für Kinder und Jugendliche eröffnen. Sie gewinnen hier die Möglichkeit, sich in der Gruppe auszuprobieren, an ungelebte Seiten ihrer Persönlichkeit heranzukommen und sich selbst zu erforschen. Dabei können sie grundlegende Erfahrungen machen wie z.B.: „Ich habe Phantasie – ich kann sie im Spiel verwirklichen – ich bin aus mir heraus meiner selbst mächtig“ – wichtige Phasen in der Persönlichkeitsentwicklung.

Theaterarbeit auf der Basis der Montessori-Pädagogik, einer vom Kind her gedachten Pädagogik, hilft Kindern und Jugendlichen, Bezüge zur Wirklichkeit zu klären, ihre Schwierigkeiten zu benennen und anzugehen.

Am Samstag, dem 26. April 1986, explodierte im Block 4 des Kernkraftwerks von Tschernobyl der Reaktor. Das war kurz nach Beginn unserer Theaterarbeit in der Klasse. Die bis dahin angesprochenen Themen „Freundschaft“ und „Konflikte zwischen Jugendlichen und Erwachsenen“ traten zurück – und fortan bestimmten Wut, Angst, Betroffenheit über das Unglück unsere weiteren Theaterimprovisationen.

Lange und ausführlich haben wir in der Klasse über Tschernobyl und seine Folgen für uns in München diskutiert. Wir haben uns Informationen besorgt, Zeitungsaussagen verglichen, an den Umweltminister geschrieben. Aus dieser Eigendynamik heraus entstanden sechs Spielszenen, ausgehend von realen Alltagssituationen bis hin zum Einbruch des Absurden in die ehemals normale Alltagswelt.

Radioaktivität kann man nicht sehen, nicht riechen, nicht schmecken. Das ist das Gefährliche daran. Und als gefährlich und bedrohlich haben es die Jugendlichen empfunden, dass es keine eindeutigen Angaben über ihren Verseuchungsgrad und ihre Gefährdung gab.

Diese Klasse 8c der Montessori-Schule München war eine Integrationsklasse, bestehend aus Jugendlichen ohne und mit verschiedenartigen Behinderungen (geistig, lern- und körperbehindert) und auch Hochbegabten.

Tristan Berger vom *Theater der Jugend* und ich als Spielleiter:innen haben sie dabei in ihren individuellen Ausdrucksweisen belassen, haben ihnen die Möglichkeit gegeben, unter Umständen auch gegen ihre Behinderungen anzuspielen oder diese mit ins Spiel einzubeziehen.

Die Uraufführung des Stückes *Strahlende Zeiten* fand am 21. Mai 1987 im *Theater der Jugend* in München statt. Weitere Aufführungen gab es im Juni 1987 beim *Theatertreffen der Jugend* in Berlin und im März 1988 im *Gasteig* München.

Es folgte eine Einladung nach Kiew, also ganz in die Nähe von Tschernobyl. Das geschah über den Münchner SPD-Stadtrat und Kulturreferenten Alfred Lottmann. Dort fanden im Juli 1988 zwei Aufführungen im Pionierpalast statt.

Auf der fremden Bühne wuchsen die Jugendlichen über sich hinaus. Sie wussten, dass aus Sprachgründen nur ein Teil der Zuschauenden sie ganz verstehen konnte. So steigerten sie ihre theatralischen Ausdrucksmöglichkeiten in einer Weise, die ich nicht für möglich gehalten hätte. Solch atemlose Stille hatten wir noch bei keiner Aufführung erlebt. Und dann der Applaus! Die Menschen in Kiew – 100 Kilometer von Tschernobyl entfernt – nahmen das Stück sehr ernst auf. In der Diskussion nach der zweiten Aufführung sagte ein jüngerer Ukrainer unter Tränen: „Ich wohnte ganz dicht am Reaktor. Mein Zuhause habe ich verloren."

2. Öko-Audit an der Montessori-Schule Wertingen

1998 fand an der Montessori-Schule Wertingen ein eigenständiges, aber mit externen Fachleuten durchgeführtes Öko-Audit statt. Zusammengearbeitet wurde mit dem *Staatsinstitut für Schulpädagogik und Bildungsforschung* in München und dem Augsburger *Institut für Management und Umwelt*. Alle Schülerinnen und Schüler, viele Eltern, alle Lehrkräfte haben sich aktiv daran beteiligt.

Entscheidend war von vornherein der ganzheitliche Aspekt, also ein Vorgehen in Verbindung von kognitivem, emotionalem und künstlerischem Bereich. Deshalb stand neben dem naturwissenschaftlichen und technischen Zugang zu Natur und Umwelt auch ein emotional-künstlerischer. Nur so lassen sich Sensibilität, Bewusstseinsveränderung, Aufmerken für Belange der Umwelt nachhaltig entwickeln.

Von daher gab es neben Gruppen, die den Verbrauch von Wasser, Strom und Papier gemessen haben, auch kunstgestaltende Projekte, Meditationsgruppen und eine Theatergemeinschaft. So wurden aus Abfall „Müllmonster" gebaut, und die Theatergruppe entwickelte aus eigenen Ideen ein Stück, in dem es um den Kampf zwischen zwei Dörfern ging: „Müllfurth contra Sauberhausen".

Insgesamt galt es, beim Thema Umwelt und Umwelterziehung nicht „ins Jammern zu verfallen“, sondern die positive, hoffnungsvolle Grundhaltung der Maria Montessori aus ihrer Zeit konstruktiv ins Heute zu übertragen – auch in lustvollen Aktivitäten.

Eine bunte, vielfältige und informative Präsentation der Projektergebnisse im Schülerforum unter Anwesenheit der beiden Berater und der Patenfirmen schloss die Projektwoche ab. An einem Tag der Offenen Tür sowie in der Schulzeitung und in der örtlichen Presse wurde eingehend berichtet. Kinder und Jugendliche standen Rede und Antwort. Sie haben viel dazugelernt – und die Erwachsenen erst recht.

3. Schülerdemonstration für den Frieden

Wenn man es Jugendlichen ermöglicht, entwickeln sie viele Aktivitäten mit anderen und für andere und überhaupt ein Gefühl für die Gesellschaft, ein Gefühl für Gerechtigkeit und soziale Beziehungen.

Den eigenen Weg suchen, sich Meinungen bilden, im Dialog sein, reflektieren und Ideen entwickeln – das ist auch im Bereich Schule möglich.

Sicherlich war der Einfluss von Zeitzeugen, die in der Schule über ihren Widerstand während der NS-Zeit gesprochen hatten, mit dafür bedeutsam, dass im Schülerforum der Montessori-Schule Wertingen am 19. Februar 2003 ein denkwürdiger Beschluss gefasst wurde: „Wir wollen eine Friedensdemonstration veranstalten.“ Das war aus Angst und Sorge wegen des drohenden Kriegs im Irak.

Zuvor schon hatten die beiden Schülersprecher:innen einen Brief an den damaligen Bundeskanzler Gerhard Schröder geschrieben und ihm mitgeteilt, dass sie hofften, dass er bei seinem NEIN zum Krieg im Irak blieb. Anfang April 2003 erhielten sie eine lange Antwort.

Anrufe bei Polizei und Landratsamt zur Anmeldung der Demonstration, bei der Feuerwehr, beim Bürgermeister und bei den Pfarrern der beiden Konfessionen, all das nahmen die Klassenräte in die Hand.

Dieses Vorhaben hat offensichtlich viele gute Energien mobilisiert, solidarische Gefühle entstehen lassen. Die Aussage eines Bürgers:

„In Wertingen hat es noch nie eine Demonstration gegeben – und es wird auch in Zukunft keine geben“ hat sich nicht bewahrheitet. Im Gegenteil: Mit viel Phantasie und Ideenreichtum wurde, zum Teil aus weißen Betttüchern, eine Menge an Transparenten hergestellt und alles im Schülerrat durchorganisiert. Ein Schülersprecher hat dann den Ablauf der Demonstration gekonnt moderiert.

Nach dem Lied „We shall overcome“ wandte sich die Schülersprecherin an die Versammlung:

> „Wir Schüler der Montessorischule Wertingen möchten mit Ihnen ein Zeichen setzen, dass Krieg niemals in der Geschichte der Menschheit eine Lösung war und sein wird. Im Klassenratstreffen haben wir uns mit dem Thema beschäftigt und haben auch ein Schülerforum dazu gemacht. Ich fordere nun alle Politiker auf: Gebt dem Frieden eine Chance!“

Zwei Schülerinnen trugen per Megaphon ein Referat zum Verlauf des Irak-Konflikts vor und führten Argumente gegen einen Krieg aus. Eine weitere Sprecherin aus der gemischten Klasse 8/9 schilderte ihre persönliche Meinung zu der Situation:

> „Liebe Schülerinnen, liebe Schüler, liebe Erwachsene.
> Mir kommt die Situation in der Welt, speziell der Irakkonflikt, vor wie eine Situation im Kindergarten. Ich meine, man lernt doch dort schon, dass man Probleme nicht mit Gewalt lösen kann! In der Montessori-Schule haben wir Streitschlichter oder besprechen Probleme im Kreis.
> Wenn man überall auf der Welt so ein System mit Streitschlichtern aufbauen würde, müsste kein Krieg mehr geführt werden, und es wäre friedlicher auf der Erde. Außerdem würden keine Soldaten oder unschuldige Menschen sterben. Ich fordere alle Politiker auf: Gebt dem Frieden eine Chance!“

Auch der Bürgermeister der Stadt Wertingen, Willi Lehmeier, meldete sich zu Wort und pries den Mut der Schüler, offen für den Frieden einzustehen: „Toll, dass im kleinen Wertingen ein Signal gesetzt wird!“

Die Pfarrer regten an, den christlich-islamischen Dialog zu verstärken, nur so sei Versöhnung möglich.

In Wertingen gab es anschließend viele Gespräche, nachdem die Presse ausführlich berichtet hatte. Die Erwachsenen waren berührt von der solidarischen Haltung der Schülerinnen und Schüler zu den Menschen im Irak.

Diese Demonstration, an der sich auch zahlreiche Wertinger Bürgerinnen und Bürger, Eltern und Geschwister beteiligten, erfolgte vor dem Hintergrund der pädagogischen Konzeption der Maria Montessori. Sie hätte sich ganz sicher über diese Aktivität der Schüler:innen sehr gefreut, denn die Erziehung zum Frieden war ihr ein ganz starkes Anliegen.

4. Dialog-Reihe „Menschen, Kulturen, Religionen“

Ausgehend von den öffentlichen Diskussionen in Wertingen um Migration, haben die Geschäftsführerin Sonja Spiegler und ich als Rektorin im April 2002 zu einem Arbeitskreis in die Montessori-Schule eingeladen.

Unter dem Motto „Menschen, Kulturen, Religionen“ starteten wir eine offene Veranstaltungsreihe für Kinder, Jugendliche und Erwachsene. Sie war gedacht für Menschen, denen die Thematik „Friedliches Zusammenleben und Kennenlernen fremder Kulturen und Religionen“ am Herzen lag.

Die Auftaktveranstaltung fand schon am 25. April 2002 statt mit dem chinesischen Großmeister Zhi Chang Li, der den Vortrag hielt: „Qi Gong als Möglichkeit für seelische und körperliche Gesundheit und Langlebigkeit“. Auch praktische Übungen schlossen sich an. Das Forum der Schule war gefüllt mit vielen Menschen, mit Eltern und Mitarbeitenden, aber auch zahlreichen Besuchern aus Wertingen und Umgebung. Ein riesiger Erfolg! Meister Li sprach Chinesisch und wurde direkt übersetzt.

Ein paar Tage später bat mich eine türkische Mutter um ein Gespräch. Einige Monate zuvor hatte sie ihre vier Kinder bei uns angemeldet – trotz Bedenken ihres Ehemanns, der unsere Schule nicht kahl genug fand! Sie hatte von ihren türkischen Freundinnen gehört, dass deren Kinder an der staatlichen Grundschule große Schwierigkeiten mit den Hausaufgaben hatten. Die Eltern konnten nicht helfen, da sie zwar zum Teil schon Deutsch sprachen, aber das Schreiben noch nicht beherrschten. Ich lud sie alle zur nächsten Sitzung des Arbeitskreises ein, um ihre Anliegen vorzutragen.

Dort entstand die Idee, für die türkischen Schüler:innen der staatlichen Grundschule einmal in der Woche nachmittags in der Montessori-Schule eine Hausaufgabennachhilfe und ein Arbeiten mit Montessori-Material anzubieten. Zwei Kolleg:innen unserer Schule erklärten sich dazu bereit, ebenso Frauen aus der katholischen Kirchengemeinde.

Das war jeweils ein munteres Treiben. Jede Woche kamen mehr türkische Kinder. Ihre Mütter blieben dabei und brachten Tee mit, konnten im Lehrerzimmer angenehm beisammen sein und sich unterhalten. Schon bald war es nötig, einen zweiten und dritten Nachmittag einzurichten. Interkultureller Dialog!

Im Sommer 2003 fand ein großes türkisch-deutsches Sommerfest an der Montessori-Schule Wertingen statt. Eingeladen waren die Eltern und Kinder der regelmäßigen Hausaufgabenbetreuung sowie die Mitglieder des Montessori-Vereins und ihre Kinder. Die Schülerinnen und Schüler vergnügten sich beim Spielen und rösteten Stockbrot am Lagerfeuer, während die Erwachsenen am Buffet ins Gespräch kamen.

Welch schöne Gelegenheit für Dialoge!

Die Vortragsveranstaltungen, mit denen all dies begonnen hatte, gingen währenddessen weiter. Im Juni 2002 sprach der Franziskaner Pater Guido Kreppold über „Die verlorenen Spuren des Christentums“, ein Vortrag, der wieder viele Menschen aus Wertingen und Umgebung in die Montessori-Schule holte.

Inzwischen war die Reihe „Menschen, Kulturen, Religionen“ auch durch ausführliche Presseberichte sehr bekannt geworden. Die

Diskussionen nach den Vorträgen verliefen sehr intensiv und engagiert.

Ein weiteres Highlight dieser Reihe war der Besuch Seiner Eminenz Garchen Rinpoche, eines hochrangigen tibetischen Lamas. Während der politischen Unruhen, als Tibet von China eingenommen wurde, geriet er für zwanzig Jahre in ein chinesisches Arbeitslager, wo er unter sehr harten Bedingungen arbeiten musste. Trotz dieser schweren Zeit hat er seine positive Haltung den Menschen und dabei auch den Chinesen gegenüber behalten.

Am Morgen des 23. September 2002 sprach er eine Stunde mit Grundschulkindern, eine weitere Stunde mit Schülerinnen und Schülern aus der Sekundarstufe, und am Nachmittag hielt er vor Jugendlichen und Erwachsenen einen Vortrag über „Liebe und Mitgefühl". Ich zitiere aus dem Bericht der Wertinger Zeitung:

> „Garchen Rinpoche sprach von der buddhistischen Sicht der Welt, sich der Verantwortung seiner Gefühle und Taten bewusst zu sein und daran zu arbeiten, die Geistesgifte wie Neid, Ärger, Hass, Eifersucht, Gier und Machtstreben zu überwinden und mit den Menschen und dem Kosmos in Einklang zu leben. Nach einem eindrucksvollen buddhistischen Gebet von drei anwesenden Lamas ergab sich noch ein anregendes Gespräch in der großen Runde. Alle Anwesenden gingen angerührt nach Hause."[263]

Ausblick

Dialogisch miteinander umgehen, Augenhöhe suchen, den Blick auch über den Tellerrand richten, sich den Herausforderungen der Zeit stellen, all das wollen wir. Als Kinder, Jugendliche wie auch als Erwachsene. Und es ist möglich. Und kann sogar Spaß machen. Mit Freude zur Schule gehen statt voll Angst. Dialog statt Trauma.

[263] Wertinger Zeitung, 11. 10. 2002, S. 21.

Räume für Dialog

Wir kommen aus Dialog, wir leben in Dialog, und ohne ihn zerbrechen wir. Das ist die Quintessenz aus allem bisher Gesagten. Dialog bei unserer Zeugung, Dialog im Mutterleib, als Baby und Kleinkind, in der Familie, im Kindergarten, in der Schule, im Beruf. Unter Freunden, Bekannten und Nachbarn – manchmal sogar unter Feinden.

Umgekehrt sind Traumata und verstörende Lebenserfahrungen zentral bestimmt durch Zerstörung von Dialog.

Freie Dialoge bewegen sich in einem „intermediären Raum“[264], einem Zwischenraum. Das verläuft in drei oder vielleicht auch noch viel mehr Dimensionen. Wir unterscheiden ihn vom gebundenen Dialog, der nach dem Modell eines Uhrpendels sozusagen nur auf einer Linie abläuft. Auch dieser kann seinen Wert haben, nämlich wenn festgelegte Abläufe genau einzuhalten sind. Wir hüten uns vor übereilten Wertungen. Doch unser Herz schlägt für den freien Dialog – und dies erst recht, weil traumatisierende Gewalt es gerade auf ihn abgesehen hat.

Dialog und Raum, sie gehören zusammen. Dialogischer Raum ist in uns, ist zwischen uns und bildet überhaupt den Hintergrund als gesellschaftlicher Raum, der alles trägt und umfängt.[265]

Diese Zusammenhänge sind immer wieder angeklungen. Im Folgenden soll das beispielhaft noch weiter verdeutlicht werden.

---

[264] Siehe Donald W. Winnicott (2002), Daniel N. Stern (1992), Ulrich A. Müller (2019). So heißt es bei Letzterem: „Das Kind erschafft einen Raum, der nur von ihm geschaffen werden kann und der zuvor nicht zur Verfügung stand, weil es sein eigener Raum ist. Es geschieht durch die Fähigkeit im Vorleben in der Still-Einheit, in der Mutter und Kind noch nicht getrennt sind“ (S. 17) – Dialog und Raum.

[265] Mit Blick auf das Thema des gesellschaftlichen Raums verweisen wir zusätzlich etwa auf die Bücher von Helm Stierlin (1971, 1994), Jessica Benjamin (2019), Annedore Hirblinger.(2019).

Schule als dialogischer Raum

Besonders klar zeigt sich der untrennbare Zusammenhang zwischen Gesellschaftlichem und Individuellem im schulischen Bereich. Hier ist ja die Schnittstelle zwischen Allgemeinheit und Einzelnen. Die kulturellen Errungenschaften und Erwartungen werden an die jungen Generationen gebracht. Wie steht es dabei um Dialog? Die autoritären Unterweisungen des Kaiserreichs und die extremen Indoktrinationen der NS-Zeit sind zum Glück längst vorbei. Aber Augenhöhe und Anerkennung von Kindern und Jugendlichen als wirklich Andere, wie weit findet das flächendeckend statt im neoliberalen Wirtschaftsstandort Deutschland?

Wir sind sehr überzeugt von der Montessori-Pädagogik[266], aber keineswegs fixiert auf sie. Wir wissen um viele bemerkenswerte Modelle anderswo und großartige Fachkräfte. Aber es gibt, wie Ingeborg in ihren beiden Kapiteln über Schule ausgeführt hat, mehrere Punkte, die uns an einem grundsätzlichen, im System verankerten Willen zum Dialog zweifeln lassen. Da sind vor allem die in unserer Sicht völlig veralteten Ziffernnoten zur Leistungsbeurteilung sowie die Monologsituation durch die vereinzelte Lehrkraft im Klassenraum, statt dass hier ein Team zusammenwirken würde, und als dritter Hauptpunkt die Fixierung auf den kognitiven Bereich, statt den Kindern und Jugendlichen viel intensiver Räume für ihre ganzheitliche Entwicklung zur Verfügung zu stellen. Ingeborg hat in ihren Kapiteln gezeigt, wie verhängnisvoll, unter Umständen traumafördernd, dies alles sein kann. Und umgekehrt hat sie deutlich gemacht, dass es anders geht. Dafür steht sie mit all ihren Erfahrungen als Lehrerin und Schulleiterin, aus ihrer Verbandsarbeit einschließlich erfolgreichen Verhandlungen mit dem bayrischen Staat und aus den vielen Fortbildungen, die sie seit dreißig Jahren gibt.

---

[266] Siehe dazu die beiden Kapitel von Ingeborg sowie unser gemeinsames Buch von 2008, für das wir allerdings den Titel *Geheimnis Montessori* passender gefunden hätten, so aufregend ist diese Pädagogik bis heute.

Die Schulen sind eine Schnittstelle unserer Gesellschaft. Welche Rolle spielen dabei freier Dialog, partnerschaftliches Miteinander, Augenhöhe?

Psychotherapie und dialogischer Raum

An verschiedenen Stellen dieses Buches wurde nachvollziehbar, wie sich in Psychotherapien Räume eines dialogischen Zwischen öffnen können. Dann ist unter Umständen nicht mehr festzustellen, wer die neue Einsicht oder die entscheidende Anregung zum Fort-Schritt „vollbracht" hat. Immer wieder ist es angesagt, den Dank „nach oben" zu lenken.

Zwischen Ausgrenzungen und Dialog

Mit Blick auf unser Gemeinwesen stellt sich die Frage, ob hinsichtlich dialogischer Räume das Glas halb voll oder halb leer ist. Sehr gefüllt jedenfalls ist es nicht. Die Fortschritte seit 1945 sind zwar beachtlich. Dem stehen aber das massenhafte Burnout in der Wirtschaft (und ebenso an Schulen) gegenüber, schwerfällige bürokratische Prozesse, Ungleichheit zwischen den Geschlechtern, wachsende Schere zwischen Arm und Reich, verbreitete sexuelle Ausbeutung vom kirchlichen Bereich bis zur Zwangsprostitution, Hassorgien im Internet, Rassismus, Antisemitismus, Antiziganismus und weitere Formen gruppenbezogener Menschenfeindlichkeit. Das ist ein breites Feld der Missachtung Anderer, das von der gesellschaftlichen „Mitte" bis hin zu rechtsradikalen Mordanschlägen geht.

Überall dort gilt: Dialog – Fehlanzeige.

Stattdessen: Verdrehungen, Lügen, Ressentiments.

Die andere Seite: Es gibt unendlich viel an bewegenden Beispielen dialogischen Umgangs. So hat Jürgen im Nachgang zu unserem Buch *Wagnis Solidarität* von 2015 ein Jahr lang in verschiedenen

Zeitungen nach Zitaten zum Stichwort „Solidarität“ gesucht und die Ergebnisse auf unsere Webseite gestellt.[267] Es war enorm, was da zusammenkam. Dasselbe ließe sich zu Dialog unternehmen. Unsere Welt ist voll von wunderbaren Begegnungen.

Dialog über Grenzen hinweg - ein selbst erlebtes Beispiel

Jürgen beteiligte sich ab 2016 persönlich und als psychologischer Fachmann an einem Projekt zwischen Briten und Deutschen, bei dem es um Familienerinnerungen an den Ersten Weltkrieg ging. Dieser ist im dortigen kollektiven Gedächtnis stärker verankert als bei uns, wo Zweiter Weltkrieg und NS-Verbrechen diese Erinnerungen mehr überlagert haben. Wechselweise erzählten nun mit Hilfe von Tagebüchern und ähnlichen Dokumenten die einen den anderen von ihren Vorfahren im Krieg. Wir standen einander gegenüber. Die emotionale Beteiligung war enorm. Tränen flossen. Zusammen mit den Nachkommen der ehemaligen Feinde bauten wir einen Raum des Austauschs auf – von Freundschaft, die sich dabei entwickelte. „Meeting in No Man’s Land“ war der Titel. Das erinnerte an die Begegnung britischer und deutscher Soldaten zwischen den Frontlinien an Weihnachten 1914. Wiederaufnahme von Dialog ein Jahrhundert später.

Über dieses mehrtägige Treffen berichtet detailliert ein Dokumentarfilm.[268] Weitere gemeinsame Aktivitäten entwickelten sich in der Folgezeit. Auch Ingeborg ist darin einbezogen. Wichtig ist dabei: Ohne den gesellschaftlichen Raum des Erinnerns an den Ersten Weltkrieg 100 Jahre danach wäre diese Begegnung nicht entstanden,

---

[267] www.dachau-institut.de

[268] *Meeting in No Man's Land.* Englische Fassung: https://www.youtube.com/watch?v=ZtOvjVihEfA&feature=youtu.be
Deutsche Fassung: https://www.youtube.com/watch?v=Wi24efiaZnI&feature=youtu.be

weder mental noch finanziell. Dann aber kam es zu einem bewegenden Ineinander individueller Annäherungen und eines Geistes von Freundschaft und Verbundenheit, der die ganze Gruppe umspannt und zu weiteren Aktivitäten führt.

Gemeinsame Räume international

In ähnlicher Weise sind wir beide, wie schon im Kapitel *Verbunden sein und doch verschieden* berichtet, seit 1993 in einem äußerst intensiven Austausch mit zwei uruguayischen Kolleg:innen, Maren und Marcelo Viñar. Grundlage dafür waren insgesamt drei Tagungsprojekte in Montevideo und Córdoba/Argentinien. Hier schufen die dortigen Goethe-Institute, zum Teil in Zusammenarbeit mit der Alliance Française, gesellschaftliche Räume, in denen öffentlich an die erst kurz zurückliegenden Verbrechen der Militärdiktaturen erinnert werden konnte. Das geschah mit Hilfe und im „Schutz“ von Erfahrungen ausgerechnet aus Deutschland. Verfolgte aus der Diktaturzeit und ihre Angehörigen kamen zu Wort. Die Medien berichteten. So trugen diese Tagungen erheblich dazu bei, dass sich trotz bereits vorhandener Schlusspunktgesetze die kollektive Erinnerung nicht auslöschen ließ. Und auch hier entwickelte sich, ähnlich wie zuvor geschildert, ein Geist von Freundschaft und Verbundenheit.

Den Initiator:innen dieser Tagungen, Christian Lüffe, Ingrid Wild-Lüffe und Martin Schumacher, gilt bis heute unser großer Dank und unsere Anerkennung. Es zeigte sich hier exemplarisch die enorme Bedeutung von öffentlichen Einrichtungen wie dem Goethe-Institut, um gesellschaftliche Räume des Dialogs herzustellen, gerade auch international.

Dialoggruppen zwischen Nachkommen von Verfolgten und von Täter:innen

In beiden soeben genannten Projekten kam es zur wechselseitigen Durchdringung von Individuellem und Gesellschaftlichem. Dialog zwischen Einzelnen benötigt einen größeren Rahmen. Umgekehrt bleiben gesellschaftliche Dialogprojekte leer, wenn sie nicht von konkreten Menschen getragen werden.

Wir nennen hier, stellvertretend für zahlreiche gelungene Unternehmungen, die Dialoggruppen zwischen Nachkommen von Nazi-Tätern und von jüdischen Verfolgten, die der israelische Psychologe Dan Bar-On seit den 1990er Jahren ins Leben gerufen hat. Später initiierte er auch Gruppen rund um den Nahostkonflikt, bezog Palästinenser sowie israelisch-palästinensische Studierende ein, lud ehemalige Häftlinge aus Südafrika zu einer Gruppe mit palästinensischen Haftentlassenen ein. Solche Gesprächsgruppen gab es zudem in Nordirland. Die Bedeutung dieser hochintensiven Arbeit drückte Dan Bar-On prägnant so aus:

> „Wie in Deutschland erkannte ich auch hier, dass Interviews eine Möglichkeit zur Einleitung eines Dialogs über die Konstruktion der eigenen Identität sind, vor allem über die Teile der Identität, die verschwiegen wurden.“[269]

Wir denken in diesem Zusammenhang auch an das von Daniel Barenboim, Edward Said und Bernd Kauffmann gegründete *West-Eastern Divan Orchestra* aus jüdischen und arabischen Mitwirkenden. Der Name geht auf Goethes Gedichtsammlung *West-östlicher Divan* zurück, geschrieben in Auseinandersetzung mit dem persischen Dichter Hafis. Auf dieser interkulturellen Grundlage wiederum schuf der Künstler Heinz Mack einen beeindruckenden Bild-Zyklus, der in Farb- und Formgebung ebenfalls das Wandern zwischen Ost

---

[269] Dan Bar-On (2001), S. 243.

und West aufnimmt.[270] Bei alledem eröffnen sich wunderbare Räume von Dialogen zwischen Menschen, Künsten, Ländern.

Im Köln-Düsseldorfer Raum liegt das Zentrum der Aktivitäten von PAKH, einem sehr engagierten Arbeitskreis zum interdisziplinären Austausch über die transgenerationalen Auswirkungen des Holocaust. Auch hier begegnen sich Nachkommen von Verfolgten und von Verfolgern, arbeiten an den Erinnerungen und nehmen Stellung zu aktuellen Entwicklungen.[271] Peter Pogany-Wnendt, langjähriger Vorsitzender und Co-Leiter, hat viele der hier gemachten Erfahrungen in sein beeindruckendes Buch einfließen lassen mit dem Titel: *Der Wert der Menschlichkeit*.[272]

Alexandra Senfft, engagiertes Mitglied und Enkelin eines führenden NS-Täters, hat ihren Zugang zu dieser dialogischen Organisation so beschrieben:

> „Der Arbeitskreis intergenerationelle Folgen des Holocaust, ehemals PAKH, lud mich 2011 ein zu einer öffentlichen Lesung mit meinem Nahost-Buch *Fremder Feind, so nah*. Am nächsten Tag stellte ich mich den Mitgliedern für eine Diskussion über mein Buch *Schweigen tut weh. Eine deutsche Familiengeschichte*. Ich war von dem intensiven Austausch sofort berührt. Hier waren Menschen von beiden Seiten – den Überlebenden und Täter:innen/Mitläufer:innen –, die sich mit dem NS-Thema in einen tiefgehenden Dialog begeben hatten. Die Atmosphäre von Reflexion, Vertrauen und respektvollem Umgang erinnerte mich an meine frühere Zusammenarbeit mit dem israelischen Psychologen Dan Bar-On. Es war diese Mischung aus Kognitivem und Emotionalem, das behutsame Auffangen von ambivalenten Gefühlen auch bei entgegengesetzten Perspektiven, die mich gleich ankommen ließ. Die Vergangenheit war mit der Gegenwart verbunden, die starke Präsenz der Teilnehmer:innen mit ihren Biographien spürbar; dass das Private mit dem Gesellschaftlichen eng verknüpft war, lag mir sehr. Hier

---

[270] Heinz Mack (1999).
[271] Näheres unter info@pakh.de.
[272] Näheres im Kapitel *Befreiungen*.

hatte ich Partner:innen gefunden, mit denen ich mich über die intergenerationellen Folgen auf verschiedenen Ebenen auseinandersetzen konnte: psychologisch basiert, philosophisch und – für mich sehr wichtig – auch politisch. Da die neue Rechte an Einfluss zu gewinnen trachtet, halte ich den Ansatz des PAKH heute für besonders wichtig und engagiere mich aktiv im Vorstand, nicht zuletzt, um auch junge Menschen für unsere Dialoge zu gewinnen."[273]

David Bohm

In dieses Kapitel gehören zumindest einige Hinweise auf die dem Dialog gewidmete Arbeit des bedeutenden Quantenphysikers David Bohm.

Es erstaunt erst einmal, wieso ein Spezialist für materielle Mikrovorgänge sich mit etwas so „Fernem", mit „Geistigem" befasst hat. Dem lag seine tiefe Einsicht über die Problematik dieser Aufteilung von Materie und Bewusstsein zugrunde. Stattdessen sprach er von einer *Impliziten Ordnung*.

> In deren Sinn „ist alles in allem eingefaltet. Dies steht im Kontrast zur Expliziten Ordnung, die heute in der Physik vorherrscht, bei der die Dinge in dem Sinne entfaltet sind, dass jedes Ding nur in seinem eigenen bestimmten Raum- (und Zeit-)Bereich und außerhalb der Bereiche, die zu anderen Dingen gehören, liegt."[274]

Bis heute prägt unser Denken ein Axiom, eine Grundvoraussetzung, nämlich von der unaufhebbaren Trennung zwischen Objekten, die bis hin zu den allerkleinsten Teilchen gehen soll. Zwar werden sie als in Verbindung befindlich gesehen, doch damit bleibt ihre grund-

---

[273] Persönliche Mitteilung. Siehe auch Alexandra Senfft (2009).

[274] David Bohm (2018), S. 242.

sätzliche Getrenntheit unangetastet. Genau das aber hat die Quantenphysik in Frage gestellt. Beim Vordringen in immer noch elementarere Bereiche waren nicht mehr wie bisher gesetzmäßige Vorhersagen möglich, sondern nur noch Wahrscheinlichkeiten. Damit fiel jene Grenze. Und das Gleiche gilt für die vermeintliche Getrenntheit zwischen Beobachter und Beobachtetem, also zwischen Bewusstsein und Materiellem.

Ausgehend von diesen Grundeinsichten kam Bohm dazu, im freien Dialog von speziell dafür eingerichteten Gruppen „Grundannahmen“ zu erkunden, die einer tieferen Wahrnehmung der Wirklichkeit im Wege stehen. Es lohnt sich sehr, dazu seine Bücher zu studieren. Wir bringen nur die folgenden drei Zitate:

> „Der Dialog muß all den Zwängen auf den Grund gehen, die hinter unseren Annahmen stehen. Der Dialog befaßt sich mit den Denkprozessen hinter den Annahmen, nicht nur mit den Annahmen selbst.“[275]

Das betrifft also jene einengenden Grundannahmen. Sodann betont Bohm die in seiner Sicht enorme Bedeutung von Dialog:

> „Eine Transformation des Wesens des Bewußtseins ist möglich, auf der individuellen und auf der kollektiven Ebene. Und ob wir das kulturell und gesellschaftlich lösen können, hängt vom Dialog ab. Das ist meine These.“[276]

Und die Teilhabe von uns Menschen am Ganzen, auch sie braucht den Dialog:

> „Der Dialog könnte eine neue Veränderung des Individuums und der Beziehung des Menschen zum Kosmischen bewirken.“[277]

---

[275] Ebda., S. 36.
[276] Ebda., S. 99.
[277] Ebda., S. 100.

Religionen

> „Die Vorstellung eines Dialogs ist der derzeitigen Struktur der Wissenschaft daher in gewissem Sinn ebenso fremd wie der Religion.“[278]

Diese kritischen Worte David Bohms auch zur Religion beleuchteten eine Seite von ihm, aber das schloss den wechselseitigen und sehr intensiven Austausch mit dem Dalai Lama in keiner Weise aus, eher wohl im Gegenteil.

Ein solches Umgehen mit tiefreichenden Widersprüchen zeigt sich auch bei Letzterem, etwa wenn er, der „Religionsführer“ ein Buch veröffentlicht hat mit dem Titel *Beyond Religion: Ethics for a New World*, auf Deutsch allerdings verharmlost zu *Rückkehr zur Menschlichkeit. Neue Werte in einer globalisierten Welt*.

Auch wenn wir in diesem Buch nicht näher auf Zusammenhänge zwischen Religionen und Dialog eingehen konnten, ist uns bewusst, dass sie eine entscheidende Dimension des gesellschaftlichen und individuellen Raums ausmachen und zu den Grundbedingungen für gelingenden Dialog gehören. Aber wenigstens einige Worte wollen wir zitieren, die stellvertretend für vieles andere an diese Stelle passen. Sie stammen von dem tibetischen Weisen Garchen Rinpoche, dem wir uns sehr verbunden fühlen:

> „Andere zu lieben bedeutet, ihnen Glück und Wohlergehen zu wünschen. Da unser Geist und der der anderen eins ist, wird unsere Liebe ihren Geist durchdringen und sie werden sich glücklich fühlen.“[279]

---

[278] Ebda., S. 85.
[279] Garchen Rinpoche (2021), S. 9.

Eine Ethik von Verbundenheit

Mit diesen Worten von Garchen Rinpoche machen wir, gerade auch im Zusammenhang mit David Bohm, auf die uns im Westen eher ungewohnte Bedeutung aufmerksam, die in der Aussage liegt, unser Geist und der der anderen seien eins. Auf der tiefen Ebene diese fundamentale Einheit wahrzunehmen heißt aber nicht, damit ihre Verschiedenheit zu missachten. Gerade wenn wir unsere Verbundenheit fühlen und leben, müssen wir nicht die anderen in ihrer Andersheit vernichten.

Hier liegt der Ausgangspunkt für eine Ethik von Verbundenheit, für eine Ethik „jenseits der Religion", für eine Ethik im Zwischen von Religionen, Philosophien – und vor allem zwischen den ganz konkreten, den lebenden und leidenden Menschen.

„Das war die Wurzel von dem, was ich über die Lager hinweg behalten habe"

In der Shoah, Tiefpunkt der menschlichen Geschichte, wurden unendlich viele Räume vernichtet, individuelle, soziale, gesellschaftliche. Daran zu arbeiten, trotz dieser Zerstörungen neue Räume, neue Dialoge aufzubauen, wird noch weiterer Generationen bedürfen.

Eine Frau, die großen Einsatz dafür gebracht hat, war Hanna Mandel. Aufgewachsen in ländlichen Verhältnissen als ältestes von acht Geschwistern in einer eher armen Familie, war sie es von früh an gewohnt mitzuarbeiten, litt dabei unter Ungerechtigkeiten und gelegentlich mangelnder Anerkennung von Seiten der Eltern, wurde mehr als die Kleineren bestraft, konnte sich nur heimlich ein wenig Freiraum verschaffen, insbesondere zum Bücherlesen. Eine Idylle war diese Kindheit nicht – und doch von Liebe getragen.

Aber dann, mit siebzehn Jahren, die Hölle: Auschwitz. Denn man zählte das Jahr 1944, und die Familie lebte in Ungarn, und sie waren Juden, und damals wurden die ungarischen Juden „deportiert".

> „Alles hing vom Zufall ab. Mein ganzes Im-Leben-Bleiben ist eigentlich eine Kette von Zufällen. Schon beim Aussteigen in Auschwitz."[280]

Hanna Mandel überlebte als einzige ihrer Familie. Mit ihrem Mann, den sie nach 1945 in Budapest kennenlernte, blieb sie schließlich in Deutschland hängen. Sie bekamen vier Töchter, bauten eine Existenz auf, doch später kam es zur Scheidung.

Nach all ihren Erfahrungen begehrte sie entschieden auf gegen unterdrückende Normen, sei es im Geschlechterverhältnis, in der Religion – und besonders in der Erziehung. Alles andere als freiheitlich erzogen und mit der Einsicht, zunächst große Fehler im Umgang mit ihren Kindern gemacht zu haben[281], wurde sie tief angerührt von dem 1972 erschienenen Buch des australischen Ehepaars Paul und Jean Ritter *Freie Kindererziehung in der Familie*. Hier, in einem veränderten Umgang zwischen Eltern und Kindern, zwischen Menschen überhaupt, lag für sie die Wurzel für eine andere Welt, eine Welt des Dialogs. Unermüdlich hat sie sich für dieses Unterfangen eingesetzt. Als jenes Buch vergriffen war, hat sie Kopien angefertigt und verschenkt.

Ab Mitte der 1970er Jahre sprach sie als eine der ersten unter den Überlebenden in der Öffentlichkeit, besonders an Schulen, über ihre Erfahrungen und Einsichten. Oder besser: Sie hat sich befragen lassen. Sie antwortete mit großer Eindringlichkeit. Es entstanden Räume des Dialogs.

Ohne Unterlass machte sich Hanna Mandel tiefreichende Gedanken über uns Menschen. Dahinter stand als allgegenwärtige Frage, wie es zu dem Desaster hatte kommen können, das sie, ihre Familie, die ganze Welt in den Horror stieß. Wie ließ sich vom Unfassbaren wenigstens doch noch etwas begreifen, um daraus wirkliche Lehren

---

280 Hanna Mandel (1993), S. 128.

281 Darüber hat sie offen in ihrem 2008 veröffentlichten Buch *Beim Gehen entsteht der Weg* geschrieben. Im Gespräch mit Norbert Reck gibt sie tiefe Einblicke in ihr Leben, in das, was sie erlitten hat – und zu den Folgerungen, die sie daraus gezogen hat.

zu ziehen? Und, mit unseren Worten, wie ließ sich der gesellschaftliche Raum für lebendigen Dialog einigermaßen wiederherstellen und sichern?

Hanna Mandel war von einer Klarsicht, die sie ohne Übertreibung mit Hannah Arendt vergleichen lässt, auch wenn sie nie das Glück hatte, eine höhere Schule und eine Universität besuchen zu können. Auch sie sah die wunderbaren Möglichkeiten von uns Menschen, doch zugleich vergaß sie nie, dass es ganz überwiegend völlig „normale Leute" gewesen waren, die dieses Unheil über sie brachten. Bevor das nicht eindrücklicher berücksichtigt würde, wäre das Böse allenfalls eingedämmt.

Genau dies haben wir vor uns, wenn wir zwei von Hannah Arendts Werken nebeneinanderstellen. *Über das Bös*e versucht die dunkelsten Seiten von uns Menschen einzufügen in eine weite Sicht unserer geistigen Möglichkeiten. Dem an der Seite steht das Buch *Menschen in finsteren Zeiten,* also über Menschen, die nicht im Bösen geendet sind. Man könnte sagen, im Raum zwischen diesen Büchern spannt sich etwas auf, ohne das heute wirklicher Dialog nicht leben kann.

Zwischen Hanna Mandel und Jürgen gab es bis zu ihrem Tod im Jahre 2003 viele Gespräche. So hat sie gesagt:

> „Wärme und Liebe können sich nur dort entwickeln, wo klare Verhältnisse bestehen, wo wirklich miteinander geredet wird, ohne die Belastungen aus der Vergangenheit auszuklammern. Anders geht es nicht."

Dialog also: „Wo wirklich miteinander geredet wird." Wo Raum ist für Dialog.

Gab es etwas, das sie in dieser Richtung geprägt hat? Nachdenklich auf ihre Kindheit und Jugend in der Familie zurückblickend, drückte sie es so aus:

> „Und eigentlich die Wurzel davon ist: Wenn ich meiner Mutter was erzählt habe, was passiert ist zwischen mir und einer anderen, hat sie ständig gesagt: Es bringt gar nichts, wenn du zurückschlägst, weil damit ist die Sache nicht erledigt. Und das war die Wurzel von dem, was ich über die Lager hinweg behalten hab.“

Auch hier wieder Dialog. Sprechen statt Zurückschlagen. Stattdessen hat sie diese zentralen Merkmale von wirklichem Dialog benannt: Klarheit, Wärme, Menschlichkeit, Liebe.

Manchmal allerdings können die Worte versiegen. Jürgen rief bei Hanna Mandel an, wohl wegen eines Termins. Was sie gerade mache?

> „Ich liege im Bett. Gestern hatte ich ein Gespräch mit einer Schulklasse, das war sehr gut. Aber danach, da sieht es ganz schwarz in mir aus. Da kommt alles wieder hoch. Da kann ich nur im Bett liegen.“

Jürgens Antwort bestand in einer Pause und dann in einem „Oh.“ Zwischen ihnen beiden war es vielleicht der Moment, in dem sie am dichtesten waren an einer Verständigung über das, was sich in Worten nicht mehr mitteilen lässt.

Dialog kann nicht einfach Trauma „wegmachen“. Nein. Aber vieles lässt sich im Dialog wenigstens abmildern. Um Brücken können wir uns bemühen. Brücken nach innen, Brücken zwischen Menschen, Brücken in den Gesellschaften und zwischen ihnen, wirkliche, die Unterschiedenheit der anderen achtende Brücken.

Räume für Dialog.

Das ist es, was wir mit „Dialog statt Trauma“ meinen.

Eine Mail nach fünfzehn Jahren

Mit dem Hinweis auf Hanna Mandel sollte das Kapitel enden. Doch dann erreichte uns die folgende E-Mail, die uns sehr bewegt und in der etwas anklingt wie eine Zusammenschau dieses ganzen Buches. Also werden wir doch noch von Familie Locke berichten, Nachbarn in einer ganz speziellen Weise.

> „Lieber Jürgen und liebe Ingeborg,
> es ist viele Jahre her, dass wir uns in Dachau mit meiner Mutter Ruth nach der Verlegung der Stolpersteine vor Eurem Nachbarhaus getroffen haben.
> Es ist mir ein Bedürfnis, endlich die Bedeutung dieses Ereignisses zu würdigen und Euch für Eure Freundlichkeit zu danken.
> Ich bin hier in London mit meinen Brüdern, Stephen und Tim, und bereite mich auf ein Interview in der kommenden Woche im Imperial War Museum vor, um über unsere Erfahrungen des Aufwachsens in einer Familie mit einer aus Nazi-Deutschland geflüchteten Mutter zu sprechen und über die Auswirkungen, die das auf uns und unser Leben hatte. Das Interview und viele Gegenstände aus Ruths Flüchtlingserfahrungen werden in einer Zeitzeugengalerie als Teil einer neuen permanenten Holocaust-Ausstellung im Museum zu sehen sein. Für mich ist dies eine Gelegenheit, sichtbar zu sein und einen Teil von mir selbst mit anderen zu teilen, der bis jetzt noch größtenteils verborgen geblieben ist.
> Es ist mehr als 15 Jahre her, dass ich einen Abend mit Euch beiden und meiner Mutter in Eurem Haus in Dachau verbracht habe. Ich habe Euch noch nie geschrieben, denke aber umgekehrt sehr oft an diese gemeinsame Zeit zurück. In der Geborgenheit und Wärme Eurer Gesellschaft sprachen wir über die persönlichen Auswirkungen, das Gewicht der Geschichte und deren inneren Widerhall, was das junge Mädchen, das im Haus neben Euch aufwuchs, mit sich nahm. Es bleibt das einzige Mal in meinem Leben, dass ich meine Mutter dabei sah, wie sie sich öffnete und ein wenig von dem inneren Aufruhr aus ihrer Vergangenheit preisgab. In diesen wenigen Stunden sah ich das, was ich mir immer gewünscht hatte

zu sehen und von dem ich immer wusste, dass es in ihr verborgen sein musste: einen Anflug von Trauer und sogar Wut über das Schicksal ihrer Eltern und ihr eigenes emotionales Erbe. Es war auch das einzige Mal, dass ich darin eingeweiht war. Ich weiß nicht mehr, was ich gesagt habe, aber es war auch das einzige Mal, dass es mir gelang, meiner Mutter direkt etwas von meiner eigenen Sichtweise und von dem, was ich von ihren Erfahrungen geerbt habe, zu vermitteln. Bald darauf schloss sich die Tür zwischen uns wieder, obwohl sich die Spannung und Isolation etwas verringert hatten, wofür ich enorm dankbar bin. Dieser Abend war so wichtig für Ruth; er gab ihr die Erlaubnis, die sie brauchte, um sich zu öffnen und zu beginnen, ihre Erfahrungen etwas umfassender mitzuteilen, besonders mit jungen studentischen Interviewern und Museumsmitarbeitenden.

Diese ganze Woche in Dachau war eine Offenbarung für mich.

Ich sah das 15-jährige Mädchen, dessen Leben durch das, was sie in diesen frühen Jahren ertragen musste, unwiderruflich gezeichnet war, und es half mir, der Quelle des Traumas, das sie für den Rest ihres Lebens mit sich herumtrug, näher zu kommen. Ich war ein stiller Zeuge des Schmerzes meiner Mutter während unseres gesamten gemeinsamen Lebens, aber was ich in diesen wenigen Tagen sah, hörte und fühlte, sagte mir, dass ich nicht verrückt war, weil ich eine lebenswichtige Wahrheit über meine Mutter geahnt hatte. In vielerlei Hinsicht blieb sie gefühlsmäßig 15 Jahre alt, und ich selber als Kind konnte ihr nicht wirklich begegnen. Ich vermisse sie zutiefst und wünschte, ich hätte sie mehr kennenlernen können. Ich lebe in New York, arbeite als Bühnenbildner - ein Job, von dem ich weiß, dass sie ihn gerne gemacht hätte - und versuche, ihr Andenken immer zu ehren.

Meine allerbesten Wünsche an Euch

Nicolas“[282]

[282] Email von Nicolas Locke an Jürgen und Ingeborg Müller-Hohagen vom 19.06.2021.

Im November 2005 waren in Dachau durch den Künstler Gunter Demnig sechs Stolpersteine verlegt worden. Am Abend zuvor hatte die Stadt Dachau zu einer öffentlichen Veranstaltung eingeladen. Hier gingen wir auf Ruth Locke zu, die seinerzeit zusammen mit Eltern und Bruder in der Nacht vom 8. auf den 9. November 1938 von den Nazis aus unserem Nachbarhaus geworfen worden war. Die beiden Jugendlichen konnten schließlich 1939 mit einem der Kindertransporte nach Großbritannien gelangen. Für die Eltern dagegen bot sich keine Möglichkeit der Flucht. Sie wurden später deportiert und ermordet. Für die Nazis galten sie als Juden. Dabei war Vera Neumeyer evangelisch getauft und aufgewachsen, und ihr Mann Hans gehörte keiner jüdischen Gemeinde an.

Als am Tag nach der Veranstaltung die Stolpersteine verlegt wurden, lud Ingeborg sowohl Ruth Locke als auch ihren Sohn Nicolas, der sie begleitete, zum Abendessen bei uns ein. Das war also das Treffen, von dem in der Mail die Rede ist. Wir sprachen Englisch miteinander, doch es zeigte sich, dass Nicolas Locke auch etwas Deutsch verstand. Das hatte er aber nicht in der Schule gelernt, sondern zu Hause, nämlich wenn die Mutter Besuch aus Deutschland bekam. Er lauschte hinter der Tür. Er merkte, hier ging es um ganz Wichtiges. Und so lernte er etwas von der fremden Sprache. „By osmosis", erklärte er uns, also durch „Osmose". Dieser Begriff stammt aus der Biologie und bezeichnet das subtile Hinüberwandern von Stoffen durch eine Scheidewand. So war also die deutsche Sprache in ihn gelangt – und darüber, wie in der Mail zum Ausdruck gebracht, auch einige Hinweise zu den existenziellen Bedrohungen in der Vergangenheit der Mutter.

Hier in der Mail kommt wie in einem Brennglas so vieles zusammen von dem, was die NS-Verbrechen über Generationen hinweg angerichtet haben:

- die Schwierigkeiten von Traumatisierten, sich nach außen hin und auch in der Familie über das Erlittene zu äußern;
- die Scheu der Nachkommen vor dieser Barriere;
- ihr dunkles Empfinden, eventuell „verrückt" zu sein, weil sie etwas Dunkles spüren;

- die große Schwierigkeit, sich damit gegenüber anderen und erst recht in der Öffentlichkeit zu zeigen;
- das Fehlen dialogischer Räume;
- andererseits das große Glück und die Dankbarkeit über sich entwickelnde Räume des Dialogs;
- die lange Zeit, die vergeht, bis so etwas wie diese Mail verfasst werden kann und sich vielleicht weitere Räume auftun.

Wir blieben seinerzeit in Kontakt mit Ruth Locke, schrieben hin und her, sie lud uns ein, wir zögerten, wollten der alten Frau nicht zur Last fallen, denn in ein Hotel ließ sie uns nicht.

2012 starb sie. Wie wichtig ihr der Besuch gewesen wäre, so richtig haben wir es erst durch die Mail ihres Sohnes verstanden.

2016 war Jürgen dann in London wegen der Uraufführung des Dokumentarfilms *Meeting in No Man's Land*. Er traf die beiden anderen Söhne Stephen und Tim und erfuhr, wie sehr ihre Mutter die schmerzliche Vergangenheit verschlossen gehalten hatte. Nur die bloßen Fakten hinsichtlich der Verfolgung und der Ermordung ihrer Eltern waren angesprochen worden. Erst nach ihrem Tod sahen die Brüder sich genauer im Haus um und trugen alle Gegenstände aus Ruths Vergangenheit zusammen, darunter Briefe in einer Truhe – fest verschnürt zu Bündeln, die sie nie gelesen hatten – zusammen mit Schulbüchern, Tagebüchern und einer riesigen Sammlung von Fotos. Sie machten sich daran, das alles zu sichten, und setzten weitere Nachforschungen in Gang. Daraus entwickelte Tim Locke einen umfangreichen und äußerst lesenswerten Blog.[283]

2018 wurden auf unsere Vermittlung hin die beiden Brüder Stephen und Tim Locke von der Stadt Dachau eingeladen, auf der jährlich stattfindenden Gedenkveranstaltung zu sprechen, bei der an die Novemberpogrome von 1938 und an den damals erfolgten Hinauswurf aller jüdischen Dachauer Bürger:innen erinnert wird. Es wurde

[283] https://ephraimneumeyer.wordpress.com

ein denkwürdiger Abend, der auch die Aufführung von Kompositionen ihres Großvaters einschloss. Nur ganz wenige seiner Werke sind erhalten geblieben. Stephen und Tim Locke gaben mit Worten, Fotos, Dokumenten einen bewegenden Einblick in die Geschichte ihrer Familie.[284] Das Foyer des Rathauses war übervoll.

Und jetzt wird also das Schicksal dieser Familie im großen Londoner *Imperial War Museum* dokumentiert werden, darunter auch der Teddybär, den Ruth damals nach England mitbrachte und der stets einen besonderen Platz in der Familie einnahm. Noch ein Raum der Erinnerung. So wie es zuvor durch die zur Institution gewordenen Stolpersteine geschah, durch frühere Einladungen des Erinnerungsortes Dachau an Ruth und jetzt an ihre Söhne. Räume für Verständigung, für Miteinander, für Dialog.

Ein Satz in Nicolas Lockes Mail, nur ein einziger, war uns nicht mit Sicherheit verständlich:

> „In vielerlei Hinsicht blieb sie gefühlsmäßig 15 Jahre alt, und ich selber als Kind konnte ihr nicht wirklich begegnen."[285]

So hatten wir es übersetzt. Aber war es wirklich so gemeint? Und was bedeutete es genau? Wir fragten lieber nach.
Zwei Wochen später kam die Erläuterung:

> „In vielerlei Hinsicht blieb sie fünfzehn Jahre alt, emotional gesehen. Als Kind war ich nicht in der Lage, ihr dabei zu folgen, wenn sie von der Gegenwart in die Vergangenheit rutschte; ich fühlte mich an sie gebunden und war verzweifelt und verloren, sie entgleiten zu sehen.
> Einmal, als fünfzehnjähriger Teenager, begegnete ich der Ruth, die im selben Alter von der SS aus ihrem Haus vertrieben worden war. Im Kunstunterricht an der Schule hatte ich ein Bild entworfen, das meinen Namen enthielt

---

[284] Näheres siehe https://ephraimneumeyer.wordpress.com/2018/12/09/dachau-80-years-on-from-kristallnacht/

[285] Email von Nicolas Locke an Jürgen und Ingeborg Müller-Hohagen vom 19.06.2021.

> und auf ein T-Shirt gedruckt worden war. Meine Mutter war entsetzt: ‚Keiner sollte deinen Namen wissen.' Ich sah das T-Shirt nie wieder.
> Als Erwachsener entfernte ich mich immer mehr von ihr, und obwohl die Bindung nicht zerstörbar war, testete ich sie bis zu dem Punkt, an dem ich fürchten musste, dass sie brechen würde. Ich machte das, indem ich ihre Aufmerksamkeit auf mich lenkte, aber ohne sie dann zu erwidern. Zwischen 1988 und 1998 kehrte ich nicht aus meinem selbst auferlegten Exil in den USA nach Hause zurück. Ich habe keinen Zweifel, dass ich hier die widersprüchliche Situation herstellte, Liebe zu suchen, indem ich mich abwesend machte.
> Genau das hatte mein junges Ich aus der Beobachtung meiner Mutter geschlossen: Um geliebt zu werden, kann man nicht anwesend sein."[286]

Nicolas Locke vertraut mit diesen Worten uns – und ausdrücklich auch Ihnen, den Leserinnen und Lesern – etwas von dem Generationen übergreifenden Drama der Verfolgung an. Uns allen kann dabei noch bewusster werden, wie kostbar es ist, wenn Räume für trotzdem sich entwickelnde Dialoge entstehen.

Solch ein Raum war jener Abend gewesen, den wir zusammen verbrachten. Über unser Gespräch schrieb Ruth Locke ein paar Wochen später die folgenden Worte:

> „Nach zu vielen Tagen seit dem ganz überraschenden Abend möchte ich mich endlich melden, um Euch für die ganz unerwarteten Stunden, die Nicolas und ich bei Euch, in unserem damaligen Nachbarhaus, zusammen verbrachten, zu danken. Für mich hat es einen besonderen Wert, als ob eine Seitentür zur Vergangenheit unseres Lebens im Elternhaus aufgegangen ist und einen Sonnenstrahl hinein ließ."[287]

---

[286] Email von Nicolas Locke an Jürgen und Ingeborg Müller-Hohagen vom 10.07.2021.
[287] Brief von Ruth Locke an Jürgen und Ingeborg Müller-Hohagen vom 26.11.2005.

Ein Sonnenstrahl, der über die Zeiten hinweg durch eine sich im Dialog öffnende Seitentür in ein so belastetes Leben fällt, dieses Bild lässt uns nicht los.

Damit sollte unser Buch abschließen. Doch gerade in dem Moment, als wir ein Glas Wein tranken auf die vorläufige Vollendung des Manuskripts, erreichte uns eine Mail von Stephen Locke. Er und sein Bruder Tim seien, so wie das auch Nicolas zuvor geschrieben hatte, voll einverstanden mit unserem Text. Aber vielleicht könnten wir noch das Folgende ergänzen. Wir geben es im Original wieder:

> We don't have any detailed comments, but thought you might like to add that all three brothers have now been awarded German citizenship under the Grundgesetz. We are all very proud of this, and feel that it completes the circle in a very satisfactory way.[288]

Wir waren tief bewegt. Uns kamen die Tränen. Wir wussten, dass Nicolas bereits die deutsche Staatsbürgerschaft erhalten hatte wegen seiner verfolgten deutschen Mutter und dass Tim und Stephen das ebenfalls beantragt hatten. Aber jetzt, gerade in dem Moment, wo uns alles so vor Augen stand, erreichte uns diese Mitteilung und berührte uns ganz tief. Allen drei Brüdern ist also zusätzlich auch die deutsche Staatsbürgerschaft zuerkannt: „unter dem Grundgesetz". Und so „schließt sich hier ein Kreis in sehr wohltuender Weise", können die Söhne der Verfolgten heute schreiben. Was für Räume öffnen sich da! Wenn Ruth das noch hätte erleben können!

Tiefe Schmerzen aus der Vergangenheit, aktuell die Spaltungen des Brexits – und dennoch: Dialoge und neue Räume…

Im Miteinander ein bewegendes Verschwimmen von Zeit und Raum…

---

[288] Email von Stephen Locke an Jürgen und Ingeborg Müller-Hohagen vom 14.07.2021.

Ausblick: Zukunft Dialog

Nach dieser langen Reise, auf die wir Sie, liebe Leserinnen und Leser, mitgenommen haben, ist uns noch klarer als zuvor: Dialog ist eines der ganz großen Zukunftsthemen. Ihm kommt der gleiche Rang zu wie Klima, Umwelt, Zusammenhalt, Gerechtigkeit, Solidarität, Überwindung der verschiedensten Ausgrenzungen… Sie hängen untrennbar zusammen. Dialog durchdringt sie alle.

Es gibt so viele Verletzungen in unseren eigentlich auf Dialog angelegten Seelen und in unserem Miteinander. Das mussten wir erst einmal aufzeigen als Voraussetzung dafür, dass sich dann neue Wege einschlagen lassen.

Einiges von solchen Möglichkeiten haben wir beschrieben, besonders aus unseren Erfahrungsfeldern von Schule und Psychotherapie. Das ist ein kleiner Ausschnitt angesichts dessen, was in den heutigen Krisen an Neuem versucht wird, insbesondere von jungen Menschen. Es würde uns glücklich machen, wenn unsere Erfahrungen und Anregungen dazu etwas beitragen könnten.

Es wäre sehr schön, wenn Sie, liebe Leserinnen und Leser, sich durch unser Buch bestärkt sehen auf Ihrem eigenen Weg zu mehr Dialog, sei es im persönlichen Bereich, in der Arbeit oder im gesellschaftlichen und politischen Engagement. Es gibt hier so viele Wege, weit mehr, als wir jetzt noch skizzieren könnten.

Vielleicht lassen Sie mal von sich hören?

Ingeborg und Jürgen Müller-Hohagen

Literatur

Adorno, Theodor W. (1969): Erziehung zur Mündigkeit. In: Theodor W. Adorno (1971): Erziehung zur Mündigkeit. Frankfurt, S. 133-147.

Alberti, Bettina (2005): Die Seele fühlt von Anfang an. Wie pränatale Erfahrungen unsere Beziehungsfähigkeit prägen. München.

Aly, Götz (2005): Hitlers Volksstaat. Raub, Rassenkrieg und nationaler Sozialismus. Frankfurt.

Améry, Jean (1977) (Neuausgabe): Jenseits von Schuld und Sühne. Bewältigungsversuche eines Überwältigten. Stuttgart.

Antonovsky, Aaraon (1997): Salutogenese. Zur Entmystifizierung der Gesundheit. Tübingen.

Arendt, Hannah (1989): Menschen in finsteren Zeiten. München.

Arendt, Hannah (2006): Über das Böse. Eine Vorlesung zu Fragen der Ethik. München.

Arendt, Heike (2016): Wie ich dazu kam, meiner Mutter den Tod zu wünschen. Hamburg.

Bachhofen, Andreas (2012): Trauma und Beziehung. Grundlagen eines intersubjektiven Behandlungsansatzes. Stuttgart.

Bar-On, Dan (1993): Die Last des Schweigens. Gespräche mit Kindern von Nazi-Tätern. Frankfurt.

Bar-On, Dan (1997): Hoffnung bis zu den Enkeln des Holocaust. Hamburg.

Bar-On, Dan (2001): Die „Anderen" in uns. Dialog als Modell der interkulturellen Konfliktbewältigung. Hamburg.

Bar-On, Dan (2004): Erzähl dein Leben. Meine Wege zur Dialogarbeit und politischen Verständigung. Hamburg.

Bauman, Janina (1986): Als Mädchen im Warschauer Ghetto. Ein Überlebensbericht. München.

Bauman, Zygmunt (1992): Dialektik der Ordnung. Die Moderne und der Holocaust. Hamburg.

Benjamin, Jessica (2019): Anerkennung, Zeugenschaft und Moral. Soziale Traumata in psychoanalytischer Perspektive. Gießen.

Benz, Ute und Wolfgang (Hg.) (1992): Sozialisation und Traumatisierung. Kinder in der Zeit des Nationalsozialismus. Frankfurt.

Bergmann, Martin S., Jucovy, Milton E. und Kestenberg, Judith (1995): Kinder der Opfer – Kinder der Täter. Psychoanalyse und Holocaust. Frankfurt.

Boeck, Albrecht (2019): Die dialogische Struktur des Selbst. Gießen.

Bohleber, Werner (2012): Was Psychoanalyse heute leistet. Stuttgart.

Bohm, David (1998): Der Dialog. Das offene Gespräch am Ende der Diskussionen. Stuttgart.

Bohm, David (2018): Die implizite Ordnung. Grundlagen eines ganzheitlichen Weltbildes. Amerang.

Bregman, Rutger (2020): Im Grunde gut. Eine neue Geschichte der Menschheit. Hamburg.

Brisch, Karl Heinz (2013): Schwangerschaft und Geburt. Bindungspsychotherapie – Bindungsbasierte Beratung und Psychotherapie. Stuttgart.

Brisch, Karl Heinz (2014): Säuglings- und Kleinkindalter. Bindungspsychotherapie – Bindungsbasierte Beratung und Psychotherapie. Stuttgart

Brunner, Ilse, Thomas Häcker, Felix Winter (Hg.) (2006): Das Handbuch Portfolioarbeit. Seelze-Velber.

Brunner, José und Nathalie Zajde (Hg.) (2014): Holocaust und Trauma. Kritische Perspektiven zur Entstehung und Wirkung eines Paradigmas. Göttingen.

Chagall, Marc (2007): Die große Chagall Bibel. Stuttgart.

Chamberlain, Sigrid (1997): Adolf Hitler, die deutsche Mutter und ihr erstes Kind. Über zwei NS-Erziehungsbücher. Gießen.

Dalai Lama (2011): Rückkehr zur Menschlichkeit. Neue Werte in einer globalisierten Welt. Köln.

Dolto, Françoise (1989): Alles ist Sprache. Kindern mit Worten helfen. Weinheim, Berlin.

Dornes, Martin (1993): Der kompetente Säugling. Die präverbale Entwicklung des Menschen. Frankfurt.

Drexler, Katharina (2018): Ererbte Wunden heilen. Therapie der transgenerationalen Traumatisierung. Stuttgart, 2. Aufl.

Duscheleit, Otto-Ernst (2006): Von der Waffen-SS zum Friedensdienst. Frankfurt.

Eissler, Kurt (1963): Die Ermordung von wie vielen seiner Kinder muss ein Mensch symptomfrei ertragen können, um eine normale Konstitution zu haben? *Psyche* 17, S. 241-291.

Eliacheff, Caroline (2001): Das Kind, das seine Mutter zu sehr liebte. München.

Epstein, Helen (1987): Die Kinder des Holocaust. Gespräche mit Söhnen und Töchtern von Überlebenden. München.

Finnegan, Fenya (2016): Im Land der Schneekönigin. Nach dem Leben mit einer Borderline-Mutter. Hamburg.

Fischer, Gottfried und Peter Riedesser (2020): Lehrbuch der Psychotraumatologie. München, 5. Aufl.

Frank, Niklas (1987): Der Vater. Eine Abrechnung. München.

Frank, Niklas (2005): Meine deutsche Mutter. München.

Freese, Anne (2018): Gewalt – Deutung – Selbstoptimierung. Eine Geschichte der posttraumatischen Belastungsstörung. Stuttgart.

Freud, Sigmund (1900): Die Traumdeutung. Gesammelte Werke II/III. Frankfurt 1968.

Freud, Sigmund (1905): Drei Abhandlungen zur Sexualtheorie. Gesammelte Werke V. Frankfurt 1968.

Freud, Sigmund (1915): Zeitgemäßes über Krieg und Tod. Gesammelte Werke 10. Frankfurt 1967.

Freud, Sigmund (1932): Neue Folge der Vorlesungen zur Einführung in die Psychoanalyse. Gesammelte Werke XV. Frankfurt 1967.

Garchen Rinpoche (2021): Worte des kostbaren Lehrers. München.

Gravenhorst, Lerke, Ingegerd Schäuble, Hanne Kircher, Jürgen Müller-Hohagen, Karin Schreifeldt (2020): Fatale Männlichkeiten. Kollusive Weiblichkeiten. Zur Furorwelt des Münchner Hitler. Folgen über Generationen. Hamburg.

Gruen, Arno (1986): Der Verrat am Selbst. Die Angst vor Autonomie bei Mann und Frau. München.

Gruen, Arno (1997): Der Verlust des Mitgefühls. Über die Politik der Gleichgültigkeit. München.

Gruen, Arno (2000): Der Fremde in uns. Stuttgart.

Grünberg, Kurt (2012). „Szenisches Erinnern der Shoah – Über transgenerationale Tradierungen extremen Traumas“, *Psychoanalyse. Texte zur Sozialforschung* 16 (1), S. 47-63.

Grünberg, Kurt und Friedrich Markert (2016): Todesmarsch und Grabeswanderung – Szenisches Erinnern der Shoah. Ein Beitrag zur transgenerationalen Tradierung extremen Traumas in Deutschland. In: Keil, Martha und Philipp Mettauer (Hg.): Shoah und Nationalsozialismus im Familiengedächtnis. Innsbruck, S. 231-260.

Habelsberger, Lilly (2021): Der Rock meiner Mutter. Hamburg.

Herman, Judith (2018): Die Narben der Gewalt. Traumatische Erfahrungen verstehen und überwinden. Paderborn, 5. Aufl.

Herzka, Heinz Stefan (1989): Die Neue Kindheit. Dialogische Entwicklung – autoritätskritische Erziehung. Basel.

Hirblinger, Annedore (2019): Die triadische Struktur des psychoanalytischen Dialogs. Gießen.

Huber, Michaela (2003): Trauma und die Folgen. Trauma und Traumabehandlung. Paderborn.

Huber, Michaela (2003a): Wege der Traumabehandlung. Trauma und Traumabehandlung. Paderborn.

Huber, Michaela (2012): Transgenerationale Traumatisierung. Paderborn.

Huber, Michaela, Thorsten Becker, Elisabeth Kernen (Hg.): Aus vielen Ichs ein Selbst? Trauma, Dissoziation und Identität. Paderborn.

Jaenicke, Chris (2006): Das Risiko der Verbundenheit – Intersubjektivitätstheorie in der Praxis. Stuttgart.

Jaenicke, Chris (2014): Die Suche nach Bezogenheit. Eine intersubjektiv-systemische Sicht. Frankfurt.

Juul, Jesper (1998): Das kompetente Kind. In: *Mit Kindern wachsen*, Heft 1 (Interview).

Juul, Jesper und Gerald Hüther (o.J.): Erziehen mit Herz und Hirn. Was Kinder und Eltern brauchen. DVD. München.

Kellermann, Natan P.F. (2009): Holocaust Trauma. Psychological Effects and Treatment. New York, Bloomington.

Kellermann, Natan P.F. (2016): Epigenetische Transgenerationale Weitergabe von Traumata (TTT). In Thorsten Fehlberg, J. Rebentisch und A. Wolf (Hrsg.): Nachkommen von Verfolgten des Nationalsozialismus. Bundesverband Information & Beratung für NS-Verfolgte e.V. Frankfurt, S. 33-44.

Kellermann, Natan P.F. (2019): Past, present and future perspectives of Holocaust trauma transmission. http://peterfelix.weebly.com/uploads/4/9/8/0/4980033/new_perspectives.pdf

Keilson, Hans (1992): Trennung und Traumatisierung. Jüdische Kinder im Untergrund in Holland während deutscher Besatzung 1940 – 1945. In: Ute und Wolfgang Benz (Hg.), S. 40-57.

Knauf, Tassilo (1999): Altersgemischtes Lernen in der Schule. In: Laging, Ralf (Hg.): Grundlagen der Schulpädagogik, Bd. 28. Hohengehren, S. 151-159.

Kogan, Ilany (1998): Der stumme Schrei der Kinder. Die zweite Generation der Holocaust-Opfer. Frankfurt.

Kogan, Ilany (2009): Flucht vor dem Selbstsein. Über das Niederreißen von Grenzen und das Verlangen nach Einssein. Stuttgart.

Kogan, Ilany (2011): Mit der Trauer kämpfen. Schmerz und Trauer in der Psychotherapie traumatisierter Menschen. Stuttgart.

Van der Kolk, Bessel (2015): Verkörperter Schrecken. Traumaspuren in Gehirn, Geist und Körper und wie man sie heilen kann. Lichtenau.

Küchenhoff, Joachim (2019): Sich verstehen im Anderen. Erkenntniswege der Psychoanalyse. Göttingen.

Kurz, Josef (2003): „Aber Du warst doch Soldat!“ War ich nicht auch ein Christ? Briefe, Tagebuchaufzeichnungen und Reflexionen des Soldaten Sepp K. Linz.

Langbein, Hermann (1996): Das System der nationalsozialistischen Konzentrationslager. Schlußfolgerungen für die Nachgeborenen, in: Müller-Hohagen, Jürgen (Hg.): Stacheldraht und heile Welt. Historisch-psychologische Studien über Normalität und politischen Terror, Tübingen, S. 10-20.

Lanzmann, Claude (1986): Shoah. Düsseldorf.

Levi, Primo (1991): Ist das ein Mensch? München.

Lévinas, Emmanuel (1992): Ethik und Unendliches. Wien.

Levine, Peter A. (2011): Sprache ohne Worte. Wie unser Körper Trauma verarbeitet und uns in die innere Balance zurückführt. München.

Lichtenberg, Joseph D. (1991): Psychoanalyse und Säuglingsforschung. Berlin, Heidelberg.

Lorenz, Hilke (2021): Die Akte Verschickungskinder. Wie Kurheime für Generationen zum Albtraum wurden. Weinheim.

Lorenzer, Alfred (1970): Sprachzerstörung und Rekonstruktion. Vorarbeiten zu einer Metatheorie der Psychoanalyse. Frankfurt.

Mack, Heinz (1999): Ein Buch der Bilder zum West-östlichen Divan von Johann Wolfgang v. Goethe. Düsseldorf.

Mandel, Hanna (1993): „Mach weiter, es lohnt sich." Von den Schwierigkeiten, Auschwitz zu überleben. *Dachauer Hefte* 9, S. 128-147.

Mandel, Hanna (2008): Beim Gehen entsteht der Weg. Gespräche über das Leben vor und nach Auschwitz. (Aufgezeichnet von Norbert Reck). Hamburg.

Masson, Jeffrey M. (1986): Was hat man dir, du armes Kind, getan? Sigmund Freuds Unterdrückung der Verführungstheorie. Reinbek.

Montessori, Maria (1968): Grundlagen meiner Pädagogik. Heidelberg.

Montessori, Maria (1972): Das kreative Kind. Freiburg.

Montessori, Maria (1979): Spannungsfeld Kind – Gesellschaft – Welt. Auf dem Wege zu einer „Kosmischen Erziehung." Aus nachgelassenen Texten, herausgegeben von Günter Schulz-Benesch. Freiburg.

Montessori, Maria (1987): Kinder sind anders. München.

Montessori-Landesverband Bayern (2005): Montessori-Schule – Eine Schule für alle. Das gemeinsame Schulkonzept der Schulen im Montessori Landesverband Bayern. 3. Auflage. München.

Moorin, Friederike K. und Christian Knieps (Hg.) (2015): Gewaltige Metamorphosen. Wir brauchen konstruktive Erzählungen. Hamburg.

Moré, Angela (2018): Zum psychoanalytischen Verständnis transgenerationaler Übertragungen. In: *Swiss Arch Neurol Psychiatr Psychother.* 169 (08), S. 232-240.

Müller, Ulrich A. (Hg.) (2019): „There is no such thing as a baby". Zur gegenwärtigen Bedeutung der frühkindlichen Entwicklung im Anschluss an D.W. Winnicott. Gießen.

Müller-Hohagen, Ingeborg, Clara Hohagen, Jürgen Müller-Hohagen (2018): Kunibert und Kunigunde. Eine moderne Liebesgeschichte aus der Ritterzeit. Regensburg.

Müller-Hohagen, Ingeborg und Jürgen (2008): Montessori – das Beste für mein Kind? München.

Müller-Hohagen, Ingeborg und Jürgen (2019): Heimat und Heimaten. Eine biographische Annäherung. Benediktbeuren. (Hg. Norbert Göttler).

Müller-Hohagen, Jürgen (1988): Verleugnet, verdrängt, verschwiegen. Die seelischen Auswirkungen der Nazizeit. München.

Müller-Hohagen, Jürgen (1994/2002): Geschichte in uns. Seelische Auswirkungen bei den Nachkommen von NS-Tätern und Mitläufern. München/Berlin.

Müller-Hohagen, Jürgen (1995): Gegenübertragung nach 1945 – fragmentarische Annäherungen. *Luzifer-Amor, Zeitschrift zur Geschichte der Psychoanalyse*, 8. Jg., Heft 15, S. 109-141. Tübingen.

Müller-Hohagen, Jürgen (2000): Fremd in der Beratung. In: Paul Friese und Irene Kluge (Hg.): Fremdheit in Beratung und Therapie. Erziehungsberatung und Migration. Fürth, S. 123-136.

Müller-Hohagen, Jürgen (2001): Seelische Weiterwirkungen aus der Zeit des Nationalsozialismus – zum Widerstreit der Loyalitäten. In Kurt Grünberg und Jürgen Straub (Hg.): Unverlierbare Zeit. Psychosoziale Spätfolgen des Nationalsozialismus bei Nachkommen von Opfern und Tätern. Tübingen, S. 83-118.

Müller-Hohagen, Jürgen (2005): Verleugnet, verdrängt, verschwiegen. Seelische Nachwirkungen der NS-Zeit und Wege zu ihrer Überwindung. München (Umfassend überarbeitete Neufassung des Buches von 1988).

Müller-Hohagen, Jürgen (2008): Übermittlung von Täterhaftigkeit an die nachfolgenden Generationen. In: Hartmut Radebold, Werner Bohleber, Jürgen Zinnecker (Hg.): Transgenerationelle Weitergabe kriegsbelasteter Kindheiten. Weinheim, S. 155-164.

Müller-Hohagen, Jürgen (2021): Antworten statt Vernichten. Responsivität in Konfrontation zum Nationalsozialismus und seinen Langzeitwirkungen. In: Barbara Schellhammer (Hg.): Zwischen Phänomenologie und Psychoanalyse. Im interdisziplinären Gespräch mit Bernhard Waldenfels. Baden-Baden, S. 159-169.

Müller-Hohagen, Jürgen und Ingeborg (2015): Wagnis Solidarität. Zeugnisse des Widerstehens angesichts der NS-Gewalt. Gießen.

Niederland, William G. (1980): Folgen der Verfolgung: Das Überleben-den-Syndrom Seelenmord. Frankfurt.

Nijenhuis, Ellert R.S. (2019): Die Metapher der Dissoziation: Teleologisch – phänomenologisch – strukturell – dynamisch. In: Michaela Huber u.a., S. 41-76.

Ottomeyer, Klaus (2011): Die Behandlung der Opfer. Über unseren Umgang mit dem Trauma der Flüchtlinge und Verfolgten. Stuttgart.

Papousek, Mechthild (2003): Entwicklungschancen in den frühen Eltern-Kind-Beziehungen. Audiokassette. Düsseldorf.

Peck, M. Scott (1983): People of the lie. The hope for healing human evil. New York.

Peck, M. Scott (1990): Die Lügner. Eine Psychologie des Bösen und die Hoffnung auf Heilung. München.

Pinker, Steven (2011): Gewalt. Eine neue Geschichte der Menschheit. Frankfurt.

Pogany-Wnendt, Peter (2019): Der Wert der Menschlichkeit. Psychologische Perspektiven für eine Humanisierung der Gesellschaft. Gießen.

Rauwald, Marianne (Hg.) (2013): Vererbte Wunden. Transgenerationale Weitergabe traumatischer Erfahrungen. Weinheim.

Reddemann, Luise (2016): Imagination als heilsame Kraft. Ressourcen und Mitgefühl in der Behandlung von Traumafolgen. Stuttgart (Überarbeitete Neuauflage).

Reddemann, Luise (2018): Kriegskinder und Kriegsenkel in der Psychotherapie. Folgen der NS-Zeit und des Zweiten Weltkriegs erkennen und bearbeiten. Eine Annäherung. Stuttgart (Erweiterte Auflage).

Reich, Jana (Hg.) (2013): Übersehene Kinder. Biografien erwachsener Töchter von Borderline-Müttern. Hamburg.

Renggli, Franz (2018): Früheste Erfahrungen – ein Schlüssel zum Leben. Wie unsere Traumata aus Schwangerschaft und Geburt ausheilen können. Gießen.

Ritter, Paul und Jean (1972): Freie Kindererziehung in der Familie. Reinbek.

Röhl, Anja (2021): Das Elend der Verschickungskinder. Kindererholungsheime als Orte der Gewalt. Gießen.

Rose, Romani (Hg.) (1999): „Den Rauch hatten wir täglich vor Augen“. Der nationalsozialistische Völkermord an den Sinti und Roma. Heidelberg.

Schecher, Karl Ludwig (o.J.): Rückblick auf Dachau. Unveröffentlichtes Manuskript.

Schellhammer, Barbara (2019): Fremdheitsfähig werden. Zur Bedeutung von Selbstsorge für den Umgang mit Fremdem. Freiburg.

Senfft, Alexandra (2007): Schweigen tut weh: Eine deutsche Familiengeschichte. Berlin.

Senfft, Alexandra (2009): Fremder Feind, so nah. Begegnungen mit Palästinensern und Israelis. Hamburg.

Senfft, Alexandra (2016): Der lange Schatten der Täter. Nachkommen stellen sich ihrer NS-Familiengeschichte. München.

Solms, Wilhelm (2010): Sinti und Roma. Herausforderung für Politik, Kirche und Gesellschaft, zur Debatte 8/2010. Abrufbar unter https://www.kath-akademie-bayern.de/dokumentation/debatten/debatte/gesamtheft-82010.html.

Spitz, René (1976): Vom Dialog. Stuttgart.

Stanley, Jason (2018): How Fascism works. The Politics of Us and Them. New York.

Stern, Daniel N. (1992): Die Lebenserfahrung des Säuglings. Stuttgart.

Stierlin, Helm (1971): Das Tun des Einen ist das Tun des Anderen. Versuch einer Dynamik menschlicher Beziehungen. Frankfurt.

Stierlin, Helm (1994): Ich und die anderen. Psychotherapie in einer sich wandelnden Gesellschaft. Stuttgart.

Strauß, Daniel (2011): Zur Bildungssituation von deutschen Sinti und Roma, Aus Politik und Zeitgeschichte 22-23: S. 48-54. Abrufbar unter: http://www.bpb.de/files/WWG9D8.pdf

Szejer, Myriam (2000): Platz für Anna. Die Arbeit einer Psychoanalytikerin mit Neugeborenen. Frankfurt.

Theobald, Werner (2020): Das verletzbare Selbst. Trauma und Ethik. Gießen.

Ullrich, Alfred (2015): TRANSIDENTITIES. In: Nea Weisberg und Jürgen Müller-Hohagen, S. 281-284.

Ullrich, Alfred (2019): „Die Katastrophe ist für mich nichts Außergewöhnliches, weil ich in einer Katastrophe lebe." In: Romeo Franz und Cornelia Wilß (Hg.): Mare Manuscha. Innenansichten aus Leben und Kultur der Sinti & Roma. Frankfurt, S. 10-25.

Ullrich, Alfred (2021): „Außenseiter unter Außenseiter:innen". Interview mit Thorsten Fehlberg: Nevipe. Köln, S. 51.

Vegh, Claudine (1983): Ich habe ihnen nicht auf Wiedersehen gesagt. Gespräche mit Kindern von Deportierten. München.

Viñar, Maren und Marcelo (1993): Fracturas de memoria. Crónicas para una memoria por venir. Montevideo (Französische Ausgabe 1989: Exil et Torture. Paris).

Walb, Lore (1997): Ich, die Alte – Ich, die Junge. Konfrontation mit meinen Tagebüchern 1933–1945. Berlin.

Waldenfels, Bernhard (1990): Der Stachel des Fremden. Frankfurt.

Waldenfels, Bernhard (2019): Erfahrung, die zur Sprache drängt. Studien zur Psychoanalyse und Psychotherapie aus phänomenologischer Sicht. Berlin.

Weisberg, Nea und Jürgen Müller-Hohagen (2015): Beidseits von Auschwitz. Identitäten in Deutschland nach 1945. Berlin.

Willi, Jürg (2007): Die Kunst gemeinsamen Wachsens. Freiburg.

Winnicott, Donald W. (2002): Vom Spiel zur Kreativität. Stuttgart.

Wurmser, Léon (1987): Flucht vor dem Gewissen. Analyse von Über-Ich und Abwehr bei schweren Neurosen. Berlin, Heidelberg.

Wurmser, Léon (1989): Die zerbrochene Wirklichkeit. Psychoanalyse als das Studium von Konflikt und Komplementarität. Berlin, Heidelberg.

Wurmser, Léon (1996): Trauma, Konflikt und Wiederholungszwang – Zur psychoanalytischen Behandlung psychisch schwer traumatisierter Patienten, Vortrag von 1996, abgedruckt in *Hannoversche Werkstattberichte*, Heft 8: Psychoanalytische Orientierungen, o.J., S. 36-49.

Wurmser, Léon (1996a): Defizit, Defekt, Konflikt und narzisstischer Teufelskreis, Vortrag von 1996, abgedruckt *in Hannoversche Werkstattberichte*, Heft 8: Psychoanalytische Orientierungen, o.J., S. 23-35.

Zajde, Nathalie (2014): Die Schoah als Paradigma des psychischen Traumas. In: Brunner und Zajde, S. 17-39.

Zehnpfennig, Barbara (2018, 2. Aufl.): Adolf Hitler: Mein Kampf. Studienkommentar. Paderborn.

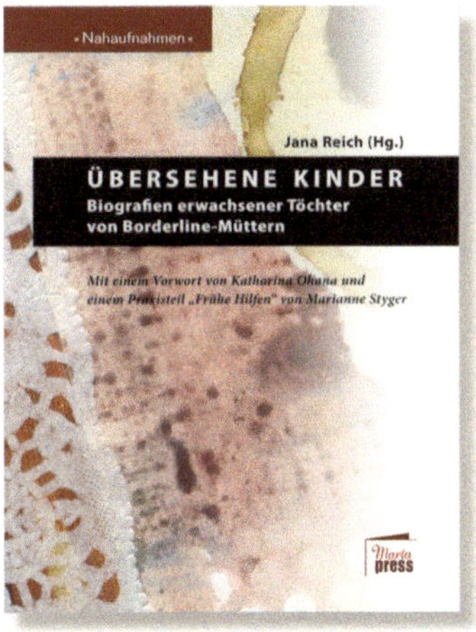

Jana Reich (Hg.)

Übersehene Kinder

Biografien erwachsener Töchter von Borderline-Müttern

2014 | 548 Seiten | 34,80 € (D)
ISBN: 978-3-944442-99-0

Rund 30 Töchter zwischen 19 und 62 Jahren beschreiben ihr Leben, das durch ihre Mütter, die an der Borderline-Persönlichkeitsstörung erkrankt sind, wesentlich geprägt wurde. Ein Tabu-Thema: Alle Töchter erlebten psychische Gewalt, viele von ihnen körperliche Gewalt und manche sexuelle Gewalt durch ihre Mütter! Die Mütter sind an Borderline erkrankt, weil sie in ihrer eigenen Kindheit oder Jugend durch emotionale Vernachlässigung, körperliche, sexuelle und/oder psychische Gewalt, durch Verlusterfahrungen, Flucht und/oder Krieg traumatisiert worden sind. Diese, von ihnen unbearbeiteten, Traumata haben Auswirkungen auf ihr eigenes Leben und das ihrer Kinder und Enkelkinder. In der Gesellschaft und in psychiatrisch-therapeutischen Kontexten gehören die Töchter und Söhne auch heute noch zu den "übersehenen" Kindern psychisch kranker Eltern(teile). Der Sammelband soll die Borderline-Persönlichkeitsstörung und ihre Erscheinungsformen als Trauma-Folgeerkrankung bekannter machen, die Folgen einer Sozialisierung durch Mütter mit Borderline verdeutlichen, die Co-Abhängigkeit bzw. Abwesenheit der Väter aufzeigen und für die - oft schwere - Situation der Kinder von Borderlinern sensibilisieren. Zugleich werden frauenfeindliche gesellschaftliche Strukturen und Mechanismen sowie ihre Auswirkungen auf die Biografien der Mütter und der Töchter deutlich. Die Autorinnen hoffen, dass, ausgehend von den dargestellten Erfahrungen und den daraus gewonnenen Erkenntnissen, die transgenerationale Weitergabe von Traumatisierungserfahrungen in jetzigen und zukünftigen Familien wenigstens abgemildert werden kann. Im Praxisteil stellt Psychologin Marianne Styger hierfür Ideen zur "Frühen Hilfe" für Borderline-Mütter und ihre Kinder vor.

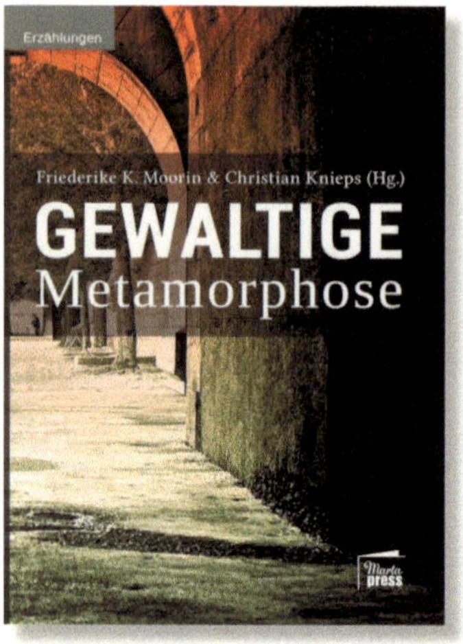

F. K. Moorin, C. Knieps (Hg.)

Gewaltige Metamorphose

Wir brauchen konstruktive Erzählungen

2015 | 248 Seiten | 19,90 € (D)
ISBN: 978-3-944442-33-4

»Es ist an der Zeit, zu begreifen, dass Menschen, die Gewalt erlebt haben, sich selbst verlieren. Dass Menschen, die Gewalt ausgesetzt sind, eine andere Sprache sprechen. Dass Menschen, die Gewalt erfahren haben, Wege suchen, um Teil der Gesellschaft bleiben zu können.« Die 62 Autorinnen und Autoren richten den Fokus in ihren Texten auf die verschiedenen Facetten von Gewalt – auf emotionale, körperliche und sexuelle Gewalt, auf gewaltige Ereignisse, auf Handlungsweisen von Täterinnen und Tätern, auf Auswirkungen von gewaltigen Taten auf das eigene Fühlen und Denken.

Der Erzählband richtet sich an Menschen jedes Alters, die Gewalt welcher Art auch immer erlebt haben oder die sich für Gedanken und Gefühle der Menschen interessieren, die Gewalt erfahren haben. Zudem soll der Band Mut machen, auf- und auszubrechen aus Situationen und von Menschen, die (selbst-)zerstörerisch und gewalttätig sind.

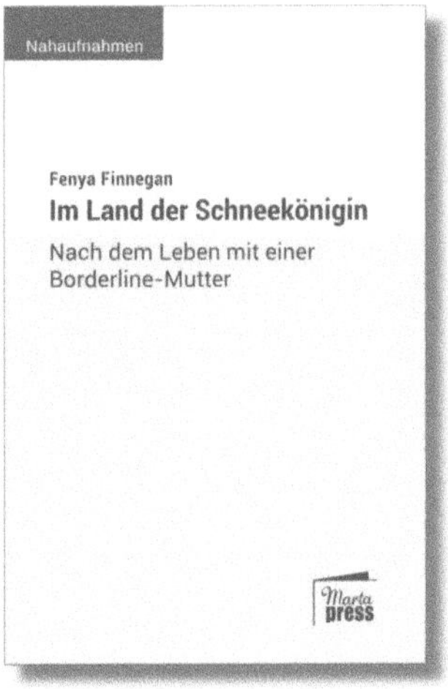

Fenya Finnegan

Im Land der Schneekönigin

Nach dem Leben mit einer Borderlinemutter

2016 | 132 Seiten | 15,00 € (D)
ISBN: 978-3-944442-50-1

Im Rahmen ihrer Ausbildung realisiert die Autorin, dass ihre Mutter an der Persönlichkeitsstörung Borderline leidet. Die Mutter verhielt sich gegenüber ihren zehn Kindern gewalttätig, hassend, egoistisch, abwertend, lieblos und manipulativ. Die Kindheit und Jugend der Autorin war dadurch für sie völlig verwirrend und chaotisch. Die Tragweite dieser traumatischen Sozialisierung reicht bis ins Erwachsenenalter der Autorin hinein.

„Mein Buch soll kein Abriss über eine Diagnose sein. Es soll nicht entschuldigen, was Mütter ihren Kindern weitergeben. Es ist auch kein Hetzbuch auf Mütter, die wahrscheinlich selbst Schlimmes überlebt haben. Es ist ein Buch über meinen Weg, mich aus den Fesseln, die mir angelegt wurden, die ich aber erst einmal als Fesseln erkennen musste, zu befreien."

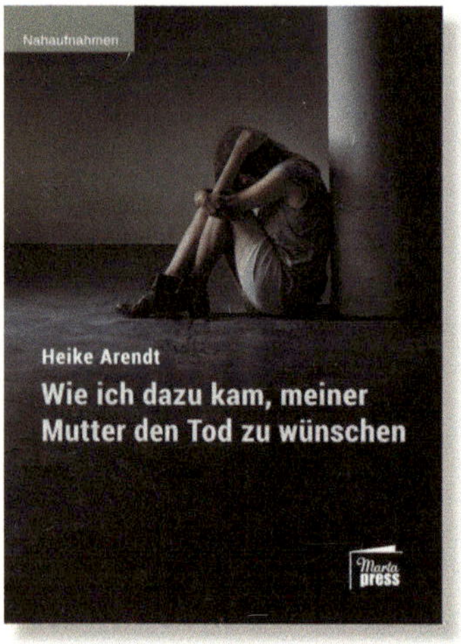

Heike Arendt

Wie ich dazu kam, meiner Mutter den Tod zu wünschen

2016 | 192 Seiten | 20,00 € (D)
ISBN: 978-3-944442-49-5

Heike Arendt schildert das Schicksal eines Mädchens, welches in einer nach außen hin völlig normalen Familie aufwächst. Beide Eltern sind Akademiker. Die Mutter leitet eine erfolgreiche Kanzlei. Dass der Vater von russischen Spionen verfolgt wird und die Mutter nicht weiß, wie man eine Mutter ist, ahnt niemand. Vergeblich versucht das Mädchen, die Außenwelt auf seine familiären Missstände aufmerksam zu machen. Mit Intellekt und Resilienz gelingt es dem Mädchen, den Mangel an Liebe und Zuwendung zu kompensieren. Erst als es sich traut, seine wahren Gefühle zuzulassen und ernst zu nehmen, fängt es an, sein eigenes Leben zu leben. Das beschreibt, wie subtil psychische Gewalt sein kann, warum diese für Außenstehende oft unbemerkt bleibt und wie schwer es ist, diese Traumata aufzuarbeiten.